Stefanie Kunz, Ulrike Scheuermann,
Ingeborg Schürmann
Krisenintervention

Edition Sozial

Stefanie Kunz, Ulrike Scheuermann,
Ingeborg Schürmann

Krisenintervention

Ein fallorientiertes Arbeitsbuch
für Praxis und Weiterbildung

Mit einem Vorwort von Jarg Bergold

3., aktualisierte Auflage 2009

Juventa Verlag Weinheim und München

Die Autorinnen

Stefanie Kunz, Diplom-Psychologin, Diplom-Sozialpädagogin/Sozialarbeiterin, Gestalttherapeutin, war 10 Jahre im Bereich Krisenintervention tätig. Inzwischen begleitet sie als Supervisorin Berater und Beraterinnen, die im Bereich der Krisenintervention arbeiten. Sie ist Fortbilderin für Krisenintervention und Trainerin für kommunikative Kompetenzen.
www.coaching-friedrichshain.de

Ulrike Scheuermann, Diplom-Psychologin, war 10 Jahre in der ambulanten Krisenintervention tätig. Inzwischen ist sie selbstständig als Coach, Schreibcoach und Autorin und begegnet dem Thema ‚Krise' bei ihren Kunden vor allem bei beruflichen Krisen und Schreibkrisen.
www.ulrike-scheuermann.de

Ingeborg Schürmann, Dr. phil, Diplom-Psychologin, ist Psychologische Psychotherapeutin, Supervisorin und wissenschaftliche Angestellte im Arbeitsbereich Klinische Psychologie und Psychotherapie der Freien Universität Berlin in den Fächern Klinische Psychologie und Gemeindepsychologie.

Bibliografische Information der Deutschen Nationalbibliothek

Die Deutsche Nationalbibliothek verzeichnet diese Publikation in der Deutschen Nationalbibliografie; detaillierte bibliografische Daten sind im Internet über http://dnb.d-nb.de abrufbar.

1. Auflage 2004
2. Auflage 2007
3., aktualisierte Auflage 2009

Umschlaggestaltung: Atelier Warminski, 63654 Büdingen
Umschlagfoto: Luke Golobitsh, Bonn
Printed in Germany

ISBN 978-3-7799-2053-3

Vorwort

Über Krisenintervention gibt es eine größere Zahl von Büchern, in denen die Autoren Grundprinzipien von Krisenintervention formulieren, einzelne Schritte zusammenstellen, Phasen der Beratung konstruieren und Ähnliches. Häufig sind es Autoren, die selbst langjährige Erfahrungen mit Krisenarbeit besitzen und daher auch plastische Beispiele für einzelne Interventionen oder Phasen geben können. Beim Lesen dieser Abhandlungen wird aber doch deutlich, dass es noch ein weiter und schwieriger Weg ist, den man zu gehen hat, um von diesen Hinweisen zu konkreten Arbeitsstrategien mit den Klienten im Alltag einer Krisenberatung zu gelangen. Vor allem wird deutlich, dass die Vielfältigkeit der Menschen und Probleme ein differenziertes Vorgehen erfordert, für das die jeweils vorgelegten Grundprinzipien zwar gewisse Anregungen geben, dass dann aber auch wieder Vorschläge für spezielle Krisen oder Lebenssituationen fehlen. Es ist das altbekannte Problem des schwierigen Verhältnisses von Theorie und Praxis, bei dessen Untersuchung u. a. Beck/Bonß (1989, S. 11) zum Ergebnis kamen:

> „Verwendung ist also nicht ‚Anwendung', sondern ein aktives Mit- und Neuproduzieren der Ergebnisse, die gerade dadurch den Charakter von ‚Ergebnissen' verlieren und im Handlungs-, Sprach-, Erwartungs- und Wertkontext des jeweiligen Praxiszusammenhangs nach immanenten Regeln in ihrer praktischen Relevanz überhaupt erst geschaffen werden."

Es bleibt für den Praktiker immer ein großer Spielraum, den er selbst kreativ auszufüllen hat. Das ist seine Chance, stellt aber auch sein Problem dar, denn niemand sagt ihm, wie denn dieses „aktive Mit- und Neuproduzieren der Ergebnisse" nun zu machen sei.

Dieses Problem ist sicherlich prinzipiell nicht zu lösen – aber es gibt Möglichkeiten, es zumindest abzumildern. Einen solchen Versuch stellt das vorliegende Buch dar. Sicherlich angeregt durch das Buch von Ciompi u. a. (Sozialpsychiatrische Lernfälle 1985), das einen erheblichen Einfluss auf die Soziale Psychiatrie ausgeübt hat, haben die Autorinnen zwölf Fälle ausgewählt, um an ihnen zu zeigen, wie bei der Beratung sehr unterschiedlicher und spezifischer Fälle konkrete Beratungsstrategien und allgemeinere Prinzipien zusammen spielen. Hierdurch wird gerade der Prozess des aktiven Mit- und Neuproduzierens der Ergebnisse, von dem Beck/Bonß sprechen, sichtbar, nachvollziehbar und damit erlernbar gemacht.

Die Fälle umfassen ein breites Spektrum von Krisen, wie sie empirisch nachweisbar häufig in Einrichtungen der Krisenberatung auftreten. Die Bearbeitung erfolgt nach einem einheitlichen Schema, das es dem Leser ermöglicht, deutlich Gemeinsamkeiten und Unterschiede zwischen den Fällen zu erkennen. Auf diese Weise wird er an eine differenzielle Sicht- und

Handlungsweise herangeführt. Es wird jeweils sowohl der allgemeinere gesellschaftliche Zusammenhang und die Bedeutung der jeweiligen Krisenart aufgezeigt, wie auch die individuelle Situation, in der sich der Mensch befindet und die Geschichte, aus der heraus er eine Hilfe benötigt. Damit wird eine Verkürzung auf ein rein ‚psychologisierendes' Verständnis von Krisen vermieden.

Verbunden wird dies mit einem Bericht der jeweiligen Autorin und Beraterin, über ihre eigene Befindlichkeit in der Beratungssituation, die die Autorinnen als „Kommentar" bezeichnen. Dieses Ernstnehmen der eigenen Reaktionen der Beraterinnen als diagnostische Indikatoren scheint mir für das Verständnis der speziellen Umsetzung von besonderer Wichtigkeit. Die Bedeutung dieses Aspekts wird zwar in den Prinzipien der verschiedenen Autoren durchaus angesprochen, wird aber höchstens in Supervisionen konkret formuliert. Auch hier zeigen die Autorinnen deutlich, dass sowohl die Entstehung von Krisen als auch Krisenintervention immer etwas ist, das im sozialen Miteinander unterschiedlicher Menschen stattfindet.

Die Beschreibung der Kriseninterventionen in diesem Buch ermöglicht es dem Leser, wichtige Schritte der Interaktion von Berater und Klient nachzuvollziehen. Dabei werden die jeweiligen Strategien benannt und vor allem die konkrete Interaktion beschrieben. Zum Abschluss der jeweiligen Fallvorstellung wird ein Interventionsprinzip ausführlicher erörtert, das auch in dem jeweiligen Fall eine Rolle spielt. Dadurch gelingt es, dieses Prinzip in seiner Anwendung konkret und plastisch werden zu lassen. Dem Leser wird erfahrbar gemacht, wie die jeweiligen Prinzipien in die Beratungsstrategien eingehen und wie es zu verstehen ist, wenn man davon spricht, dass die Prinzipien praktisches Handeln anleiten können.

Damit komme ich wieder zu dem anfänglich benannten Problem des Verhältnisses von Praxis und Theorie bzw. Grundprinzipien. Unter diesem Gesichtspunkt stellen sich bezüglich der Umsetzung der allgemeinen Prinzipien Fragen wie z. B.: Wann kann man davon sprechen, dass ein bestimmtes Prinzip in die alltägliche Praxis umgesetzt wurde? Woran erkennt man das? Wie sieht man quasi einer Interaktionssequenz an, dass sie nach einem bestimmten Prinzip geformt wurde?

Solche und ähnliche Fragen scheinen mir von großer Bedeutung für eine Weiterentwicklung der Krisenintervention. Sie sollten beantwortet werden können, denn nur dann ist Krisenintervention auch vermittelbar. Neben der zentralen Voraussetzung, eine Beziehung zu Menschen in kritischen Situationen aufnehmen zu können, scheint es mir auch dringend notwendig, rational begründbare Handlungsstrategien zu entwickeln, die im Weiteren auch auf ihre Angemessenheit und Wirksamkeit für spezifische Problemsituationen und Menschen überprüft werden können. Damit wird einerseits gewährleistet, dass Hilfe suchende Menschen tatsächlich eine möglichst wirkungsvolle Hilfe erhalten, und andererseits wird sichergestellt, dass Anfänger nicht nach dem Versuch- und Irrtumprinzip so lange experimentieren müssen, bis sie angemessene Strategien entwickelt haben, sondern dass sich erprobte Formen schrittweise angeeignet werden können.

Das vorliegende Buch mit ‚Lernfällen' für Krisenintervention scheint mir einen Schritt in diese Richtung zu tun. Ich wünsche ihm und seinen Lesern daher viel Erfolg auf diesem Weg.

Berlin, im Herbst 2003
Jarg Bergold

Dank

Wir möchten uns bei folgenden Personen für ihre fachlichen Anregungen und kritisches Gegenlesen einzelner Kapitel bedanken:

Marion Bohn, Bettina Elisabeth Börsch, Prof. Dr. Thomas Giernalczyk, Prof. Dr. Sigrid Haselmann, Stefan Haun, Caroline Huß, Bettina Kaufmann, Anita Koziol, Prof. Dr. Mariane Krause Jakob, Heike Lüders, Beate Nink, Angelika Schlüter, Tanja Schmidt, Dr. Tamara Schmidt, Silja Schoett und Anne Valerius.

Inhalt

Einleitung

Das vorliegende Buch ist ein Lernbuch. Es ist ein Baustein zur Vorbereitung und Begleitung praktischer Krisenintervention. Das Buch richtet sich an alle, die in ihrer beruflichen Praxis mit Krisen ihrer Klientinnen oder Patienten[1] konfrontiert sind. Überwiegend sind das Mitarbeiterinnen psychosozialer und psychiatrischer Einrichtungen und anderer medizinischer Einrichtungen; aber auch Studierende – beispielsweise der Psychologie, der Sozialpädagogik und der Medizin – werden in ihrem Beruf vor Krisensituationen ihrer Klienten stehen. Auch in Arbeitsbereichen, die mit dem Gesundheits- und Sozialsystem lediglich assoziiert sind, werden Krisen relevant: Mitarbeiter der Polizei, des Bundesgrenzschutzes und des Rettungssystems müssen nicht selten mit Krisen ihrer jeweiligen Gegenüber umgehen.

Eine Einführung in Krisenintervention sollte in die Praxis einführen und zugleich die unterschiedlichen theoretischen Diskurse aufzeigen, die zur Krisenthematik aktuell sind. Das Lesen soll Spaß machen und bedürfnisorientiert der Leserin die Möglichkeit lassen, sich die für sie interessanten Themen herauszusuchen, ohne dass die Leselücken einen Verstehensverlust bedeuten würden: Wer gerne Fallbeispiele liest, kann dies tun, ohne den theoretischen Hintergrund mit zu erarbeiten und umgekehrt; oder ein interessierendes Interventionsprinzip wird herausgegriffen, ohne das dazugehörige Fallbeispiel gelesen zu haben. Entsprechend haben wir das traditionelle Schema, sich über die Theorie der Praxis zu nähern, aufgebrochen.

Konzeption und Umsetzung des Buches sind aus dem engagierten Austausch zweier Praktikerinnen und einer Wissenschaftlerin entstanden, die sowohl praktische als auch theoretische Aspekte der Krisenintervention aufeinander bezogen haben. Das Autorinnen-Team verkörperte also ‚in persona' eine Perspektiven-Verschränkung von Theorie und Praxis entsprechend dem inhaltlichen Aufbau des Buches: Zwei Autorinnen sind bzw. waren als Diplom-Psychologinnen in der Krisenintervention in einem Krisendienst tätig und brachten praxisnahe Sichtweisen aus ihrer langjährigen Erfahrung mit Menschen in Krisensituationen in die Diskussion ein. Dabei ist zu bedenken, dass der berufliche Erfahrungskontext ein organisationsspezifischer ist – das dargestellte Handlungsmodell muss jeweils an die konkreten Handlungsbedingungen, die die jeweiligen Leser bei sich vorfinden, angepasst werden. Eine Autorin brachte als Wissenschaftlerin, Fach

1 Wir haben uns in diesem Buch für eine moderne Variante der substantivischen Verwendung der männlichen bzw. weiblichen Form entschieden: Wir verwenden *zufällig* die männliche *oder* die weibliche Form, ohne dass hiermit eine Hervorhebung des jeweilig verwendeten Geschlechts gemeint wäre.

Klinische Psychologie, die wissenschaftlich-theoretische Perspektive ein, verfügt jedoch zugleich über langjährige Praxiserfahrungen. Damit wurden auch die Schreib-Schwerpunkte der Autorinnen gesetzt.

Das Anliegen dieses Buches ist es, beim Erlernen von Krisenintervention zu unterstützen und auf die Praxis vorzubereiten. Das heißt: leicht verständlich und zugleich umfassend Theorie- und Handlungswissen über Krisenintervention zu vermitteln und modellhaft Interventionen zur Verfügung zu stellen, die durch ihre lebensnahe Schilderung möglichst weitgehend ‚miterlebt' werden können. Durch die Form der Erzählung machen wir deutlich, dass jede Intervention offen ist, also auch anders hätte verlaufen können, sie dennoch in ihrem Ablauf begründet ist. Die Lernfälle beinhalten Allgemeines, vermitteln spezifisches Wissen zu Problemlagen, Störungsbildern und Grundlagen der Krisenintervention und sie repräsentieren ‚Typisches', was durch die Generierung der Fälle als Prototypen zustande kommt. Wir hoffen, dass die Lernfälle einen motivierenden und anregenden Charakter haben und dabei unterstützen, das theoretisch vermittelte Wissen anwenden zu können. Die Grenzen des Lernens durch Lesen sind uns dabei bewusst – Lesen ist *ein* Weg, um sich einem Thema lernend zu nähern und die praktischen Erfahrungen zu ergänzen. Nicht fehlen darf die praktische Umsetzung des Aufgenommenen, die Erfahrung durch Ausprobieren und die kollegiale Auseinandersetzung und Reflektion.

Unser Theorie-Praxis-Verständnis – für die Gesamtkonzeption des Buches von Bedeutung – kann in Bezug auf Beck/Bonß (1989) ‚Verwendung als Verwandlung' genannt werden: Wissenschaftliches Wissen wird als eine im Prozess befindliche Neugestaltung wissenschaftlicher Deutungsmuster verstanden. Theorie wird also nicht einfach auf die Praxis übertragen bzw. ihr ‚übergestülpt', sondern nach praxisbezogenen Kriterien bewertet und Teile davon ausgewählt und neu gestaltet. Die Beziehung zwischen Theoriewissen und Handeln und die damit verbundene Erfahrung werden als Interaktion gesehen.

Zum Aufbau der zwölf Lernfälle – Beschreibung und inhaltliche Begründung

Die Komposition der Kapitel beruht auf unserem Theorie-Praxis-Verständnis, das die Zusammenfügung von theoretischem Wissen und praktischem Handeln als eine kreative Gestaltung begreift und die Leserin auffordert, ihren eigenen Weg zu gehen, indem sie – orientiert an den Lernfällen – ihre Krisenarbeit als eine kreative und reflexive Handlung, als eine Neugestaltung begreift. Ein theoretisches Kapitel gibt zum Abschluss nach den zwölf Lernfällen einen Überblick über die aktuellen Diskurse zum Thema Krise und Krisenintervention.

Aufbau jedes Lernfalls

Einleitung →	**Fallbeispiel** (jeweils ein Prototyp) →	**Interventions-prinzip** →	**Literatur-exkurs**
• Gesellschaftliche Relevanz der jeweiligen Thematik • Stellenwert der jeweiligen Thematik in der Krisenintervention	• Einstieg – Kontaktaufnahme – Klient präsentiert sein Problem • Handlungsskizze – Problemschilderung – Geschichte des Klienten • Kommentar • Intervention – jeweils zentrale Interventionsschritte	• Zentrale Interventionsprinzipien (Ziele und Methoden) bei der Krisenintervention • Über das jeweilige Fallbeispiel hinausgehend	• Literaturüberblick • Relevanter Diskurs • Differenzielle Krisenintervention

- Die Einleitung führt in die jeweilige Thematik ein und bezieht gesellschaftlich relevante Aspekte ebenso ein, wie aktuelle Daten und Diskurse und den Stellenwert der Thematik in der Krisenintervention.
- Im Mittelpunkt der Darstellung stehen die Fallbeispiele, orientiert an einer spezifischen Krise, die im Krisendienst recherchiert wurde. Falldarstellungen sind Geschichten, anhand derer der Leser die Komplexität aber auch Begrenztheit von Praxis erahnen kann. Sie sollen einladen, sich mit einer Problemlage auseinander zu setzen, aber nicht suggerieren, es gäbe nur eine Lösung und der vorgeschlagene Weg wäre der beste. Jede Falldarstellungen ist einer nur hier und so abgelaufenen Interaktion geschuldet, einer Begegnung, die aus den Besonderheiten der Personen und der vorliegenden Krise entstanden ist. Als solche ist sie einmalig, hat aber für den Leser insofern Bedeutung, als er Entscheidungen der Problembearbeitung nachvollziehen kann und somit zur Reflexion einlädt.

Jedes Fallbeispiel besteht aus

- einem ‚Einstieg', meist einer Fallpräsentation durch den Klienten.
- Darauf folgt die ‚Handlungsskizze', eine zusammenfassende Darstellung der Geschichte der Klientin im Zusammenhang mit der aktuellen Krisensituation.
- Im ‚Kommentar' wird dem Leser Einblick in den Reflektionsprozess des Beraters ermöglicht. Wie sieht die Beraterin den Klienten und seine Situation? Gedanken, Gefühle und erste Interventionsideen des Beraters werden auf der Metaebene dargestellt. Das erlaubt dem Leser nachzuvollziehen, warum die Beraterin in diesem Fall so und nicht anders gehandelt hat.
- Intervention: die Interventionsschritte für den jeweiligen Fall werden beschrieben, nie jedoch mit dem Anspruch auf Allgemeingültigkeit – dazu

ist Krisenintervention ein zu differenziertes Geschehen, dass immer sorgfältig den Eigenheiten des Klienten, der Situation, dem Setting und den Grenzen einer Krisenintervention Sorge tragen muss.

Wie sind die ‚Fälle' entstanden? Wir haben die Fälle als Prototypen im Diskussionsprozess entwickelt: Zu einem Thema wurden verschiedene Fallbeispiele aus der Praxis zusammengetragen und zu einem Prototypen, der typische und charakteristische Merkmale trägt, synthetisiert. So fand eine typisierende Verdichtung und gleichzeitige Anonymisierung statt. Alle Klientinnen bleiben in ihrer Anonymität hundertprozentig geschützt.

- Die Interventionsprinzipien behandeln jeweils ein grundlegendes Prinzip, mit dem in der Krisenintervention interveniert wird. Es ist jeweils angelehnt an das Fallbeispiel, jedoch verallgemeinert und auf andere Fälle anwendbar und schlägt so – neben dem Literaturexkurs – die Brücke zu allgemeinen Überlegungen.
- Die im Literaturexkurs vorfindlichen Erklärungsmodelle und Konzeptionen tragen ebenfalls zur Verallgemeinerung bei und sollen anregen, Krisenintervention in einem weiteren Rahmen zu verstehen und das Wissen für die Praxis zu nutzen. Dabei favorisieren wir eine Pluralität der theoretischen Modelle und Handlungskonzepte, die jedoch begründet ausgewählt und angewendet sind. Wir fühlen uns keiner therapeutischen Schulenorientierung verpflichtet, sondern berufen uns auf unterschiedliche klinische und/oder psychologische Modelle und weitere sozialwissenschaftliche Erkenntnisse. Diese Haltung bestimmt die Auswahl der Erklärungsmodelle und Konzeptionen im Literaturexkurs.

Lernfall ‚Trennung'

Einleitung

Trotz wachsender Trennungs- und Scheidungszahlen ist das Ende einer Liebesbeziehung eine einschneidende Lebenserfahrung, die mit erheblichen Belastungen verbunden ist und die Bewältigungsmöglichkeiten überfordern kann. Dies lässt eine Trennung häufig zur Lebenskrise werden.

Im öffentlichen Diskurs haben wir es mit sich widersprechenden Botschaften zu tun: Trennung ist eine inzwischen gesellschaftlich akzeptierte Normalität als Konsequenz partnerschaftlicher Konflikte. Trotzdem besteht bei den meisten Menschen das Ideal einer dauerhaften Partnerschaft verbunden mit romantischer Liebe, emotionaler Erfüllung und immer währender sexueller Zufriedenheit. Die Illusion von der heilen Familie und glücklichen Partnerschaft ist in unserer Kultur sehr stark verankert, obwohl inzwischen eine Deinstitutionalisierung des bürgerlichen Ehe- und Familienmusters stattgefunden hat (Peuckert 2008).

Gesellschaftlich wird Trennung und Scheidung zunehmend selten mit Diskriminierung beantwortet. Individuell erleben die meisten Menschen diese Erfahrung dennoch als persönliches Scheitern. Nicht nur der Verlust eines – zumindest ehemals – geliebten Menschen ist zu verkraften, sondern häufig auch das Scheitern des eigenen Lebensmodells. Für viele Menschen ist bei der Bewältigung dieser Lebenskrise professionelle Hilfe sinnvoll, um negative Auswirkungen von Trennung und Scheidung, wie z.B. psychische Störungen oder gar Suizide, zu verhindern.

Gesellschaftliche Relevanz gewinnt das Thema Trennung auch deshalb, weil in vielen Fällen Kinder (mehr als 100 000 Kinder und Jugendliche pro Jahr bei Scheidungen) von diesen Krisen der Erwachsenen betroffen sind. Je nachhaltiger es den Erwachsenen gelingt, die Krise zu bewältigen, umso besser können sie ihre Kinder unterstützen, die meist noch schmerzlichere Trennungsprozesse durchleben. Kinder haben die Möglichkeit, aus bewältigten Trennungen zu lernen und es ist zu hoffen, dass sie besser als die heute Erwachsenen begreifen, dass die Trennung einer Partnerschaft eine mögliche und nicht zerstörerische Erfahrung im Leben ist.

Fallbeispiel

Einstieg

Der Mann ist groß und schmal, mit hängenden Schultern steht er in einem zu weiten Mantel in der Tür zum Krisendienst. Ich schätze ihn auf Ende vierzig, sein dunkles angegrautes Haar, das an der Stirn dünn geworden ist, lässt ihn älter wirken, als er ist. Unschlüssig schaut er mich an und blickt dann wie suchend im Eingangsraum umher. Seine Hände sind in nervöser Bewegung.

„Ich würde gerne mit jemandem sprechen", sagt der Mann leise. Dabei geht eine verhaltene Unruhe und Anspannung von ihm aus. Sie wird als Grundstimmung das einstündige Gespräch begleiten. Ich bitte ihn in den Beratungsraum. Nach den ersten Minuten der Begrüßungssituation lehnt er sich etwas entspannter im Beratungssessel zurück und berichtet – immer wieder ermutigt durch meine Nachfragen – mit leiser Stimme Folgendes: „Ja, es ist so, dass ich nicht mehr richtig schlafen kann. Ich kann nicht einschlafen, und dann wache ich mitten in der Nacht auf und bin stundenlang wach. Morgens stehe ich um fünf Uhr auf und laufe sinnlos durch die Wohnung. Ich bin schon total zittrig. Und essen kann ich auch nicht mehr. Ich habe in den letzten Wochen bestimmt 15 Kilo abgenommen und der Dickste war ich ja schon vorher nicht. Und ich kann mich nicht mehr konzentrieren. Ja, ich kann es einfach nicht fassen, meine Frau will sich von mir trennen. Ich kann an nichts anderes mehr denken, ich verstehe es einfach nicht, ich fasse es nicht. Nach sieben Jahren wunderschöner Beziehung."

Handlungsskizze

Herr Johann ist 46 Jahre alt. Er ist seit 15 Jahren als Lehrer an einem Gymnasium tätig. Seit sieben Jahren ist er in zweiter Ehe verheiratet. Er kommt zum Gespräch, weil sich seine Frau – für ihn völlig überraschend – von ihm getrennt hat. Diese Trennung ist nun Auslöser einer massiven Krise.

Im Gespräch wird Folgendes deutlich: Herr Johann lernte seine Frau kennen, als sie noch Betriebswirtschaft studierte und er schon seit acht Jahren als Lehrer tätig war. Sie bewunderte ihn für seinen Intellekt und schätzte seine lebenserfahrene väterliche Art. Sie forcierte auch die Heirat und das gemeinsame Wohnen. Er genoss es, in der Rolle des ‚starken Mannes' eine jüngere attraktive Frau an seiner Seite zu haben. Im Lauf der Jahre veränderte sich die Rollenaufteilung. Frau Johann bekam eine Stelle in einer großen Firma. Sie war sehr erfolgreich und stieg innerhalb von fünf Jahren zur Führungskraft auf. Herr Johann hat in seinem Beruf geringere Karrierechancen. Die Arbeit befriedigte ihn kaum mehr. Er erlebte sich im Vergleich zu seiner Frau zunehmend als defizitär und entwickelte Eifersuchtsphantasien gegenüber ihren Kollegen. Er zweifelte an seiner Attraktivität und der Echtheit der Liebe seiner Frau. Immer wieder unterstellte er ihr, sie würde ihn mit Kollegen betrügen. Er besprach diese Ängste und Vorwürfe mit niemandem.

Herr Johann wurde im Verlauf der Beziehung emotional immer abhängiger von seiner Frau. Sie wurde der Mittelpunkt seines Lebens, nur mit ihr teilte er seine Gefühle, Probleme und persönlichen Belange. Er vernachlässigte seine sozialen Kontakte zu Freunden und Kollegen. Er klammerte sich zunehmend an seine Frau und wünschte sich ständige Nähe. In gleichem Maße wuchs bei ihr das Bedürfnis nach Unabhängigkeit und Autonomie bis hin zu ihrem Entschluss, sich zu trennen. Bei Herrn Johann verstärkte sich im Verlauf dieser Dynamik die emotionale Abhängigkeit noch, und sein Selbstwertgefühl nahm stetig ab.

Er zeichnet im Gespräch ein idealisiertes Bild, indem er seine Frau und die gemeinsame Beziehung als nahezu vollkommen darstellt: „Alles hat gestimmt, es war eine wunderbare Beziehung." Sexualität habe es zwar schon lange nicht mehr gegeben, dies habe aber nie zu Konflikten geführt. Beide seien in einer Atmosphäre der Harmonie und Geborgenheit miteinander verbunden gewesen. Gegenseitiges Verstehen und Aufeinander-Eingehen, intellektueller Austausch und Inspiration, Ergänzung und Gemeinsamkeiten beschreibt er als ideal und in dieser Weise noch nie erlebt. Herr Johann grübelt über die Gründe der Trennung, seine Gedanken kreisen unablässig um seine Frau und den Wunsch, sie ‚zurückzuhaben'. Er glaubt, seine sozialen Kontakte zu lange vernachlässigt zu haben, als dass er sich jetzt noch vertrauensvoll an jemanden wenden könnte. Daraus resultiert die Unfähigkeit, sich an Freunde, Kollegen oder Angehörige um Hilfe zu wenden. Sehr deutlich ist seine Scham und Gekränktheit darüber, nun als ‚der Verlassene' dazustehen.

Kommentar

Während sich die erste Kontaktaufnahme mit Herrn Johann entwickelt, bin ich mit verschiedenen Eindrücken und Gefühlen konfrontiert, aus denen ich Rückschlüsse und Arbeitshypothesen für die weitere Intervention entwickele.

Herr Johann macht auf mich den Eindruck, dass er ganz enorm unter Druck steht. Dieser Druck vermittelt sich mir sehr direkt auf der Gefühlsebene: Ich merke, wie ich selbst eine Aufregung und Unruhe verspüre, verbunden mit dem Druck, ‚etwas zu tun für Herrn Johann, und zwar schnell'. Sobald mir dies bewusst wird, plane ich für den Gesprächsverlauf, ausdrücklich für Ruhe und ‚Entschleunigung' zu sorgen und eine zunehmend ruhige Atmosphäre zu schaffen.

Herr Johann vermittelt seine Krisensituation als hochdramatisch, dies wird schon bei den ersten Sätzen deutlich. Der Schock über die plötzliche Trennung, Verzweiflung, komplette Ratlosigkeit und tiefe Gekränktheit, verbunden mit einer Verhaltenheit der Gefühle, lassen bei mir innerlich die

Alarmglocken läuten: Herr Johann scheint mir prädestiniert für eine Suizidgefährdung zu sein. Ich behalte im Kopf, eine eventuelle Suizidgefährdung abzuklären, auch wenn er selbst nicht auf dieses Thema eingehen sollte bzw. schon subtile Andeutungen suizidaler Gedanken aufzugreifen und zu thematisieren.

Vor einigen Tagen hat Herr Johann zufällig einen Zeitungsartikel über den Krisendienst gelesen. Er wünscht sich, dass ich ihm sage, was er jetzt tun kann, damit es ihm wieder besser geht: Als Frau könne ich ihm vielleicht sagen, wie er seine Frau zurückgewinnen kann.

Intervention

Angenehme Gesprächsatmosphäre schaffen

Am Beginn des Gespräches geht es wie bei jedem persönlichen Gespräch besonders darum, eine förderliche Gesprächsatmosphäre zu schaffen. Damit ist eine ruhige und beruhigende, konzentrierte Stimmung gemeint, in der der Klient spürt, dass seinen Problemen und Gefühlen Zeit und Aufmerksamkeit gegeben wird. Eine freundliche Begrüßungssituation erleichtert meist eine lockere Kontaktaufnahme und bietet sowohl Klient als auch Beraterin die Möglichkeit, einen ersten Eindruck voneinander zu gewinnen und sich innerlich auf das Gegenüber einzustellen. Schon der Gesprächseinstieg ist also ein wichtiger Teil der Intervention, der den folgenden Gesprächsverlauf beeinflussen kann und zugleich erste Anhaltspunkte für die Befindlichkeit des Klienten liefert.

Ich bitte Herrn Johann in den Beratungsraum und biete ihm an, in einem der Sessel Platz zu nehmen. Ich frage ihn, ob er einen Tee trinken möchte. Er nimmt erfreut an und bedankt sich vielfach. Mit dem Tee in der Hand entspannt er sich sichtlich und lehnt sich im Sessel ein wenig zurück. Jetzt erst beginnt er, um sich zu blicken und den Raum wahrzunehmen, wozu er sich in der anfänglichen Nervosität keine Zeit genommen hatte.

Situationsanalyse

Am Beginn jedes ersten Beratungsgespräches steht das aufmerksame Zuhören, um sich ein umfassendes Bild der momentanen Situation des Klienten zu machen. Dazu begebe ich mich als Beraterin in konzentrierte Aufnahmebereitschaft und sammle alle nonverbalen und verbalen Informationen und Signale. Die gestellten Fragen helfen Herrn Johann, in den Erzählfluss zu kommen und kreisen das zentrale Thema ein. „Was war für Sie heute der Anlass, in den Krisendienst zu kommen? Welche Lebensbereiche sind für Sie zurzeit problematisch?“ Die Fragen nähern sich dabei zunehmend dem Kern. Ich stelle anfänglich sehr offene Fragen, die im Gesprächsverlauf immer spezifischer werden, die also den Fokus zunehmend auf das zentrale Thema der Beziehung richten: „Wie hat sich die Beziehung entwickelt und wie beschreiben Sie die momentane Situation der Beziehung? Welches sind die problematischen Themen in Bezug auf die Beziehung? Was vermuten Sie als Auslöser für den Trennungswunsch Ihrer Frau?"

Zieldefinition für das Gespräch

Im Weiteren versuche ich, das Ziel Herrn Johanns für dieses Gespräch herauszufinden, etwa mit folgenden Fragen: „Was möchten Sie heute in dem Gespräch für sich klären bzw. erreichen? Womit möchten Sie am Ende des Gespräches hier weggehen?" Herr Johann äußert sein Anliegen, von mir einen Rat zu bekommen, wie er seine Frau zurückgewinnen könne. Diesen Wunsch muss ich erst einmal ablehnen mit der Begründung, dass Tipps in der Regel wenig weiterhelfen und ich mir erst ein Bild von der Situation machen möchte. Er sieht dieses trotz seines Wunsches ein und definiert schließlich mit meiner Unterstützung folgendes Ziel: „Ich möchte hier im Gespräch klären, welche Zukunft die Beziehung zu meiner Frau haben kann. Und wie ich die nächste Zeit überstehen kann, ohne zu verzweifeln."

Realistische Einschätzung der Trennungssituation

Wir sprechen also erst einmal genauer über die momentane Situation in seiner Beziehung: Herr Johann spricht wiederholt davon, er wolle seine Frau zurückgewinnen. „Ich verstehe einfach nicht, was sie plötzlich hat. Was hat sie sich bloß dabei gedacht, sie kann mich doch nicht so plötzlich ohne Vorankündigung verlassen. Was habe ich denn bloß gemacht? Ich glaube nicht, dass sie es wirklich ernst meint." Ich frage ihn, was seine Frau ganz konkret zu ihrem Trennungswunsch geäußert hat. Zögernd erzählt er nun, sie wolle sich wohl endgültig trennen: „Sie hat gesagt, es gibt für sie kein Zurück mehr und dass ihre Entscheidung fest steht. Sie sagt, ihr ist klar geworden, dass ich nicht bereit zu Veränderungen sei. Seit Jahren hätte sie sich mit mir darum bemüht, nun könne sie definitiv nicht mehr. Ich habe keine Ahnung, was sie mit dem jahrelangen Bemühen meint, wirklich keinen Schimmer. Ob sie es sich wohl noch einmal überlegen wird?"

Herr Johann sitzt nun stumm und mit grüblerischem Gesichtsausdruck da.

Ich frage nach: „Wenn Sie diese Aussagen Ihrer Frau noch einmal genau überdenken, wie schätzen Sie dann jetzt die Chancen ein, sie zurückzugewinnen?"

Dies ist ein entscheidender Wendepunkt im Gespräch. War Herr Johann bisher sehr rational orientiert und wirkte dabei sichtlich bemüht, seine Emotionen zu beherrschen, so verändert sich diese Haltung auf meine Frage hin: Er stockt, überlegt lange Zeit und wirkt dabei zunehmend hilflos, traurig und ängstlich. Schließlich sagt er mit verhaltener Stimme, die im Gegensatz zu seinem vorherigen, eher gehetzten Tonfall steht: „Ich kriege sie nicht zurück, ich weiß es."

Daraufhin beugt er sich ruckartig nach vorn und stützt den Kopf in die Hände. Ich bin mir nicht sicher, ob er weint und was in ihm vorgeht und frage deshalb nach.

Unterstützung des Gefühlsausdrucks

„Was geht jetzt gerade in Ihnen vor?"

Herr Johann räuspert sich, schnupft und wischt sich mit verschämter Geste Tränen vom Gesicht.

„Schlecht geht's mir, schlecht. Es tut so weh, sie ist doch meine große Liebe."

Herr Johann erzählt von der Liebe zu seiner Frau. Dabei stehen ihm immer wieder Tränen in den Augen. Ich höre zu und lasse ihm Zeit, äußere mein Verständnis und Mitgefühl, ohne Antworten von ihm zu forcieren. Parallel zur Aufmerksamkeit für Herrn Johann erinnere ich mich an eigene Erfahrungen mit Trennung. Dieses Erinnern ist eine wichtige Grundlage, um sich in die Gefühle eines anderen Menschen einfühlen zu können. Ich mache mir die verschiedenen Gefühle gegenwärtig, die ich damals erlebt habe, was mir ein Verstehen der Gefühlslage Herrn Johanns erleichtert.

Die Realisierung der offensichtlichen Endgültigkeit löst bei ihm eine Reihe von Gefühlen aus, wie im weiteren Gespräch deutlich wird: Trauer und Schmerz, Verzweiflung und suizidale Gefühle, dazwischen für kurze Momente auch Wut und Aufbegehren gegen die Entscheidung seiner Frau.

Um Herrn Johann den Zugang zu seinen Gefühlen zu erleichtern, war es hier günstig, verschiedene Gefühle sozusagen ‚anzubieten', auf die er sich dann beziehen konnte: „Es ist ja normal, dass man in einer Trennungssituation mit ganz unterschiedlichen Gefühlen zu tun hat. Man ist vielleicht verzweifelt und traurig, man fühlt sich hilflos und gekränkt, oder aufgebracht und wütend. Oft gehen die Gefühle auch durcheinander und wechseln ständig, so dass man kaum hinterherkommt." Ich benenne auch meine Gegenübertragungsgefühle, um ihm damit eine weitere Möglichkeit zu geben, seine Gefühle zu überprüfen: „Ich spüre bei mir einen Ärger auf Ihre Frau, dass sie sich so plötzlich von Ihnen trennt: Könnte es sein, dass das auch mit Ihrem Gefühl gegenüber Ihrer Frau zu tun hat?"

Herr Johann weint im weiteren Verlauf des Gesprächs immer wieder, findet darüber aber zunehmend Zugang zu seinen aggressiven Gefühlen: Er empört sich beispielsweise darüber, so von seiner Frau überrannt worden zu sein, anstatt dass sie ihn kontinuierlich konfrontiert hätte. Auf meine Nachfragen hin, ob er sich mit Suizidgedanken beschäftige, bejaht er dies, kann mir aber überzeugend vermitteln, dass dies nur Gedankenspiele sind, die nicht mit konkreten Plänen der Umsetzung verbunden sind. Nach dieser längeren Sequenz merke ich, dass meine Konzentration nachlässt. Ich nehme dies als Hinweis, das Gespräch zum Ende zu führen.

Strukturierung der nächsten Tage, Vereinbarung von Folgegesprächen

„So, wir haben jetzt sehr vieles besprochen und ich würde gerne zum Ende kommen. Zum Abschluss möchte ich aber noch gerne klären, wie bei Ihnen die nächsten Stunden/Tage aussehen. Was machen Sie in dieser Zeit? Was könnte Ihnen Halt geben? Wohin können Sie sich mit ihren Gefühlen wenden, unterstützt Sie da jemand? Bei wem könnten Sie sich aufgehoben fühlen? Gibt es da vielleicht Freunde, Angehörige oder Kollegen?“

Herr Johann fällt in sich zusammen, als ich das Gesprächsende ankündige und äußert nachdrücklich, dass es ihm weiterhin schlecht gehen wird und dass er keine anderen Menschen außer seiner Frau hat, an die er sich wenden könnte. Ich spüre dabei eine beinahe vorwurfsvolle Erwartungshaltung mir gegenüber. Und es ist deutlich, dass er eigentlich nicht gehen will, er scheint nun im übertragenen Sinn an mir zu ziehen, womit er vermutlich ein Verhalten vermittelt, dass seinem Beziehungsverhalten entspricht.

Ich biete ihm Folgegespräche im Krisendienst an, da offensichtlich ist, dass die Trennungskrise für ihn weiterhin akut ist. Ein Termin in fünf Tagen mindert seine Angst, allein dazustehen und gibt ihm Halt.

Dennoch versucht er, mich mit neuen Gesprächseinstiegen in der Beratungssituation zu halten. Ich muss wiederholt auf das Gesprächsende hinweisen, bis er schließlich abrupt aufsteht und nach seinem Mantel greift. Ich begleite ihn zum Ausgang. Dort verabschiedet er sich kurz angebunden, bezieht sich jedoch auf den folgenden Termin in fünf Tagen.

Weiterer Verlauf der Krisenintervention

An das erste Beratungsgespräch mit Herrn Johann schlossen vier Folgegespräche über einen Zeitraum von neun Wochen an. Das erste Folgegespräch war nach fünf Tagen angesetzt, die weiteren folgten in zunehmend größeren Zeitabständen.

Im Verlauf dieser Krisenbegleitung wurde deutlich, dass Herr Johann in der Beziehung zu seiner Frau eigene Interessen, Ansichten und Freundschaften, die ihm vor Beginn der Beziehung wichtig gewesen waren, zunehmend vernachlässigt und schließlich aufgegeben hatte. Er war so sehr an den Vorgaben seiner Frau orientiert, dass er sich nur noch als Teil der Beziehung und nicht mehr unabhängig davon erlebte. Wir bearbeiteten dieses Thema im Verlauf der weiteren Gespräche intensiv. Im ersten Gespräch wäre dieser Fokus noch fehl am Platze gewesen – Herr Johann war zu diesem Zeitpunkt vor allem mit der Realisierung der Trennung und dem daraus resultierenden emotionalen Chaos beschäftigt.

Im zeitlichen Verlauf rückte die Wiederentdeckung eigener Ressourcen in den Vordergrund, da Herr Johann zunehmend unter der inneren Leere litt. Wie konnte er Zugang zu seinen Ressourcen – eigene Interessen, Bedürfnisse, Stärken und Neigungen – finden und diese wieder beleben? Daneben waren natürlich die schmerzlichen Gefühle der Trauer, Wut, Kränkung und Machtlosigkeit aufgrund der Trennung Thema.

Am Ende der Gesprächsreihe geht es Herrn Johann besser als zu Beginn. Sein akuter Krisenzustand hat sich deutlich entspannt. Er hat wieder „mehr Boden unter den Füßen", wie er es ausdrückt. Seine weitere Gewichtsabnahme hat aufgehört und es gibt wieder Nächte, in denen er durchschläft. Er behält sich die Möglichkeit vor, eine Psychotherapie zu beginnen, um seiner Art der Beziehungsgestaltung intensiver nachzugehen. Erst einmal will er jedoch versuchen, alte vernachlässigte Freundschaften wieder aufleben zu lassen und sich ein soziales Netz aufzubauen, das ihn in seiner Krisensituation stützt und auffängt.

Interventionsprinzip ‚Ressourcenorientierung'

Mit Ressourcenorientierung ist eine Grundhaltung gemeint, die sich an den Stärken und Kompetenzen der Menschen orientiert und nicht an den Defiziten. Gerade in Krisensituationen haben Menschen häufig keinen Zugang zu ihren Problemlösekompetenzen. Eine Aufgabe der Beraterinnen in der Krisenintervention ist es, Menschen dabei zu unterstützen, verborgene Ressourcen zu entdecken bzw. den Zugang zu verloren gegangenen Ressourcen wieder zu ermöglichen.

Es wird zwischen personalen und Umwelt-Ressourcen unterschieden. Personale Ressourcen können nach Antonovsky (1987) persönliche Fähigkeiten, körperliche Gesundheit und ethische oder religiöse Werte sein. Aber auch die Erfahrung durchgestandener Krisen, eine zuversichtliche Lebenseinstellung sowie die Fähigkeit, schwierige Lebensumstände zu ertragen, gehören dazu. Umwelt-Ressourcen finden sich in erster Linie im Bereich der zwischenmenschlichen Beziehungen, aber beispielsweise auch in Form finanzieller Sicherheit.

Ein wesentliches Ziel von Krisenintervention ist, Menschen in schwierigen Lebenssituationen wieder zu stabilisieren. Hierzu müssen die Beraterinnen zusammen mit den Klienten herausfinden, was sie stabilisiert und über welche Mittel sie normalerweise verfügen, um sich zu helfen.

Im Fall von Trennung geht es darum mit den Klientinnen herauszufinden, auf welche Ressourcen sie zurückgreifen können, um den Verlust der Partnerschaft zu bewältigen.

Wenn zwei Menschen sich entscheiden, eine Beziehung als Paar einzugehen, stehen sie vor der Aufgabe, ein ‚Wir' zu bilden und dabei das ‚Ich' zu bewahren. Mit dem ‚Wir' beschreiben wir ein Identitätsgefühl der Zusammengehörigkeit mit der Partnerin. Es kann die Gemeinsamkeiten in der Beziehung auf allen Ebenen (Denken, Fühlen, Handeln) betreffen. In Abgrenzung dazu verstehen wir das ‚Ich' als ein Identitätsgefühl unabhängig vom Partner. In einer Beziehung das ‚Ich' zu bewahren heißt, einen Zugang zu autonomen Impulsen zu haben und darüber entscheiden zu können, ob man diesen nachgehen möchte oder nicht. Bei einer Trennung ist die zu bewältigende Aufgabe, das ‚Wir' wieder aufzulösen und das ‚Ich' zu bewahren bzw. wieder zu entdecken. Massive Krisen treten bei diesem Prozess oft dann auf, wenn bei der Bildung des ‚Wir' zu viel vom Eigenen aufgegeben wurde, wenn auf jegliche autonomen Impulse zugunsten eines symbiotischen ‚Wir' verzichtet wurde. Das zeigt sich oft darin, dass die eigenen Freunde, vor der Beziehung wichtige Hobbys und eigene Interessen vernachlässigt wurden. Im Gespräch mit Menschen in einer Trennungskrise wird dann deutlich, dass es einen starken Anpassungsprozess an Werte und Vorstellungen des Partners gegeben hat. Dieser Prozess der Selbstaufgabe wird von den Betroffenen oft als *nicht* schmerzlich beschrieben – im Gegenteil – sie hätten für diese Liebe gerne vieles aufgegeben. Der Wunsch nach enger Gemeinsamkeit kann derart groß sein, dass im Verlauf der Beziehung die eigenen Bedürfnisse immer mehr in den Hintergrund treten.

Bei einer Trennung ist der Abschied vom gemeinsamen ‚Wir' immer ein schmerzlicher Prozess. Zur bedrohlichen Krise wird er dann, wenn die Betroffenen merken, dass neben dem gemeinsamen Leben nichts mehr existiert, was sie trägt. Herr Johann beschreibt dies als „große Leere, dass da gar nichts mehr ist und auch in Zukunft nichts mehr sein wird." Dieses Gefühl der Leere ist abzugrenzen von dem Gefühl der Trauer, das Bestandteil fast aller Trennungsprozesse ist. Trauer ist schmerzlich, wird aber nicht zwangsläufig als krisenhaft erlebt.

In der Krisenintervention sollten die Klienten dabei unterstützt werden, zu ihrem ‚Ich' zurückfinden zu können:

- Man kann die Klienten beispielsweise fragen, welche Interessen oder Kontakte sie vor der Beziehung hatten und an welchem Punkt sie diese aufgegeben haben. Dies kann sie dabei unterstützen, sich selbst – zumindest für kurze Momente – wieder unabhängig vom verlorenen Partner zu spüren. Die Klienten können so an alte Interessen anknüpfen und haben gleichzeitig die Möglichkeit zu reflektieren, wie es zu dieser Selbstaufgabe kommen konnte. Dies wiederum beinhaltet die Chance, sich in einer nächsten Beziehung durch mehr Bewusstheit besser zu schützen.
- Unabhängig von der Art der Krise kann man sich den Ressourcen der Klienten nähern, indem man sie fragt, wie sie ähnliche oder andere krisenhafte Situationen in der Vergangenheit bewältigt haben. Eine andere Möglichkeit ist, die Klienten zu fragen, ob es in der Krise auch Zeiten gibt, in denen sie sich etwas besser fühlen, also nach Ausnahmen zu fragen und mit den Klienten herauszufinden, was zu diesen Ausnahmen führt. Beim Fragen nach Ausnahmen müssen Berater oft sehr hartnäckig sein, weil Menschen in Krisensituationen nur noch die Krise wahrnehmen, bei geduldigem Nachfragen zeigt sich jedoch häufig, dass es auch andere Momente gibt.

- Ressourcenorientierung bedeutet auch das Selbstwertgefühl der Klientinnen zu stärken, beispielsweise, indem man Stärken deutlich benennt.

Literaturexkurs

Trennung/Scheidung als ein schwerwiegendes Lebensereignis

Für jeden am Trennungsprozess Beteiligten bedeutet eine Beziehungsauflösung ein einschneidendes Lebensereignis. Die Bedeutung, die die Beziehung im Leben des Betroffenen hatte, bestimmt das Ausmaß der Folgen mit. Scheidung in Kontrast zur Trennung ist noch zusätzlich durch die juristische Auseinandersetzung belastet.

Entscheidend für die Bewältigung der Krise ist, welche informellen und formellen Hilfen die Betroffenen erhalten und auf welche personalen Ressourcen sie zurückgreifen können. Betroffene, denen unterstützende Bezüge fehlen, werden diese Krise schwerer bewältigen. Soziale Unterstützung dient als Puffer und/oder unterstützt das individuelle Bewältigungshandeln. Ihr Wert liegt in der Vielfalt, Verfügbarkeit und Alltagsnähe und ermöglicht u. a. die Befriedigung des Bedürfnisses nach Zugehörigkeit und Geborgenheit (Lenz 1988, 2007). Das Geborgenheits- und Zugehörigkeitsgefühl ist vielleicht mit der Trennung verlorengegangen und kann in anderen sozialen Zusammenhängen wieder erfahren werden.

Trotz erheblicher Belastungen, die mit einer Trennung verbunden sind, sollten die langfristig positiven Konsequenzen, die in einem Spannungs- und Konfliktabbau, mehr Selbständigkeit sowie in einer Neuorientierung liegen und die zu einem befriedigenden Leben führen können, nicht vergessen werden.

Unmittelbare Trennungsfolgen

Eine Beziehungsauflösung beeinträchtigt in der Regel das psychische und körperliche Befinden der Betroffenen weitgehend. In der wissenschaftlichen Literatur werden als Trennungsreaktionen bei Erwachsenen häufig Ängste, Einsamkeit, Depressionen, Ärger, geringer Selbstwert, Schlafstörungen, Einbußen der Arbeitskraft, Gesundheitsprobleme usw. angegeben. Als besonders belastet gelten jene, deren Abhängigkeit von ihrem Partner stark ausgeprägt ist und die nicht über eigenständige soziale Kontakte verfügen (wie im Fallbeispiel). Für Männer ergaben Untersuchungen eine engere Beziehung zwischen Scheidung und psychopathologischen Störungen (Bastine 1998, S. 491).

Trennungsfolgen für die Initiatoren

Bei den Initiatoren, die die Trennung initiieren, geht der Trennung häufig eine längere konfliktreiche Phase voraus, die in den Trennungsentschluss mündet. Dieser wird begleitet von Schuldgefühlen, von der Angst vor dem Alleinleben und von Angst vor einer falsch getroffenen Entscheidung, von Ambivalenzen wegen noch bestehender Bindung zum Partner und von Trauer um die gescheiterte Beziehung. Zugleich ist der Entschluss aber bestärkt von der Hoffnung auf bessere Zeiten. Im Gegensatz zu den Verlassenen sind Initiatoren auf den Trennungsprozess schon vorbereitet und nicht davon überrascht, haben ein höheres Kontrollerleben und der Grad der Abhängigkeit ist geringer. Sie haben ähnliche Gefühle wie die Verlassenen, dies aber in einem anderen Ausmaß und zu einem anderen Zeitpunkt (Kahlenberg 1991).

Trennungsfolgen für Verlassene

Der Verlust des Partners wird als bedrohlich empfunden, ist mit gravierenden Beeinträchtigungen des Befindens verbunden und kann mit tiefer Verzweiflung bzw. einem psychischen Zusammenbruch beantwortet werden. Gefühle von Ohnmacht, Sehnsucht nach dem verlorenen Partner, Traurigkeit, aufkeimender Hoffnung, Einsamkeit, Leere und Sinnlosigkeit, aber auch Wut und erhöhte Reizbarkeit können auftreten. Sozial kann die Trennung mit einer Veränderung des sozialen Netzes, bei Männern häufig mit dem Verlust des familiären Umfeldes, verbunden sein. Hinzutreten können auch materielle Probleme und neue Anforderungen durch Beruf und die Alleinversorgung der Kinder.

Trennungsfolgen für betroffene Kinder/Jugendliche

Für einen großen Teil der Kinder ist die elterliche Scheidung/Trennung mit einer massiven Krise verbunden, die von den meisten Kindern aber innerhalb von zwei bis drei Jahren überwunden wird und deshalb eine „Desasterperspektive" (d.h. eine Trennung hat langfristig überwiegend negative Folgen) nicht aufrecht erhalten werden kann. Langfristige Folgen stehen eher mit familiären Konflikten in Beziehung, die schon vor der Scheidung/Trennung bestanden hatten, sowie mit mangelnder Kooperation der Eltern (Bastine 1998).

Trennungsprozess

In der Literatur wird der Trennungsprozess häufig in Phasen aufgeteilt, so in eine Ambivalenz- und Entscheidungsphase, eine Trennungs- und Scheidungsphase sowie eine Nachscheidungsphase. Im Folgenden beziehen wir uns auf die Phaseneinteilung nach Kahlenberg (1993).

Bei Initiatoren der Trennung

- Distanzierung: Zunehmend werden die negativen Seiten des Partners wahrgenommen und die Hoffnung auf Veränderung schwindet, die innerliche Distanzierung nimmt zu. Gefühle von Angst vor der Trennung und Schuldgefühle erschweren den Trennungsentschluss.

- Erleichterung: Die Auflösung der Beziehung wird als Erleichterung empfunden.
- Zweifel: Der Verlust wird wahrgenommen, positive Erinnerungen treten auf und damit Zweifel an der Entscheidung.
- Innere Versöhnung: Es kommt zur inneren Loslösung und die positiven Gefühle können zugelassen werden, da die frühere Beziehung ihre Bedeutung für die eigene Identität verliert.

Bei Verlassenen

- Ungläubigkeit: Nach dem Verlassenwerden zweifeln die Verlassenen an der Endgültigkeit dieses Entschlusses. Erste Ängste treten auf, durchsetzt von Phasen der Hoffnung.
- Verzweiflung: In Auseinandersetzung mit der Endgültigkeit der Trennung treten heftige Gefühle auf wie bereits oben beschrieben. Idealisierungen des verlorenen Partners werden verstärkt.
- Aggression: Neben Trennungsschmerz taucht Wut auf den Partner auf. Er wird nicht mehr idealisiert. Die Betroffenen fangen an, positive Seiten ihrer neuen Situation zu sehen.
- Gestaltung eines neuen Lebens/Neuorientierungs- und Selbstfindungsphase: Sie beginnen ihr Leben neu zu gestalten und eine von der Partnerschaft unabhängige neue Identität aufzubauen.

Bei Kindern/Jugendlichen

Kinder/Jugendliche können bei der elterlichen Trennung/Scheidung mindestens fünf Übergänge erleben: Die Zeit *vor* der Trennung, die Desorganisation während der Trennung/Scheidung, das Experimentieren mit Bewältigungsstrategien, die Reorganisation der Familie in einem Ein-Eltern-Haushalt und später u. U. der Wiedereintritt in eine Zwei-Eltern-Familie mit dem neuen Lebenspartner des Elternteils (Hetherington 1979, zit. nach Bastine 1998, S. 474).

Trennungsgründe – Trennungsgeschichte

Trennungsgründe werden in der Literatur zahlreiche genannt, wie mangelnder Austausch, geringe Unterstützung der eigenen Entwicklung durch den Partner, mangelhaftes Stressmanagement, außereheliche Beziehungen, zunehmende Differenzen in Wertorientierung und Lebensentwürfen usw. Auffällig ist hingegen, dass dem Verlassenen häufig keine hinreichenden Trennungsgründe einfallen. Er hat vermutlich Signale, die vorher gegeben wurden, nicht ausreichend beachtet.

Levingers Modell (1976, zit. nach Brehm u. a. 2002) benennt drei Faktoren, die mit einer Trennung in Beziehung stehen: Attraktion (alles was die Beziehung attraktiv macht wie Liebe, Sicherheit etc.), verfügbare Alternativen (anderer Partner oder andere Lebensform) und Hindernisse (gesellschaftlich oder persönlich bedingt wie Verantwortung etc.). Je attraktiver ein Partner für den anderen ist, je weniger er Alternativen zur Verfügung hat und je höher die Hindernisse bei der Trennung sind, desto unwahrscheinlicher wird eine Trennung und umgekehrt. So ist seit den 1980er Jahren die Zahl später Trennungen (ab dem 20. Ehejahr) gestiegen. Als Gründe werden die Berufstätigkeit der Ehefrauen, der Auszug der Kinder und die gestiegene Lebenserwartung genannt (s. Peuckert 2008). Die Hindernisse, wie finanzielle Abhängigkeit und die Sorge um die Kinder, entfallen und es lohnt noch, neue alternative Lebensformen zu verwirklichen. Das Modell von Levinger ist ein einfaches Modell, kann aber zur Erklärung der Wahrscheinlichkeit von Trennungen – wie bei den späten Trennungen und auch in unserem Lernfall – einen Beitrag leisten.

Eine Trennungsgeschichte zu konstruieren, in denen die jeweiligen Anteile der Partner an dem Scheitern der Beziehung deutlich werden, gelingt erst nach einer gewissen Zeit und kann auch als Indikator für eine gelungene Trennung angesehen werden. Ein Blick zurück – und nicht nur im Zorn – ist Teil der Trennungsbewältigung.

Krisenintervention

Krisenintervention setzt häufig dann an, wenn die Trennung/Scheidung bereits vollzogen wurde. Sie kann aber auch in Anspruch genommen werden, wenn das Paar sich noch im Prozess der Entscheidung und damit in der Ambivalenzphase befindet. Eine Möglichkeit wäre z.B. eine Mediation als Konfliktlösung durch Vermittlung in der Trennungs-/Scheidungsphase. Beratungsangebote sind sinnvoll für alle Betroffenen (allein oder zusammen) in der Vortrennungs-, Trennungs- und Nachtrennungszeit.

Folgende Themen und Aufgaben sind für Krisenintervention bei Trennung relevant:

Entscheidend für das Gelingen des Trennungsprozesses ist soziale Unterstützung, zumal ja gerade der engste Vertraute – trotz aller Konflikte war er es ja häufig – als Ressource verloren gegangen ist. Bei Kindern zeigt sich eine gute Beziehung zum getrennten Elternteil, die Kooperation der Eltern und ein geringes Ausmaß an Konfliktbelastungen während des Scheidungsprozesses als hilfreich.

Folgende Trennungsaufgaben (siehe auch Kästele 1999) bedürfen der Bearbeitung – sei es in der Krisenintervention oder einer weiterführenden Beratung oder Psychotherapie:

- Zulassen von Schmerz, Trauer, Wut und anderen belastenden Gefühlen.
- Suche nach Unterstützung (praktisch und emotional).
- Allmähliche Realisierung der Endgültigkeit der Trennung und des Scheiterns der Beziehung.

- Aufbau eines eigenen sozialen Netzwerkes.
- Umgang mit dem Alleinsein und Gefühlen von Einsamkeit und Sinnlosigkeit.
- Besinnen auf eigene Ressourcen und Stärken.
- Neuorientierung, Gestaltung eines neuen Lebens.
- Entwerfen einer Trennungsgeschichte: Aufgabe von Idealisierungen, Verteufelungen und einseitigen Schuldvorwürfen und Schuldübernahmen.
- Versöhnung und Herstellen einer neuen Basis – vor allem wichtig, wenn gemeinsame Kinder da sind.

Lernfall ‚Akute Suizidalität'

Einleitung

Im Alltag von Kriseneinrichtungen nimmt die Arbeit mit suizidalen Personen zwar einen wichtigen Platz ein, dominiert die Tätigkeit aber keinesfalls. Dennoch sollte in Krisensituationen immer die Möglichkeit suizidaler Zuspitzungen mitgedacht werden. Circa 11000 bis 12000 Menschen nehmen sich jährlich in Deutschland das Leben. Die Angst des Helfers, hier etwas falsch zu machen und damit einen Suizid nicht verhindert zu haben, ist recht groß. Auf der anderen Seite besteht auch die Angst, fälschlicherweise jemand in seinen Freiheitsrechten aufgrund angenommener akuter Selbstgefährdung zu beschneiden und ihm mit einer Unterbringung zu schaden.

Die professionelle Hilfe für suizidale Menschen steht im Spannungsfeld des Verständnisses von Suizidalität, nämlich a) suizidales Verhalten im Kontext einer Störung, Krankheit oder schwerwiegenden Krise zu sehen oder b) sie als freie selbstverantwortliche Willensentscheidung zu akzeptieren. Genau diese beiden Sichtweisen spiegeln die Fachliteratur und die Gesetzeslage wieder. Das Suizidrisiko ist bei dem Vorliegen einer Depression, einer Alkoholerkrankung, Schizophrenie, einer Angsterkrankung aber auch bei Somatisierungs- und Persönlichkeitsstörungen erhöht, sowie bei Personen, die durch eine Suizidankündigung und solche, die durch einen Suizidversuch auffällig wurden. Zugleich aber stellt Suizidalität keine eigenständige Klassifikationseinheit dar und ist auch als nachvollziehbare und freie Entscheidung zu respektieren. Die Rechtsprechung in der Bundesrepublik sieht den Suizid bzw. Suizidversuch nicht als strafbare Handlung. Gibt es keine strafbare Haupttat, muss die Teilnahme daran ebenfalls straflos bleiben. Wer – auch als Garant – eine frei verantwortliche Selbsttötung geschehen lässt, bleibt straffrei, solange der Suizidant noch Herr des Geschehens ist. Die Hilfeleistungspflicht für Garanten besteht aber bei unfreien Suiziden (bei Verlust der Tatherrschaft wie z.B. bei Bewusstlosigkeit, bei depressiven Erkrankungen oder in der akuten Psychose). Das Spannungsfeld zwischen der Selbstbestimmung des Einzelnen und dem Schutz der Lebens und der Fürsorgepflicht bleibt also auch auf der Gesetzesebene erhalten.

Krisenberaterinnen sehen sich natürlich in der Fürsorgepflicht, sonst würden sie nicht von Klientinnen in Anspruch genommen werden, müssen sich aber in dem eingangs beschriebenen Dilemma positionieren und sich auch den Ängsten stellen, die mit akuter Suizidalität eines Klienten verbunden sind (s.a. Dorrmann 1998). Deshalb sind Kenntnisse möglicher Hintergründe von Suizidalität, der diagnostischen und professionellen Handlungsmöglichkeiten, Praxiserfahrungen sowie die Inanspruchnahme von Supervision geboten.

Fallbeispiel

Einstieg

Am Telefon die Stimme einer älteren Frau: „Guten Tag, hier spricht Frau Fahrmann. Ich habe mir Ihre Telefonnummer aus der Zeitung notiert. Eine Bekannte von mir hat mich gerade angerufen. Sie hat viele Tabletten genommen, weil sie nicht mehr leben will. Mehr weiß ich nicht. Aber ich bin halt auch nicht mehr die Jüngste, ich schaffe es nicht, mich jetzt um sie zu kümmern. Ich bin doch auch schon 73 Jahre alt. Könnten Sie da etwas unternehmen, bin ich da bei Ihnen richtig?" Die Stimme der Frau klingt hörbar zittrig, sie scheint sehr aufgeregt.

Ich antworte ihr: „Grundsätzlich sind Sie hier richtig. Wir können uns darum kümmern, wenn eine akute Gefährdung Ihrer Bekannten vorliegt – außer, die Tabletten zeigen schon Wirkung, dann sollte sofort die Feuerwehr gerufen werden."

Frau Fahrmann hat erst vor wenigen Minuten mit ihrer Bekannten Frau Mohr telefoniert und empfand sie klar, auch ohne verwaschene Stimme. Ich frage sie deshalb nach der Adresse von Frau Mohr und versichere mich ihrer Zustimmung, sie als Melderin gegenüber Frau Mohr zu nennen.

„Ja bitte?", Frau Mohr meldet sich am Telefon mit leiser Stimme und ich stelle mich als Mitarbeiterin des Krisendienstes vor.

„Frau Fahrmann hat gerade bei mir angerufen, weil sie sich große Sorgen um Sie macht. Sie sagt, Sie wollten nicht mehr leben und hätten deshalb Tabletten genommen?"

„Also, dazu habe ich sie nicht angerufen, dass sie das gleich weiter erzählt."

„Stimmt es denn, dass Sie Tabletten genommen haben?"

„Ach was, na ja, nur ein paar zur Beruhigung, das geht dann schon wieder."

„Wie heißen denn die Tabletten, die Sie genommen haben?"

„Das sind nur Beruhigungstabletten, von meinem Hausarzt verschrieben. Die soll ich nehmen, wenn ich aufgeregt bin. Ich komme gerade nicht auf den Namen."

„Wie viele haben Sie denn davon genommen?"

„Na, den Rest, was noch in der Packung war."

„Haben Sie denn die Verpackung noch da?"

Frau Mohr schweigt auf meine Frage. Sie will anscheinend nicht offen mit mir sprechen, sie scheint mich jedoch auch nicht belügen zu wollen. Ich merke, wie ich dadurch unruhig werde, da ich im Unklaren und somit in Sorge um Frau Mohr bleibe.

„Frau Mohr, holen Sie doch bitte die leere Tablettenpackung zum Telefon und sagen mir genau, welche Stückzahl darauf steht und wie viele Tabletten Sie heute davon genommen haben."

Frau Mohr hat mindestens 12 Valium-Tabletten genommen, normalerweise noch keine gefährliche Dosis, doch im Alter von 74 Jahren sind Komplikationen nicht auszuschließen. Frau Mohr ist sich ihrer Gefährdung offensichtlich bewusst, lehnt jedoch jedes Hilfsangebot ab. Erst als ich sie vor die Alternativen: Feuerwehr- oder Krisendienst-Einsatz stelle, stimmt sie letzterem zu. Ich verabrede mich mit der Dienst habenden Ärztin des Krisendienstes vor dem Haus von Frau Mohr.

Handlungsskizze

Im Gespräch in Frau Mohrs Wohnung wird später Folgendes deutlich:

Einsamkeit und Verlust: Frau Mohr fühlt sich sehr einsam. Sie lebt seit 25 Jahren in ihrer 1,5-Zimmerwohnung in einem Mietshaus in ruhiger Wohngegend. Vor 18 Jahren starb ihr Mann, der ihr sehr fehlt, ebenso wie ihre ältere Tochter, die vor anderthalb Jahren bei einem Autounfall zusammen mit deren Ehemann ums Leben kam. Gerade diese Tochter hatte sich früher regelmäßig um ihre Mutter gekümmert und sie häufig besucht, hatte jedoch einen Mann geheiratet, den Frau Mohr im Gespräch nur „den arbeitslosen Alkoholiker" nennt. Es kam des Öfteren zum Streit mit ihrem Schwiegersohn. Er beschimpfte Frau Mohr wiederholt lautstark, bis diese schließlich tief gekränkt den Kontakt zu Tochter und Schwiegersohn abbrach. Frau Mohr litt sehr unter dem fehlenden Kontakt zur Tochter, war jedoch zu stolz, um den Zustand zu ändern. Sie schimpft im Gespräch wortreich über den verstorbenen Schwiegersohn und macht ihn verantwortlich für den tödlichen Autounfall, bei dem er alkoholisiert zusammen mit seiner Frau gegen einen Baum gefahren war.

Frau Mohr hat noch zwei weitere Kinder, eine jüngere Tochter und einen Sohn, die in anderen Städten wohnen und – laut Frau Mohr – die unerbittliche Haltung der Mutter mitverantwortlich für den Unfall der Tochter machen.

Sozialer Rückzug: Frau Mohr beschreibt sich seit dem Tod der Tochter als deprimiert, sie fühlt sich hoffnungslos und verzweifelt in einer quälenden Einsamkeit gefangen. Sie verbitterte zunehmend und hat sich weitgehend aus sozialen Kontakten zurückgezogen – sowohl aus nachbarschaftlichen, als auch aus freundschaftlichen und familiären Bezügen. Die Bekannte, die den Krisendienst informierte, ist die Einzige, zu der sie noch ein wenig

Kontakt hält. Sie geht kaum noch aus dem Haus, obwohl sie dazu konstitutionell durchaus in der Lage wäre.

Schuldgefühle statt Trauer: Frau Mohr findet keinen Zugang zu echter Trauer um ihre Tochter, sie hindert sich mit ihren Schuldgefühlen daran: Sie meint, sie hätte ihre Tochter nicht von sich weisen dürfen nur wegen eigener Kränkungsgefühle. Der Kontaktabbruch habe dazu beigetragen, dass die Tochter bei ihrem Mann blieb. Häufig kann sie deshalb nachts nicht schlafen.

Ihrem Hausarzt hatte sie erzählt, dass für sie alles keinen Sinn mehr mache, aber der wäre nicht darauf eingegangen. Er verschrieb ihr Valium-Tabletten, falls es ihr schlecht ginge und sie deshalb nicht schlafen könne.

Kommentar

Mir fällt im Gespräch mit Frau Mohr besonders ihre an der Oberfläche liegende Verbitterung gegenüber anderen Menschen und ihre Selbstvorwürfe auf, hinter der ihre Trauer, Verletzung und Kränkung wahrnehmbar sind. Ihre Verbitterung scheint sie an der notwendigen Trauer zu hindern. Sie reagiert darauf mit Depression, Vereinsamung und schließlich Suizidalität. Deshalb scheint mir Trauerarbeit als Weg aus der Depression nahe liegend. Ob Frau Mohr sich für einen solchen Weg öffnen kann, werde ich versuchen, im Gespräch zu klären.

Ich mache mir Sorgen um Frau Mohr. So wie sich ihre Situation zum jetzigen Zeitpunkt darstellt, wirkt sie suizidgefährdet auf mich. Die Abklärung der Suizidalität wird somit einen wichtigen Stellenwert im weiteren Gespräch haben. Für diese Abklärung ist wichtig, dass Frau Mohr auf mich von Beginn an wahrhaftig wirkt. Sie versucht manchmal ausweichend zu antworten, wird sie jedoch nachdrücklich gefragt, sagt sie die Wahrheit.

Intervention

Hausbesuch mit Bereitschaftsärztin

Ich treffe unsere Bereitschaftsärztin vor dem Haus der Klientin und wir besprechen uns kurz, unter anderem, wie wir uns verständigen, wenn möglicherweise deutlich wird, dass eine Klinikeinweisung vonnöten ist.

Frau Mohr begrüßt uns mit zittriger Stimme und bittet uns herein. Sie ist eine zarte kleine Frau mit weißem Haar und akkurat gekleidet. Die Wohnung wirkt hell und freundlich, es ist sehr ordentlich und sauber. Wir setzen uns um den Couchtisch und beginnen das Gespräch mit ihr. Zuerst fragt die Ärztin genau nach, wie viele Tabletten Frau Mohr genau genommen habe. Frau Mohr zeigt bereitwillig die Packung und wir rekonstruieren zusammen, dass sie nur neun Tabletten eingenommen hat, weniger als erst im Telefongespräch angenommen. Nachdem die Ärztin einige einfache Tests mit

Frau Mohr durchgeführt hat, um die eventuelle Beeinträchtigung durch die Medikamente zu testen, schätzt sie ihren Zustand als genügend stabil ein, um erst einmal in Ruhe ein Gespräch zu führen.

„Frau Mohr, wie sind Sie denn nun eigentlich darauf gekommen, diese Tabletten zu nehmen? Können Sie uns dazu etwas erzählen?"

Frau Mohr spricht anfänglich sehr zögerlich, taut dann jedoch zunehmend auf und erzählt ihre Geschichte, als sie merkt, dass wir bereit sind, uns Zeit zu nehmen und ihr zuzuhören. Es ist deutlich spürbar, wie sehr Frau Mohr unter dem Unfalltod der Tochter leidet und dabei in ihren Schuldgefühlen und der Verbitterung über das Unglück gefangen ist. Zwischendurch scheint sie den Tränen nah zu sein, reißt sich dann aber zusammen und erzählt ‚tapfer' weiter. Ich hake an dieser Stelle ein, weil das Zurückhalten ihrer Trauer sie offensichtlich viel Kraft kostet.

„Aber Frau Mohr, das muss doch ein schrecklicher Schock für Sie gewesen sein, als Sie von dem Unfall erfahren haben. Konnten Sie denn mit jemandem darüber reden?"

„Ach was, mit wem sollte ich denn darüber reden, es gibt doch niemanden. Meine beiden anderen Kinder wollten ja sowieso nichts mehr mit mir zu tun haben. Und irgendwie bin ich ja selbst Schuld, ich habe meine Tochter ja noch mehr zu dem Mann hingetrieben mit meiner Härte ihr gegenüber."

„Aber das heißt doch nicht, dass Sie am Tod Ihrer Tochter die Schuld tragen. Erstens war das ein Unfall und zweitens sind Sie nicht verantwortlich dafür, mit wem Ihre Tochter zusammen ist. Das ist schließlich die Entscheidung Ihrer Tochter."

Frau Mohr nickt nur stumm.

Der verdrängten Trauer ein Stück näher kommen

„Können Sie denn überhaupt traurig sein über den Tod Ihrer Tochter, wenn Sie sich zugleich so schuldig fühlen?" Frau Mohr schüttelt stumm den Kopf und kneift die Lippen zusammen.

„Das muss ja ein quälender Zustand sein, so gefangen zu sein in Schuldgefühlen". Frau Mohr nickt, kneift die Lippen noch fester zusammen und ich sehe Tränen in ihren Augen. Verstohlen wischt sie sich die Augen und wendet den Kopf ab.

„Ist es Ihnen denn peinlich, Ihre Trauer zu zeigen?", hake ich noch einmal nach, obwohl ich Sorge habe, ihr damit zu nahe zu treten.

Jetzt beginnt Frau Mohr wirklich zu weinen, sie nickt dabei und schnäuzt sich ununterbrochen in ein längst durchnässtes Taschentuch. Ich biete ihr neue Taschentücher an, die sie erleichtert annimmt.

„Ach wissen Sie, es ist, als ob ich kein Recht hätte, traurig um meine verlorene Tochter zu sein. Alle haben mich vorwurfsvoll angeguckt bei der Beerdigung, das war fürchterlich, dabei ist mir klar geworden, dass eigentlich ich schuld bin am Tod meiner Tochter."

Das Weinen scheint jetzt erleichternd für Frau Mohr zu sein. Sie lässt sich aber sehr wenig Zeit für den Ausdruck ihrer Gefühle und sitzt bald wieder aufrecht und steif auf ihrer Couch.

Abklärung der Suizidalität

Jetzt übernimmt die Ärztin das Gespräch.

„Nach dem, was Sie erzählen, kann ich gut verstehen, dass Sie verzweifelt sind. Sie haben ja heute Tabletten genommen, weil Sie nicht mehr leben möchten. Heißt das, Sie haben für sich keinen anderen Weg mehr sehen können?"

„Ach, wozu soll ich denn so noch weiterleben? Es hat alles keinen Sinn mehr. Mein Mann ist schon so lange tot, und meine Tochter – sie war die Einzige, die sich noch um mich gekümmert hat und der ich auch noch etwas geben konnte. Früher haben wir oft lange über alles Mögliche gesprochen. Jetzt bin ich wirklich nutzlos, die anderen wollen doch nichts mehr von mir. Meine eigenen Kinder schon gar nicht."

Frau Mohr beginnt wieder zu weinen. Ihre Gekränktheit und Verzweiflung sind gut nachfühlbar.

„Heißt das, Sie können sich tatsächlich keinen Weg vorstellen, außer sich das Leben zu nehmen?"

Frau Mohr zuckt nur mit den Schultern und schaut aus dem Fenster. Sie will sich offensichtlich nicht festlegen, möchte uns aber auch nicht belügen.

„Frau Mohr, dann bleibt uns nichts anderes übrig, als Sie in ein Krankenhaus zu bringen. So können wir Sie nicht allein zu Hause lassen. Dazu mache ich mir zu große Sorgen um Sie. Ich werde jetzt im Krankenhaus anrufen und Sie vorankündigen. Sind Sie damit einverstanden?"

Daraufhin gerät Frau Mohr in große Aufregung. Sie wird plötzlich sehr aktiv, wirkt zutiefst erschrocken und lehnt eine Klinikeinweisung kategorisch ab. Sie jammert und fleht nahezu darum, eine andere Möglichkeit für sie zu finden, ins Krankenhaus wolle sie auf gar keinen Fall. Nun beginnt eine neue Phase im Gespräch: Frau Mohr wirkt nun ausgesprochen produktiv und tatkräftig dabei mit, Alternativen zu einer Klinikeinweisung zu entwickeln und ist offen für unsere Nachfragen. Bei all dem wirkt sie glaubwürdig. Sie hat verstanden, dass wir ihre Situation sehr ernst nehmen und dass uns viel daran liegt, ihr zu helfen. Am Ende des Gespräches kommen wir – trotz der immer bestehender Restunsicherheit beim Thema ‚Abklärung von Selbstgefährdung' beide zu dem Schluss, dass keine Klinikeinweisung notwendig ist. Wir verabreden mit ihr ein Folgegespräch nach dem Wochenende und schließen darüber mit ihr einen Suizidpakt, der quasi als Brücke zwischen den beiden Kontakten trägt und ihr Versprechen beinhaltet, sich bis dahin nicht das Leben zu nehmen. Dieser Suizidpakt gibt uns – nicht zuletzt aufgrund von Frau Mohrs deutlich wahrnehmbarer Ehrlichkeit – hinreichende Sicherheit, eine nichtstationäre Interventionsstrategie weiter zu verfolgen.

Alternativen zur Klinikeinweisung finden

Ich frage sie, wie es ihr in diesem Moment geht.

„Na ja, wenn einem mal jemand in Ruhe zuhört und sich wirklich Zeit dafür nimmt, dann ist das schon sehr hilfreich. Heute hat ja selten noch jemand Zeit, bei meinem Hausarzt rein – raus, beim Friseur rein – raus, was meinen Sie denn, mit wem ich reden könnte?"

„Das scheinen Sie sich sehr zu wünschen, dass Sie in Ruhe mit jemandem reden können?"

„Ja, früher war ich ja noch in der Kirchengemeinde, da gab es Gesprächskreise für alte Menschen und man konnte mit dem Pfarrer sprechen, wenn man etwas auf dem Herzen hatte. Aber da bin ich dann auch nicht mehr hingegangen, die hätten sicher von den Umständen des Todes meiner Tochter erfahren, da habe ich mich zu sehr geschämt."

Im weiteren Verlauf wird immer deutlicher, dass Frau Mohr vor allem Kontakte und Gespräche fehlen, in denen sie sich so wie in unserem Gespräch offen äußern kann. Weiterhin erfahren wir, dass Frau Mohr bis vor einigen Jahren in ein tragfähiges soziales Netz eingebunden war: sowohl Nachbarn im Haus, als auch Mitglieder und Pfarrer der Kirchengemeinde. Der Pfarrer war für sie ein wichtiger und jahrelang vertrauter Ansprechpartner. Er hatte sie schon nach dem Tod ihres Mannes durch ihre Trauer begleitet.

Aktivierung des sozialen Netzwerkes

Im Folgenden unternehmen wir zusammen mit Frau Mohr verschiedene Schritte, um ein erstes tragfähiges Netzwerk aufzubauen. Eine Nachbarin bekommt einen Schlüssel zu Frau Mohrs Wohnung. Frau Mohr verspricht einen Besuch bei ihrem Hausarzt gleich am Montag, der sie zu einem Psychiater überweisen soll, um eine depressive Störung abzuklären und zu behandeln. Frau Mohr erhält zusätzlich die Telefonnummer des Krisendienstes für Notfälle. Für das Wochenende wird vereinbart, dass sich der Krisendienst täglich einmal bei ihr meldet und sich nach ihrem Zustand erkundigt. Sie wirkt schließlich etwas müde, zugleich aber sichtlich erfreut, dass man sich um sie kümmert und ihren Zustand ernst nimmt. Wir teilen ihr abschließend unsere Einschätzung mit, dass sie einen Weg finden sollte, mit einer Trauerbegleitung, eventuell durch den Pfarrer ihrer Gemeinde, durch den Schmerz des Verlustes zu gehen, da sie sonst möglicherweise in ihrer depressiven Verbitterung verbleiben würde.

Interventionsprinzip ‚Netzwerkintervention'

Viele Forschungen der vergangenen Jahrzehnte haben belegt, wie wichtig ein intaktes und tragfähiges soziales Bezugssystem für jeden Menschen ist (Röhrle 1994 u. a). Hat jemand verständnisvolle und emotional stützende Beziehungen zu anderen Menschen – Freunden, Angehörigen, Kollegen, Nachbarn und anderen Personen – so ist er auch während belastender Lebenssituationen und Krisen wesentlich besser geschützt und gestützt als jemand ohne bedeutsame soziale Kontakte. Es gelingt eine bessere Bewältigung psychischer Belastung.

Häufig wird in der Krisenberatung deutlich, dass ein intaktes soziales Netzwerk fehlt, in der Krisensituation weggebrochen ist oder dass das ein fehlendes soziales Netzwerk gar der Auslöser für die Krise ist. Deshalb ist die Frage nach sozialen Ressourcen in der aktuellen Situation grundlegender Bestandteil jeder Krisenberatung: So genannte Netzwerkinterventionen beinhalten sowohl die Analyse bestehender sozialer Bezugssysteme, die Ermutigung, alte Beziehungen wieder aufzunehmen sowie neue Bindungen zu suchen und aufzubauen. In diesem Sinne ist Netzwerkintervention ein Weg zum ‚empowerment', der so genannten Selbstbefähigung der Ratsuchenden: Die Menschen gewinnen mehr Kompetenzen, um Krisen aktiv zu bewältigen und sich nicht als machtlos Ausgelieferte zu erleben. Im engeren Sinn bezieht sich dies auf informelle Hilfen, wir verstehen dies jedoch auf die Inanspruchnahme *auch* formeller Unterstützung erweitert: Vernetzung als wesentliches Prinzip von Krisenintervention ermöglicht ein Netz verschiedenster Hilfeformen. Im Fallbeispiel fühlte sich Frau Mohr ihrer Situation anfangs ohnmächtig ausgeliefert. Sie lehnte unsere professionelle Hilfe ab. Der Aktivierung sozialer Kontakte stand sie dann sehr viel offener gegenüber, denn darauf hatte sie früher – stets erfolgreich – zurückgegriffen. In unserer Fallschilderung gehen die Beraterinnen direktiv bei der Aktivierung sozialer Bezüge vor, denn die Notfallsituation lässt kaum Spielraum für eine ausführliche – möglicherweise näher an Frau Mohrs Bedürfnissen orientierte – Bearbeitung. In einer nicht durch den Notfallcharakter geprägten Krisenberatung – also mit mehr Zeit und Ruhe – könnte die Beraterin oder der Berater nach folgenden Schritten vorgehen (vgl. Lenz 1998):

- In einem ersten Schritt wird analysiert, wie das soziale Netz der Person geknüpft ist. Dazu kann eine Netzwerkkarte erstellt werden, entweder auf Papier oder bildlich vorgestellt. Die Klientin kann sich damit ihre Beziehungen veranschaulichen und einen Überblick über Ressourcen oder Defizite erlangen. Bei einer Netzwerkkarte steht in der Mitte einer Reihe konzentrischer Kreise die Person selbst (‚Ich'). In den ersten Kreisen ist dieses ‚Ich' umgeben von den Personen, denen sie sich besonders verbunden fühlt, ohne die das Leben schwer vorstellbar wäre. Weiter außen werden die weiteren Personen je nach der persönlichen gefühlsmäßigen Bedeutung gruppiert, bis hin zu distanzierteren Beziehungen. Schließlich werden die Personen markiert, die mit den aktuellen Problemen in Zusammenhang stehen bzw. zu denen die Beziehung sich konflikthaft gestaltet.

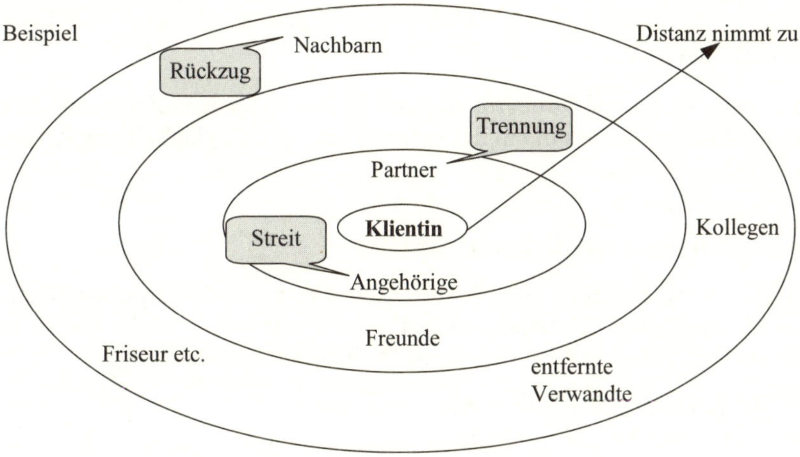

- Dann wird das Netzwerk analysiert in Hinblick auf Art, Struktur, qualitative Veränderungsprozesse im zeitlichen Verlauf, bisherige Beziehungserfahrungen, perspektivische Beziehungswünsche und aktuelle Zufriedenheit mit dem Beziehungsnetz. Im Weiteren geht es um mögliche Unterstützungsressourcen: Welche Ressourcen stehen zur Verfügung, wie werden sie erlebt, welche Erwartungen gibt es und wie bereit ist jemand, sich an sozialen Netzwerken zu orientieren?
- Häufig stellt sich dabei heraus, dass eine Netzwerkorientierung der Ratsuchenden überhaupt erst gefördert werden müsste. Es ist mit Einwänden und Widerständen zu rechnen und es werden gute Gründe vorgebracht, warum mit diesem oder jenem Menschen ein Kontakt als erfolglos erachtet wird. Hier kann es unter anderem hilfreich sein, eine neue Sichtweise und Bewertung zu vermitteln: Es ist keine Schwäche, zwischenmenschliche Hilfe in Anspruch zu nehmen, sondern gerade eine Stärke, wenn man seine Situation einschätzen und sich um Unterstützung bemühen kann.
- Netzwerkinterventionen im engeren Sinn beziehen sich dann auf die konkrete Förderung individueller Beziehungskompetenzen und die Veränderung bestehender Beziehungsstrukturen: Wenn sich Menschen etwa aufgrund von Kränkungen durch wichtige Netzwerkpartner zurückziehen, kann es ein wichtiger Schritt sein, sie dazu aufzufordern, ihre Kränkungen den Netzwerkpartnern mitzuteilen.

Frau Mohr trafen wir in unserem Fallbeispiel akut suizidal an. Um eine Klinikeinweisung zu verhindern, wurden von den Mitarbeiterinnen alle im sozialen Umfeld kurzfristig zur Verfügung stehenden Ressourcen aktiviert: Nachbarn, aber auch professionelle Unterstützungssysteme wie der Hausarzt, der Krisendienst und perspektivisch der Pfarrer. Frau Mohr erhielt dadurch die Möglichkeit, soziale Unterstützung anderer Menschen anzunehmen und die stützenden Wirkungen zu erfahren – in einer Akutsituation ein erster wichtiger Schritt.

Literaturexkurs

Im folgenden Literaturüberblick geht es neben Epidemiologie und Erklärungsansätzen vor allem um die Einschätzung der Suizidalität und Kriseninterventionsansätze.

Epidemiologische Angaben

Schon wenige Zahlen und Fakten zum Thema Suizid machen deutlich, welch dringender Handlungsbedarf in diesem Feld besteht (siehe auch Dross 2001, Giernalzyk 1995, Sonneck 2000, Dorrmann 1998):

- Die Suizidrate ist mit dem Alter ansteigend.
- Männer bringen sich dreimal so häufig um wie Frauen.
- Frauen machen etwa doppelt so häufig einen Suizidversuch wie Männer.
- Männer bevorzugen eher so genannte harte Methoden (Erhängen, Erschießen etc.), Frauen eher Medikamente.
- 30% aller Suizide gehen auf das Konto von Depressionen (im Sinne einer psychiatrischen Erkrankung). Zählt man unspezifische affektive Gefühlszustände dazu, so erhöht sich die Zahl auf 50%.
- 10 Jahre nach einem Suizidversuch sind 5 bis 10% durch einen Suizid verstorben.

Erklärungsansätze

Im Kontext von Krankheit

Suizidalität wird hier im Kontext einer (psychiatrischen) Erkrankung, z.B. einer Depression verortet und mit der Behandlung der Grunderkrankung wird eine Reduzierung der Suizidalität erwartet.

Im Kontext von Lebensereignissen

Hier steht nicht eine Erkrankung im Mittelpunkt, sondern eine Lebenskrise (siehe Giernalczyk 1995). Das können Partnerschaftskrisen, der Verlust einer engen Beziehung, der kurz zurückliegende Tod (Suizid) eines Angehörigen, nicht zu bewältigende Krisen und schwierige Lebenssituationen wie Langzeitarbeitslosigkeit, bei Isolation und als Flüchtling sein. Der Fokus der Intervention ist auf die Lebenssituation und deren Veränderung bzw. auf die damit verbundenen Bewältigungsaufgaben gerichtet. Die Lebensumstände sollten wieder so werden, dass das Leben für den suizidalen Menschen lebenswert und sinnhaft wird.

Im Kontext von Psychotherapietheorien

- Gemeinsam ist den tiefenpsychologischen Theorien die Annahme eines Aggressionskonfliktes. Auslöser ist ein Objektverlust in Gestalt von Beziehungspersonen oder auch in Gestalt eines psychischen Verlustes durch Enttäuschung. Als Motive werden Rache, Tötung des introjizierten Objekts, Sühne, Selbstbestrafung und Vergeltung gesehen.
- Henseler (1974/1984) hingegen – als prominenter Theoretiker in diesem Feld – hat eine narzisstische (Selbstwert-)Problematik bei chronisch suizidalen Menschen herausgearbeitet unter Hintanstellung der aggressiven Komponente, da er stärker den Wunsch nach einem Rückzug auf einen harmonischen Zustand bei Suizidalen sieht. Als Auslöser benennt er zwischenmenschliche Enttäuschungen und Kränkungen, führt die Idee der Rettung des eigenen Selbst durch die suizidale Handlung ein und betont die Objektabhängigkeit der suizidalen Personen (Grande 1997).
- Everstine/Everstine (1992) haben mit einer systemischen Perspektive auf die kommunikative Bedeutung der suizidalen Handlung als bestrafende Handlung hingewiesen, die andere mit einem Stigma belegen soll. Daher schlagen die Autoren vor, die signifikante(n) Person(en), die bestraft werden soll(en), einzubeziehen (real oder als Bedeutungsbezug). Die Bezogenheit auf andere Menschen als Motiv der Suizidalität kann auch die Frage beinhalten, ob man vermisst wird, wie wichtig man ist und ob man noch geliebt wird. Schweizer und von Schlippe (2007) schlagen eine Reihe systemischer Interventionen vor, die zu einer ‚Entstörung' beitragen sollen.
- Das systemisch-konstruktivistische Verständnis der suizidalen Krise betont die Bedeutung, die diesem Geschehen von den Akteur(en) gegeben wird. Es wird eine Umdeutung der Krise versucht und auf Ressourcen, auf die Gestaltung des Lösungsraumes und die Balancierung der Ambivalenz zwischen Leben und Tod (Egidi/Boxbücher 1992, Lauterbach 1996) zentriert.
- Suizidales Verhalten wird in verhaltenstheoretisch orientierten Erklärungsansätzen als subjektive sinnvolle Problemlösungsstrategie (Schmidtke/Schaller 1992), als einzige Handlungsalternative zur Regulation von Belastung gesehen. Die Verhaltenstherapie zielt auf adäquate Problembewältigung.

Suizidalität von Kindern und Jugendlichen

Diese wird in der Literatur gesondert thematisiert und kann entweder als Zeichen verstanden werden, das auf einen destruktiv gewordenen Umgang des Kindes und Jugendlichen mit sich selbst verweist, als einen Hinweis auf eine Störung im Familiensystem oder aber auch als Kommunikationsmittel, um Veränderungen anzustoßen (Schnell 1996, Käsler-Heide 2003).

Einschätzung der Suizidalität

Die Wahrnehmung von Suizid-Gefährdung und aktueller Suizid-Gefahr ist nur begrenzt möglich. Die Wahrnehmung einer Gefährdung stützt sich auf eine Reihe von Daten wie Andeutungen des Hilfesuchenden, Kenntnis der Lebensumstände des Betroffenen, seiner Biografie und Wahrnehmung der eigenen Empfindungen des Beraters. Die Einschätzung der aktuellen Suizid-Gefahr bezieht sich auf das Äußern von Suizid-Gedanken und -Vorstellungen, das Stadium der suizidalen Entwicklung (Erwägung, Abwägung, Entschluss), die konkreten Vorbereitungen, das Ausmaß des präsuizidalen Syndroms, das Ausmaß sozialer Integration und aktivierbarer Ressourcen sowie den Kontakt zum Helfer (siehe auch Sonneck 2000, S. 165 ff.).

Präsuizidales Syndrom

Das präsuizidale Syndrom ist von Ringel (1953) in den 1950er Jahren beschrieben worden und als Prozess der zunehmenden Einengung der Handlungsfähigkeit, Affekte Wahrnehmung, der Beziehungsaufnahme und Einengung der Wertewelt, der auf sich selbst gerichteten Aggressivität und der sich aufdrängenden Suizidfantasien gesehen. Treten alle Punkte zusammen auf, so ist das Suizidrisiko erheblich erhöht.

Fragebogenlisten

Es gibt es eine Reihe von Fragebogenlisten. Hier sei auf eine Kurzfassung von Pöldinger (1986) verwiesen:

- Suizidalität: Haben Sie schon daran gedacht, sich das Leben zu nehmen?
- Vorbereitung: Denken Sie bewusst daran oder drängen sich derartige Gedanken, auch wenn Sie es nicht wollen, auf? (sich passiv aufdrängende Gedanken sind gefährlicher!)
- Ankündigungen: Haben Sie schon über ihre Absichten mit Jemanden gesprochen? (Ankündigungen immer ernst nehmen!)
- Einengung: Haben sich Ihre Interessen, Kontakte zu anderen gegenüber früher reduziert?

Weitere Hinweise auf Suizidalität

Im Kontext von Risikogruppen gehören dazu: Alkohol-, Medikamenten- und Drogenabhängige, Depressive, Alte und Vereinsamte, Personen, die durch eine Suizidankündigung und solche, die durch einen Suizidversuch auffällig wurden.

Nicht nur bei dem Vorliegen der oben geschilderten Risikofaktoren und dem präsuizidalen Syndrom, sondern auch bei den folgenden Hinweisen sollte an Suizidalität gedacht werden (siehe auch Dorrmann 1998):

- Hilf- und Hoffnungslosigkeit
- Starke Kränkungen

- Unerträglich empfundener psychischer Schmerz
- Schuldgefühle
- Wunsch, andere durch den Suizid zu beeindrucken oder zu bestrafen
- Langandauernde Schlafstörungen
- Affekt- und Aggressionsstau
- Mangel an Ressourcen
- Fehlen von religiösen oder ideellen Werten
- Mangelhafte Impulskontrolle

Wichtig ist für die Helferinnen, ihre antwortenden Gefühle im Kontakt mit dem Suizidalen zu reflektieren und die eigenen Reaktionsweisen zu beobachten. Es kann leicht sein, dass Helfer negative Gefühle entwickeln, entweder gegen sich selbst oder gegen den Klienten, die auf die Gefühlslage des Klienten hindeuten. Sich die Frage zu stellen, was die eigenen Gefühle damit zu tun haben könnten und sie als Hinweis auf die Einschätzung der Suizidalität zu nehmen, ist bedeutsames diagnostisches Instrument jenseits von ‚harten' Kriterien (vgl. Giernalczyk 1994). Auch Kind (1997, S. 68) hat auf die Gegenübertragungsgefühle in der Arbeit mit Suizidalen hingewiesen und aufgezeigt, das die Gefühle von Ohnmacht, Auslieferung, in die Enge getrieben werden und Resignation als nonverbal kommunizierter Inhalt der Klienten anzusehen und somit zur Sprache zu bringen ist.

Krisenintervention

Die folgenden Punkte sind weder in der hier vorgegebenen Reihenfolge abzuarbeiten, noch gelten sie für alle Situationen. Sie sind eher eine Liste von Aufgaben, die eine wesentliche Rolle in der Krisenarbeit bei akuter Suizidalität spielen können (siehe Giernalczyk 1994, Dross 2001, Sonneck 2000, Rupp 1995 u. a.) und werden anschließend erläutert:

- Rascher Beginn
- Dringlichkeit und Zuständigkeit abklären
- Beziehung herstellen und im Gespräch bleiben
- Beziehung und Interaktion ansprechen
- Bei mobilem Einsatz: Zeit dazwischen abklären
- Ernst nehmen der Suizidalität und diese offen ansprechen
- Gefährdung einschätzen
- Abklärung und Gründe erfragen
- Empathie entwickeln
- Zurückgehaltene Emotionen ansprechen
- Entlasten
- Anwalt der Ambivalenzen
- Stellvertretende Hoffnung entwickeln bei Akzeptierung der Verzweiflung
- Bearbeitung der gescheiterten Bewältigungsversuche
- Ressourcen aktivieren und Bezugspersonen einbinden – Netzwerkaktivierung

- Suizidpakt
- Nach Alternativen suchen und Perspektivenwechsel ermöglichen
- Kleinste konstruktive gedankliche Ansätze unterstützen und unangemessene Bewertungen vorsichtig in Frage stellen
- Notfallplan
- Unterbringung veranlassen
- Nachbetreuung, Weitervermittlung
- Umgang mit Gegenübertragungsgefühlen

Der rasche Beginn der Krisenintervention versteht sich von selbst. Beziehungsaufnahme und insbesondere der Erhalt von Kontakt wirkt antisuizidal, da sie der zunehmenden Einengung (präsuizidales Syndrom) und Isolation entgegenwirkt. Auch das Ansprechen von Beziehung und Interaktion („Wie geht es Ihnen im Moment in unserem Gespräch?“) schafft Verbindung und Orientierung für beide Gesprächspartner. Bei einem mobilen Einsatz ist es auch wichtig abzuklären, wie lange es dauern wird, bis die Helferinnen vor Ort sind und was dazwischen passiert bzw. passieren kann. Suizidankündigungen sind immer ernst zu nehmen, denn sie stellen ein Notsignal da, selbst wenn es sich um eine manipulative Handlung handeln sollte; und können – selbst wenn es so nicht geplant war – tödlich ausgehen. Bei dem offenen Ansprechen hilft die Kenntnis von möglichen Fragen, die man den Klienten stellen könnte. Bei der Einschätzung der Suizidalität ist ihre Genauigkeit – wie Giernalczyk (1997) ausführt – von der Beziehungsqualität und den Rahmenbedingungen abhängig. Gründe für die Suizidalität sind wichtig zu erfragen, ohne dass sich die Klienten ausgefragt fühlen. Die Kenntnis der verzweifelten Lage ermöglicht den Helfern ein vertieftes Verständnis und die Entwicklung von Empathie. Dies ermöglicht, zurückgehaltene Emotionen, z. B. Weinen, auszudrücken, was zu einer ersten Entlastung führen kann. Das Zeigen von Empathie und der Anschluss der Helferin an die Erlebenswelt des Suizidalen sehen Omer und Elizur (2003) als wichtigste Schritte im Rahmen einer Akutintervention. Zu einem späteren Zeitpunkt der Intervention kann der Suizidale dann herausgefordert werden, um die Stimme, die für das Leben spricht, wieder zu Gehör zu bringen. Das Balancieren der Ambivalenz zwischen Leben und Tod kann Inhalt der Gespräche sein, wobei die Helferin als Anwältin dieser Ambivalenz auftritt (siehe Lauterbach 1996, S. 54). Das Entwickeln von stellvertretender Hoffnung der Berater verbunden mit der Akzeptanz von Verzweiflung hat sich in vielen Krisen bewährt. Das Öffnen und Offenhalten von Entscheidungsmöglichkeiten und neuen Perspektiven unterstützt diesen Schritt. Die Kenntnis von gescheiterten Bewältigungsversuchen, die gemeinsame Entwicklung von alternativen Problemlösungsmöglichkeiten knüpft unmittelbar an dem Verständnis von Suizidalität als Problemlösungsstrategie an. Die Aktivierung von Ressourcen (personalen und sozialen wie auch bisweilen materiellen) und die damit verbundene Netzwerkarbeit sind bei vielen Kriseninterventionen zentral wie im Lernfall. Insbesondere um die aktuelle Suizidalität einzugrenzen und eine Unterbringung zu vermeiden, sollte der Krisenberater hier auf informelle und formelle Helfer zurückgreifen. Hier sind auch Notfallpläne sinnvoll, die das genaue Vorgehen regeln. Die Bewertung eines Suizidpaktes (Nicht-Suizid-Vertrag) wird kontrovers in der Literatur verhandelt. Es wird geargwöhnt, dass er nur zur Beruhigung des Helfers dient (Reimer 1992) und eventuell mit einer Infantilisierung des Klienten einhergeht. Aber – wie hier im Fallbeispiel – kann es durchaus sinnvoll sein, bis zu einem nächsten vereinbarten Kontakt darauf zurück zu greifen, wenn eine gute Beziehungsgrundlage vorhanden ist und eine Steuerungsfähigkeit des Klienten vorausgesetzt werden kann. Nach ‚Alternativen suchen' und ‚Perspektivenwechsel' ermöglichen sowie ‚kleinste konstruktive gedankliche Ansätze' unterstützen und ‚unangemessene Bewertungen' vorsichtig in Frage zu stellen, ist eng mit dem konstruktivistisch-systemischen Ansatz verbunden (siehe Egidi/Boxbücher 1996). Eine Klinikeinweisung – möglichst einvernehmlich – zu veranlassen bzw. durchzuführen, ist immer dann geboten, wenn trotz Krisenintervention weiterhin eine akute Suizidalität mit hohem Handlungsdruck besteht, also der Klient vor sich selbst geschützt werden muss, wenn der Krisenberater keinen Kontakt zum suizidalen Klienten findet, ihn so nicht einschätzen und intervenieren kann und wenn auch eine Distanzierung zum Umfeld dringend geboten scheint. In allen Fällen scheint es notwendig zu sein, eine Nachbetreuung zu veranlassen bzw. selbst durchzuführen, da das zugrunde liegende Problem der Bearbeitung bedarf. Die Beachtung der Gegenübertragungsgefühle hat – wie weiter oben bereits ausgeführt – sowohl diagnostisch als auch für die Intervention Bedeutung. Eine narzisstische Problematik bei suizidalen Menschen mit hohen Selbstansprüchen kann bei den Helfern zu ausgeprägten Gegenübertragungsgefühlen führen: Sie übernehmen die Rolle des allwissenden Retters und können dadurch nur enttäuschen – mit der Folge gegenseitiger emotionaler Distanzierung und Missverständnissen, die fatale Folgen haben kann (Bronisch 2004). Es ist deshalb notwendig, sich mit seiner Helferrolle auseinanderzusetzen und selbst Unterstützung z. B. in Form einer Supervision oder eines kollegialen Austausches zu suchen.

Lernfall ‚Arbeitslosigkeit und Überschuldung'

Einleitung

Seit den 1980er Jahren besteht in der BRD eine sich verfestigende Massenarbeitslosigkeit, so dass Arbeitslosigkeit kein seltenes kritisches Lebensereignis mehr ist, sondern jeden treffen kann. Selbst hervorragend ausgebildete junge Akademiker, die mobil und hoch motiviert sind, haben Einstiegsprobleme oder werden betriebsbedingt entlassen (Stern 2002). Die Angst vor Arbeitslosigkeit ist schon bei Kindern und Jugendlichen verbreitet. ‚Arbeit zu haben' ist in unserer Gesellschaft ein hoher Wert, Arbeitslosigkeit ist nach wie vor häufig mit einem Stigma belegt.

Arbeitslosigkeit wird von vielen Menschen als psychische Belastung erlebt, die vor allem am Beginn – insbesondere bei überraschend eingetretener Arbeitslosigkeit – eine Krise auslöst. Aber auch zu späteren Zeitpunkten kann sie eine Krise bedingen, wenn sich z.B. die Hoffnung auf Wiedereinstellung endgültig zerschlägt, die Alltagsgestaltung nicht mehr gelingt, soziale Unterstützung ausbleibt und weitere gravierende Probleme hinzu kommen. Allerdings variiert das Belastungserleben stark. Schon die Formen der Arbeitslosigkeit und die unterschiedlichen Hoffnungen auf Wiedereinstellung schaffen Unterschiede. Arbeitslose, die zum ersten Mal auf der Suche nach einer Arbeit sind, gerade erwerbslos Gewordene mit/oder ohne gute Chancen auf Wiederbeschäftigung, Langzeitarbeitslose oder Arbeitslose, die gar nicht erst versuchen, in der Arbeitswelt Fuß zu fassen, werden ihre Situation unterschiedlich bewerten. Dass insbesondere Langzeitarbeitslosigkeit belastend ist, zeigt die historisch bedeutsame Untersuchung zur Massenarbeitslosigkeit durch die Stilllegung der einzigen Fabrik in dem österreichischen Dorf Marienthal auf, die von Jahoda, Lazarsfeld und Zeisel 1933 veröffentlicht wurde. Die Autoren kommen zu dem Schluss, dass Langzeitarbeitslosigkeit die von ihr betroffenen Menschen seelisch zerstört (zit. nach Heinze/Bauerdick 1999). Das ist eine sehr dramatische Einschätzung. Man muss jedoch feststellen, dass sich mit Arbeitslosigkeit häufig gravierende psychische, gesundheitliche, soziale und materielle Folgen verbinden (Bastine 1998, Heinze/Bauerdick 1999 u.a.).

In unserem Fallbeispiel gerät ein Facharbeiter nach seiner Entlassung in eine Krise, da er von Überschuldung bedroht ist. Sozialer Abstieg, Schulden und Verarmung können mit Arbeitslosigkeit einhergehen und die gesamte, auf das Einkommen des Haupternährers angewiesene Familie betreffen.

Das Fallbeispiel

Einstieg

Am Telefon höre ich die Stimme eines Mannes im mittleren Alter:

„Juten Abend, Burkhardt hier, ick weeß nich jenau, ob ick bei Ihnen richtig bin. Wer kann denn bei Ihnen anrufen?“

Ich antworte dem Klienten: „Bei uns können alle anrufen, die das Gefühl haben, sie sind in einer Krise oder die Probleme haben und alleine nicht mehr weiter wissen. Erzählen Sie doch erst einmal, worum es bei Ihnen geht. Dann werden wir schon sehen, ob Sie hier richtig sind.“

„Also, jenau so isset bei mir, ick weeß einfach nich weiter, bei mir bricht allet zusammen. Se werden mir det Haus unterm Hintern wegpfänden und dann steh ick mit Frau und Kindern uff der Straße. Vor drei Monaten bin ick arbeitslos jeworden, 15 Jahre war ick bei der Firma und dann haben se Pleite jemacht. Mich haben se betriebsbedingt jekündigt. Ick war eener der Letzten, aber dafür kann ick mir jetzt ooch nischt mehr koofen. Nie dachte ick, dass mir sowat passiert, und jetzt 32 Bewerbungen in drei Monaten und keen Erfolg. Wenn ick Leute höre, von wegen, den Arbeitslosen muss man Beene machen, da könnt ick kotzen. Aber früher hab ick ja selber so jedacht: ‚Wer arbeiten will, der findet ooch Arbeit‘, so hab ick jeredet. Entschuldigen Sie, dass ick Sie hier so überfalle, aber ick bin echt am Ende.“

„In welcher Branche haben Sie denn gearbeitet?“

„Ick bin Gas- und Wasserinstallateur, war bei nem kleenen Unternehmen anjestellt. Aber die schlechte Wirtschaftslage schlägt auf alle durch. Sind schon viele Pleite jejangen. Konnten nicht mehr mithalten. Andere Firmen waren halt immer noch billiger. Ick weeß nich, wie die det jemacht haben mit den Dumpingpreisen. Die müssen ihre Leute doch ooch bezahlen. Naja, die letzten fünf Jahre sind wir gerade so über die Runden gekommen und dieses Jahr hat der Chef dann endgültig uffjejeben.“

„So wie ich Sie verstanden habe, haben Sie Angst, Ihr Haus zu verlieren?“

„Vor acht Jahren haben meene Frau und ick die Doppelhaushälfte jekooft, uff Kredit natürlich, immer allet pünktlich jezahlt, nie gabs irgendwelche Klagen. Na und heute krieg ick diesen Brief von der Bank, da steht, wenn ick die Raten nich zahle, kündigen se mir den Kreditvertrag. Na und wat dit bedeutet, kann ick mir ja ausmalen. Da seh ick uns uff der Straße. So weit, dass ick bei sowat wie bei Ihnen anrufen muss, bin ick schon jekommen. Na ja, viel tiefer kann man ja wohl nicht fallen.“

„Finden Sie es eine Schande, wenn Sie andere um Hilfe fragen müssen?“

„Bisher hab ick mein Leben jedenfalls immer selber in den Griff bekommen und ich dachte, dasset ooch so bleibt. So kann man sich täuschen.“

Handlungsskizze

Herr Burkhardt lebt mit seiner Frau und seinen beiden Kindern (sieben und zehn Jahre alt) in einem kreditfinanzierten Haus am Rande Berlins, das zu zwei Dritteln abbezahlt ist. Seit zwei Monaten hat Herr Burkhardt die Raten nicht mehr bezahlt. Zuerst erhielt er eine Mahnung von der Bank und nun die Androhung, der Kreditvertrag werde gekündigt. Die Familie lebt zurzeit von seinem Arbeitslosengeld und vom Einkommen seiner Frau, die halbtags in einer Sozialstation als Altenpflegerin beschäftigt ist. Mit dem Kindergeld reicht dies gerade, um den Familienunterhalt zu sichern. Herr Burkhardt hat die letzten Monate teilweise auf Gehalt verzichtet, um seinen Beitrag zum Überleben der Firma zu leisten. Jetzt bezieht er ein geringeres Arbeitslosengeld – das Gehalt der letzten Monate wurde als Berechnungsgrundlage herangezogen.

Da Herr Burkhardt sich für seine Arbeitslosigkeit schämt, hat er außer seiner Frau noch niemandem davon erzählt. Er fürchtet nun, seine Kinder könnten den Großeltern erzählen, dass er immer früh zu Hause ist. Die Eltern haben ihnen gesagt, dass der Vater eine Zeit lang weniger arbeiten muss. Aus Scham hat Herr Burkhardt bislang noch keinerlei Beratung eingeholt, weder zu Fragen des Kredites noch dazu, ob die Berechnungsgrundlage des verringerten Arbeitslosengeldes rechtens ist. Er war die letzten Wochen wie erstarrt und ließ die Post ungeöffnet. Das Einzige, was er unternahm, war die Anfertigung zahlreicher schriftlicher Bewerbungen. Damit hat er jetzt aufgehört, weil er die Absagen schwer verkraften kann, er empfindet sie als persönliche Ablehnung. Seine Arbeit hatte für Herrn Burkhardt einen hohen Stellenwert. Er hat sich stark mit seinem Betrieb und seiner Rolle als Handwerker identifiziert. Den Arbeitsplatzverlust erlebt er nun auch als Identitätskrise.

Die eheliche Beziehung verschlechtert sich seit der Arbeitslosigkeit. Die Ehepartner streiten häufig, was daher rührt, dass Herr Burkardt oft schlecht gelaunt ist und diese Stimmung in die Familie hineinträgt. Zudem verbringen die beiden viel gemeinsame Zeit zu Hause, woran sie nicht gewöhnt sind. Die neue Situation bringt die Eheroutine durcheinander. Ein weiterer Konflikt besteht darin, dass Frau Burkhardt angeboten hat, in der Sozialstation Vollzeit zu arbeiten, um das Familieneinkommen zu erhöhen. Herr Burkard lehnt das ab. Er interpretiert ihr Angebot in der Weise, dass seine Frau die Hoffnung aufgegeben hat, dass er wieder eine Arbeit findet. Außerdem kann er es nicht mit seinem Selbstbild vereinbaren, dass er mit den Kindern zu Hause bleibt, während seine Frau arbeiten geht. Seine größten Ängste richten sich darauf, was Freunde, Bekannte und Familienmitglieder sagen werden. Frau Burkhardt ärgert sich über diese Haltung. Allerdings fürchtet auch sie, dass die Familie das Haus verlieren könnte. Herrn Burkhards Vorstellungen in Bezug auf den Verlust des Hauses basieren nicht auf Kenntnissen, sondern vielmehr auf Katastrophenphantasien, die darum kreisen, dass die ganze Familie innerhalb kürzester Zeit obdachlos wird.

Kommentar

Während des Gespräches spüre ich Mitgefühl für Herrn Burkhardt. Er ist in eine schwierige Situation geraten, in der seine Problembewältigungsstrategien nicht mehr greifen. Seine Probleme hat er bislang immer durch ‚Anpacken' gelöst. Die Arbeit war ein wesentlicher Lebensinhalt von Herrn Burkhardt. Im Moment erlebt er sich vollkommen hilflos, da er meint, seine Situation nicht mehr kontrollieren oder beeinflussen zu können, ihm bleibe nur noch das Abwarten. Ich werde im weiteren Verlauf des Gespräches mit ihm nach Möglichkeiten suchen, wie er aktiver mit seiner Situation umgehen kann.

Zum anderen halte ich Informationen über die Konsequenzen nicht bezahlter Raten für unerlässlich, denn vielleicht bestünde die Möglichkeit, den Kreditvertrag zu modifizieren oder für die Tilgung Alternativen zu finden. In jedem Fall wäre es sehr wichtig für Herrn Burkhard, ein realistischeres Bild zu gewinnen über mögliche Folgen und über seine Möglichkeiten, Schaden abzuwenden. Ich vermute, dass seine Phantasien wesentlich drastischer sind, als das, was er realiter zu erwarten hat, obwohl die existentielle Bedrohung natürlich ernst genommen werden muss.

Ein weiterer Fokus sollte sein, an Herrn Burkhardts Weigerung zu arbeiten, sich Hilfe von anderen zu holen. Um seine Isolation aufzulösen und soziale Unterstützung zu erhalten, müssten die Familien eingeweiht werden. Zudem möchte ich fragen, ob es Personen im näheren Umfeld gibt, die finanzielle Unterstützung leisten könnten.

Eine weitere Quelle innerer Konflikte, die mir bereits in den ersten Schilderungen von Herrn Burkhard auffiel, ist sein Selbstbild als alleiniger Versorger der Familie. Meine Vermutung ist, dass seine existentiellen Probleme durch seine unflexiblen Wertvorstellungen verschärft werden. Ich werde versuchen, dies zu thematisieren.

Intervention

„Herr Burkhardt, ich verstehe nicht, warum Sie noch nicht zur Bank gegangen sind und sich informiert haben über Ihre Möglichkeiten, mit der momentanen finanziellen Situation umzugehen. Sie sind doch sonst ein Mann der Tat."

„Ick kann schon den Jedanken nich ertragen, dass da son eingebildeter Schlipsträger vor mir sitzt und mir nen Vortrag hält und jenau weeß, dass ick keene Arbeit habe. Der denkt doch, ick bin dit Letzte. Nee, dit ertrag ick nich."

„Die Leute bei der Bank haben täglich damit zu tun. Sie sind ja nicht der einzige Arbeitslose. Die haben gar keine Zeit, sich über Sie persönlich Gedanken zu machen. Und vielleicht können Sie ja zusammen mit Ihrer Frau zur Bank gehen, damit Sie da nicht allein sitzen."

„Nee nee, lassen Se mal meene Frau da ausm Spiel, wenn, dann jeh ick schon lieber alleene. Dit werd ick ja wohl noch schaffen.“

„Ja, das glaube ich auch, dass Sie das schaffen. Es ist ja wichtig, dass Sie in Erfahrung bringen, was Sie tun können, um Schaden von sich und Ihrer Familie abzuwenden.“

„Sie glauben, da kann man noch wat machen?“

„Ich bin mir sicher, dass Sie etwas tun können. Ich rate Ihnen, zuerst zur Bank zu gehen und anschließend zur Schuldnerberatung. Da gibt es Mitarbeiter, die viel Erfahrung mit Notlagen wie Ihrer haben. Und selbst wenn es dazu kommt, dass Sie Ihr Haus verlieren, können Sie noch einiges unternehmen. Sie könnten sich eine Wohnung suchen, Wohngeld beantragen usw. Nur wenn Sie zu Hause sitzen und sich vorstellen, was alles passieren könnte, bekommen Sie bloß noch mehr Angst. An Ihrer Situation können Sie etwas ändern, wenn Sie jetzt handeln.“

„Also dit mit der Wohnung, dit kann ick nich akzeptieren, aber vielleicht ham Se ja recht, vielleicht lässt sich ja noch wat ausrichten und glooben Se nich, dass ick faul bin oder mich drücken will, aber ick weeß echt nich mehr, in welche Richtung ick loofen soll.“

„Ich glaube keineswegs, dass Sie faul sind. Und eine grobe Richtung haben wir ja schon herausgearbeitet.“

„Wo muss ick denn da jetzt hin, wenn ick zu so ner Schuldnerberatung möchte und was passiert dann da?“

Ich erkläre Herrn Burkardt, wie eine Schuldnerberatung arbeitet und gebe ihm die entsprechende Adresse und Telefonnummer. Herr Burkhardt wirkt etwas erleichtert auf mich. Ich frage ihn aber lieber selbst nach seinem Befinden.

„Herr Burkhardt, wir haben jetzt ungefähr 20 Minuten miteinander gesprochen, wie stehen Sie jetzt dazu, dass Sie hier angerufen haben? Sie sagten ja am Anfang, dass man kaum tiefer fallen kann, wenn man bei so was wie uns anruft.“

„So schlimm, wie ick dachte, isset nu ooch nich. Es is sogar leichter, weil Sie gar nischt mit der Sache zu tun haben und dass wir dit am Telefon abhandeln können, macht es ooch einfacher.“

„Vielleicht trauen Sie sich jetzt eher, andere Familienmitglieder in Ihre Situation einzuweihen, nachdem Sie einmal eine ganz gute Erfahrung gemacht haben. Schließlich hat es Ihnen jetzt gut getan, über Ihre Schwierigkeiten zu sprechen.“

„Nee, mit Ihnen ist dit wat janz anderet. Wir sehen uns nich wieder und Sie kennen mich nich. In der Familie wird dann rumjelästert und alle zeigen mit dem Finger auf mich.“

„Ist es für Sie denn gar nicht denkbar, dass Sie von Ihrer Familie auch Unterstützung erhalten könnten?"

„Jeld haben die alle selber keens."

„Geld ist ja auch nur eine Form der Unterstützung. Es könnte ja auch eine gefühlsmäßige Entlastung sein für Sie und Ihre Frau, wenn Sie mit anderen Menschen über die Situation sprechen könnten."

„Dit sacht meene Frau ooch immer, aber ick weeß nich, wat dit Jequatsche bringen soll. Dit ändert ja ooch nischt an der Situation."

„Manchmal haben andere Menschen neue Anregungen oder man entwickelt zusammen neue Ideen, wie jetzt in unserem Gespräch. Außerdem stelle ich es mir sehr anstrengend vor, wenn Sie immer alles verheimlichen müssen und Sie brauchen Ihre Kraft ja im Moment wirklich für andere Dinge."

„Da ham Se schon recht, aber erst mal geh ick die Sache mit der Bank an, und dann werden wir mal weiter sehen."

„Jetzt habe ich noch eine letzte Frage. Was ist denn eigentlich so schlimm daran, wenn Ihre Frau eine Zeit lang ganztags arbeiten geht? Das könnte Ihre angespannte Finanzsituation doch entlasten."

„Nee, da hört bei mir aber jetzt wirklich jede Diskussion uff. Ick schick meene Frau nich den janzen Tag in diesen Ausbeuterladen schuften für die paar Euro mehr, und ick mach een uff Hausmann und mach mir zu Hause nen Lauen."

„Ihre Frau würde das sicher nicht gerne hören, wenn Sie ihre Arbeit zu Hause mit Haushalt und Kindern als ‚einen Lauen machen' bezeichnen. Aber ich habe verstanden, dass dies für Sie nicht in Frage kommt."

Das Gespräch kommt zum Ende, ich verabschiede mich von Herrn Burkhardt und biete ihm an, dass er jederzeit wieder anrufen kann. Nach dem Gespräch scheint er deutlich entlastet. Er verabschiedet sich mit den Worten, dass er hofft, ein solches Gespräch nicht noch einmal zu brauchen und betont, dass er froh ist, angerufen zu haben.

Interventionsprinzip ‚Copinganalyse und -modifikation'

Coping bzw. Bewältigung spielt eine elementare Rolle im Krisengeschehen, sowohl bei der Entstehung einer Krise als auch beim Prozess der Überwindung einer Krise.

Als Bewältigung oder Coping kann das Bemühen bezeichnet werden, bereits bestehende oder zu erwartende Belastungen innerpsychisch (emotional und kognitiv) oder durch zielgerichtetes Handeln auszugleichen (Heim 2000).

Durch einen Mangel an Handlungsmöglichkeiten und/oder durch innerpsychische inadäquate Verarbeitungsformen entsteht Hilflosigkeit und Orientierungslosigkeit, eine Krise. Daher ist eine wesentliche Aufgabe von Krisenintervention, mit den Klienten herauszufinden, welche habituellen Copingstrategien sie haben und inwiefern diese für die aktuelle Situation passend, hinderlich oder nicht ausreichend sind. Im nächsten Schritt ist zu erarbeiten, inwiefern die Bewältigungsstrategien modifiziert werden können. Dabei entsteht die Frage, was in der jetzigen Situation für diese Person geeignet oder ungeeignet ist.

Wir halten es im Rahmen von Krisenintervention für eine Überforderung für Klienten, völlig neue Bewältigungsstrategien zu lernen. Unser weitestes Ziel in der Beratung ist es, gewohnheitsmäßige Muster kritisch zu beleuchten und eventuell andere Bewertungen der Situation anzubieten. Ansonsten gehen wir davon aus, dass Klientinnen Ressourcen (und Bewältigungsstrategien) zur Verfügung haben, um mit ihren Belastungen – mit Unterstützung – fertig zu werden. So können wir im Fallbeispiel sehen, dass die Beraterin Herrn Burkhardts habituelles Bewältigungsmuster, nämlich die Probleme auf einer Handlungsebene zu lösen, genutzt hat, um ihn auch in der aktuellen Situation zu mehr Aktivität zu motivieren.

Konkret können wir das Bewältigungsverhalten und die Ressourcen mit den Klientinnen analysieren, indem wir

- uns in der aktuellen Situation genau schildern lassen, welche Versuche unternommen wurden, um mit der Situation umzugehen und was für sie nicht in Frage kommt,
- uns erzählen lassen, wie die Klienten auf frühere Belastungen reagiert haben, welche Strategien erfolgreich waren und welche nicht,
- erfragen, welche Gedanken und Gefühle mit der Krise verbunden sind, um Hinweise auf die innerpsychischen Bewältigungsstrategien zu bekommen,
- das Gespräch zwischen Beraterin und Klientin nutzen, um zu erfahren, wie Klientinnen auf bestimmte Interventionen reagieren. Wir gehen dabei davon aus, dass auch in der Interaktion zwischen Berater und Klient Verhalten deutlich wird, welches die Klienten auch außerhalb der Beratungssituation anwenden.

Auf die Analyse folgt in der Regel die Modifikation von Bewältigungsverhalten. Wenn wir mit den Klienten gemeinsam analysiert haben, wie sie normalerweise mit Belastungen umgehen und was davon in der aktuellen Situation hilfreich ist oder nicht, unterstützen wir die Klienten darin, ihre Strategien zur Bewältigung der Krise einzusetzen. Im Fallbeispiel hat die Beraterin erfahren, dass es für Herrn Burkhardt entlastend war, am Telefon mit jemandem zu sprechen. Sie hat dann versucht, diese Beobachtung zu nutzen und hat Herrn Burkhardt ermuntert, mit weiteren Angehörigen und Freunden über seine Arbeitslosigkeit zu sprechen und sich so soziale Unterstützung zu holen.

Literaturexkurs

Die psychologische und soziologische Literatur zum Thema Arbeitslosigkeit und Schulden beschäftigt sich vor allem mit den psychosozialen, gesundheitlichen und materiellen Folgen für den Einzelnen.

Psychosoziale und gesundheitliche Folgen

Die psychosozialen Folgen von Arbeitslosigkeit können vielfältig sein und sowohl psychische als auch soziale Probleme umfassen. Bei Langzeitarbeitslosen sind Apathie und Rückzug, emotionale Labilisierung durch den Wechsel von Hoffnung und Enttäuschung, Hilflosigkeit und vermindertes Selbstvertrauen sowie Abbau von Interessen und verminderten Zielsetzungen zu nennen (Strehmel/Ulich 1990, zit. nach Bastine 1998, S. 514). Sie haben einen durchschnittlich schlechteren Gesundheitszustand und eine erhöhte Mortalität (Heinze/Bauerdick 1999). Arbeitslose weisen im Vergleich zu Berufstätigen deutlich häufiger und zum Teil erhebliche gesundheitliche Einschränkungen auf (Gesundheitsberichterstattung des Bundes 2003).

Aber nicht jeder Arbeitslose zeigt die oben beschriebenen Folgen. Vierzehn Variablen – wie Wacker (1983, zusammengefasst bei Kirchler 1993) ausführt – können die Unterschiedlichkeit erklären. Dazu gehören

- die individuelle Bedeutung der Arbeitslosigkeit
- die mit Alter, Geschlecht und sozialer Schicht zusammenhängenden Variablen
- die Dauer der Arbeitslosigkeit
- finanzielle Belastungen (siehe unten)
- das persönliche Aktivitätsniveau und damit Copingmöglichkeiten
- die Attribution der Arbeitslosigkeit mit der Frage von Schuld und Versagen
- soziale Unterstützung und hier insbesondere die der Familie
- Persönlichkeitsmerkmale
- Erfahrungen mit Arbeitslosigkeit
- persönliche Ratgeber sowie
- die Inanspruchnahme von Unterstützungseinrichtungen.

Aus der Aufzählung wird deutlich, dass es ganz unterschiedliche Verläufe von Arbeitslosigkeit gibt. Jackson (1990) spricht von einer resignativen und einer konstruktiven Adaptation: Die resignative Adaptation ist dadurch gekennzeichnet, dass der Arbeitslose Einschränkungen akzeptiert und sich seine Hoffnungen verringern. Er engagiert sich immer weniger aktiv für Familie und soziale Gemeinschaft und wird weniger von seinen Familienmitgliedern gefordert. Die konstruktive Adaptation beinhaltet den Versuch, Berufstätigkeit durch alternative Tätigkeiten zu substituieren. Jackson betont, dass Arbeitslosigkeit in der Regel ein familiäres Erleben ist; wesentlich ist für eine konstruktive Adaption die soziale Unterstützung der Familie und ihre Bereitschaft, sich bei anhaltender Arbeitslosigkeit neu zu orientieren. Dabei ist zu bedenken, dass die Familie sowohl Ort der Unterstützung, zugleich aber selbst Opfer der Arbeitslosigkeit sein kann.

Materielle Folgen – zum Beispiel Überschuldung

Schulden zu machen und Kredite aufzunehmen, ist – wirtschaftlich gesehen – ein normales und erwünschtes Verhalten. So ist etwa jeder dritte Haushalt in Deutschland verschuldet. Prekär wird es, wenn eine *Über*schuldung vorliegt. Die klassische Definition lautet (Korczak 2001, S. 40):

> „Überschuldung liegt vor, wenn nach Abzug der notwendigen Lebenshaltungskosten der verbleibende Einkommensrest nicht mehr ausreicht, die eingegangenen Zahlungsverpflichtungen zu erfüllen."

Von Überschuldung sind etwa 1,5 bis 2,5 Millionen Haushalte in Deutschland betroffen (Schuldenreport S. 22, zit. n. Neuenfeldt 1998). 2007 können mehr als sieben Millionen Deutsche ihre Schulden nicht mehr zurückzahlen (SPIEGEL ONLINE 2007). Die Hauptursache sind Einkommensrückgänge, die hauptsächlich durch Arbeitslosigkeit, Scheidung und Krankheit verursacht werden. Kurzarbeit, Wegfall des Verdienstes des Ehepartners, sowie finanzielle Mehrbelastungen wie Mieterhöhung, Geburt eines Kindes, Unterhaltszahlungen etc. belasten das Haushaltsbudget und bringen es durcheinander. Es gibt drei Ursachenbündel: Einkommensverluste, familiäre Problemsituationen und mangelnde Fähigkeiten für eine wirtschaftliche Haushaltsführung (Landesarbeitsämter Nordrheinwestfalen und Baden-Württemberg 1996). Umschuldungen sind teuer und führen meist nur zu kurzfristigen Verbesserungen. Danach wächst die Verschuldung weiter, die finanziellen Probleme werden nicht mehr bewältigt und belasten das Familienklima außerordentlich. Eine psychosoziale Destabilisierung setzt ein. Sie kann mit Selbstvorwürfen, Nervosität und Schlaflosigkeit beginnen und mit Suizid enden. Schuldzuweisungen, Trennungen, Gewalttätigkeiten und Isolation machen die soziale Seite aus (Korczak 2001, S. 40). Daher ist es ratsam, eine Schuldnerberatung rechtzeitig aufzusuchen, die finanzielle und psychosoziale Situation zu analysieren und einen Schuldenbereinigungsplan aufzustellen.

Coping

Individuelles Coping

In einer qualitativen Längsschnittuntersuchung mit älteren Arbeitslosen (Barwinski Fäh 1990, Tabelle S. 241, hier leicht gekürzt) hat die Forscherin eine Tabelle zusammengestellt, die die Bewältigungsversuche ihrer Untersuchungsteilnehmer mit ihrem Befinden in Beziehung setzt. Diese (s.u.) darf nicht als repräsentatives Ergebnis verstanden werden, kann aber der Krisenberaterin Anregungen geben, welche Bewältigungsversuche möglicherweise zur Entlastung führen – jenseits einer erneuten Arbeitsaufnahme. Bedacht werden sollte, dass nicht jede Arbeitsaufnahme zu der erhofften Entlastung führt. Entscheidend ist dabei, mit welchen Hoffnungen diese verbunden ist. So wird eine Arbeitsbeschaffungsmaßnahme oder eine berufliche Weiterbildung nur dann als Entlastung erlebt, wenn sie mit einer weiterführenden Perspektive verbunden wird (siehe auch Zempel/Frese 1997).

Bewältigungsversuche, die sich…	
… negativ auf das Befinden auswirkten	**… positiv auf das Befinden auswirkten**
a) berufliche Neuorientierung	
Tatenloses Abwarten	Ausweitung des Bereichs der Jobsuche
Weiterbildung, die weder beruflich noch für die persönliche Entwicklung förderlich ist	Weiterbildung
Abhängigkeit von äußeren Richtlinien und Aufgaben	Neue Lebensziele setzen/Projekte auf selbständiger Basis
	Umdeutung der Arbeitslosensituation
b) Neugestaltung der eigenen Lebenssituation	
Hobbys und sonstige Interessen werden aufgegeben	Intensivierung von Hobbys Neue Interessengebiete
Keine eigenen Pläne und Ziele	Suche nach alternativen Tätigkeitsfeldern, Besuch von Kursen
Passivität	Aktivität
Vernachlässigung bisheriger Kontakte Hilflosigkeit im Schaffen neuer Beziehungen	Aufbau eines neuen sozialen Beziehungsnetzes, Kontaktsuche über gemeinsame Interessen
Finanzielle Probleme erdulden	Finanzielle Probleme lösen

Familiäres Coping

Familiäres Coping ist eher wenig Thema bisheriger Forschung (Wacker 1990), und dies, obwohl die Mehrzahl der Arbeitslosen verheiratet ist oder in festen Partnerschaften lebt und somit die Familie immer mit betroffen ist. Arbeitslose Ehefrauen werden so gut wie gar nicht thematisiert. Langzeitarbeitslose Väter – wie in der Studie von Schindler/Wetzels (1990) festgestellt – erfahren ihre Vaterrolle als Halt und Sinngebung. An die Kinder werden mehr Leistungsanforderungen gestellt, weil die Eltern Angst haben, diese könne das gleiche Schicksal ereilen.

In unserem Lernfall wird der Ehemann arbeitslos und wehrt sich gegen den Gedanken, dass seine Ehefrau eine ganztägige Berufstätigkeit außer Haus aufnehmen soll. Bei Ehepaaren mit einer klassischen Rollenaufteilung, in der der Ehemann Familienernährer ist und die Ehefrau sich als Hausfrau definiert, scheint ein Rollenwechsel lange Zeit erst einmal nicht möglich zu sein (ebd.). Diese Paare geraten bei einer langanhaltenden Arbeitslosigkeit in eine Krise und sehen dennoch in einer veränderten Rollendefinition keine Lösung, sondern nur in einer erneuten Arbeitsaufnahme des Mannes. Diejenigen Familien aber, denen eine Umdefinition gelingt, zerbrechen nicht an der Langzeitarbeitslosigkeit, insbesondere dann nicht, wenn die Ehefrau eine Berufstätigkeit aufnehmen kann, die von beiden akzeptiert und nicht als Abwertung des Ehemannes verstanden wird. In der eben zitierten Untersuchung wird auch deutlich, dass die Untersuchungsteilnehmer, nämlich die Ehepaare – trotz erheblicher Belastungen und Krisen auf beiden Seiten – so gut wie nicht über ihr Erleben und ihre Belastungen miteinander reden konnten. Keiner konnte oder wollte sich in die Position des Anderen hineinversetzen. Daher liegt auch hier eine zentrale Aufgabe für Krisenintervention, dass Paare ihre unterschiedlichen Sichtweisen kennen lernen.

Schuldnerberatungsstellen

Es gibt integrierte und spezialisierte Schuldnerberatungsstellen. Integrierte Hilfen umfassen neben der Schuldnerberatung auch psychosoziale Angebote wie z.B. Lebens- und Eheberatung, während die spezialisierte Schuldnerberatung nur ökonomische Beratung durchführt. Schuldnerberatung beginnt mit der Darstellung der Probleme und Ursachen aus Sicht der Ratsuchenden. Der Aufbau einer Vertrauensbeziehung ist auch hier zentral. Die Ergreifung von Schuldnerschutzmaßnahmen sind auch Teil des Erstgespräches, die sich auf Räumungsklagen, Pfändung unterhalb des Sozialhilfebedarfs, Sicherstellung der Energieversorgung usw. bezieht. In den Folgeterminen geht es um eine wirtschaftliche Bestandsaufnahme. Die Erstellung einer Schuldnerbiografie kann helfen, Überblick zu schaffen und zur Reflexion einladen. Die Aufstellung eines Hauhaltsplanes und die Kontaktaufnahme mit den Gläubigern können folgen (siehe auch ebd.). Besteht eine Zahlungsunfähigkeit, so kann ein Verbraucherinsolvenzverfahren eröffnet werden, dass vom Schuldner schon bei drohender Zahlungsunfähigkeit eingeleitet werden kann, vom Gläubiger erst nach Zahlungsverzug (Neuenfeldt 1998). Vorher ist ein außergerichtlicher Schuldenbereinigungsplan zu erstellen. Nach der neuen Gesetzeslage (seit 1994) besteht die Möglichkeit einer Restschuldenbefreiung für den Schuldner.

Krisenintervention

Wichtig ist es, die jeweilige Situation des arbeitslosen Klienten in den vielfältigen Aspekten zu erfassen und zu reflektieren. Wie deutlich wurde, kann diese sehr unterschiedlich sein und auch in ihren Bedeutungen variieren.

Der schockierte Arbeitslose (Dross 2001), der gerade entlassen wurde, ist möglicherweise noch fassungslos und gekränkt. Hier stehen emotionale Entlastung im Vordergrund, aber auch die Frage nach der (familiären) Veröffentlichungsbereitschaft und die Ermutigung zum Gespräch mit dem (Ehe)partner und Freunden. Auch Schritte der materiellen Absicherung, Sicherung von Ressourcen und weiteres Vorgehen können die Krisenintervention bestimmen.

Langzeitarbeitslose geraten dann in eine Krise, wenn sich alle Hoffnungen auf Wiederbeschäftigung zu zerschlagen drohen und/oder eine Reihe von Folgeproblemen (Ehekonflikte, materielle Probleme, Alkoholproblematik etc.) sich eingestellt haben. Meist geht mit der Langzeitarbeitslosigkeit ein Ressourcenverlust auf allen Ebenen einher. Auch nimmt das Unterstützungspotential von Freunden und Bekannten im Laufe der Zeit ab. Hier scheinen eine Ressourcen- und Copinganalyse nützlich sowie die Frage der Notwendigkeit einer beruflichen Neuorientierung.

Bei Menschen, die bereits vor der Arbeitslosigkeit psychische und soziale Probleme entwickelt hatten, können aufgrund dieser in eine Krise geraten. Hier liegt der Fokus von Krisenintervention auf diesen Problemen, und Ziel ist es, die Menschen zur Inanspruchnahme weiterer Hilfsangebote zu ermutigen.

Lernfall ‚Häusliche Gewalt'

Einleitung

Häusliche Gewalt – und damit vor allem Gewalt gegen Frauen und Kinder – ist ein relativ moderner Begriff für ein weltweit und in fast allen Kulturen verbreitetes Problem. Benannt wird damit die Gewalt, die überwiegend im vermeintlichen Schutzraum ‚zu Hause' stattfindet. Mit eingeschlossen sind aber auch Gewalt von Personen, die mit dem Opfer in aktuellen oder schon beendeten Beziehungen leben bzw. lebten oder in sonstigen, z. B. verwandtschaftlichen Beziehungen leben.

Häusliche Gewalt reicht von Drohungen, Erniedrigungen, der Behinderung bei der Aufnahme einer beruflichen Tätigkeit und sozialer Isolation bis hin zum Erzwingen sexueller Handlungen und körperlichen Misshandlungen. Zuvor wurde dies unter dem Begriff ‚Familienstreitigkeiten' gefasst, wodurch der Gewaltcharakter implizit blieb – nur ein Indiz für die Tabuisierung eines gesellschaftlich relevanten und weit verbreiteten Problems. Für Jahrhunderte war männliche Gewalt akzeptiertes Recht. Erst 1928 wurde in Deutschland das Recht von Männern, ihre Frauen zu züchtigen, endgültig abgeschafft. Doch auch heute wird Gewalt gegen Frauen kaum sanktioniert und weiterhin überwiegend als ein privates Problem gesehen. Die Skandalisierung häuslicher Gewalt ist vor allem ein Verdienst der Frauenbewegung der 1970er Jahre. Gewalt in intimen Beziehungen kontrastierte davor zu stark mit dem Bild einer harmonischen Familie, um öffentliche Empörung wecken zu können. Sie wurde von der Öffentlichkeit eher hingenommen und mit einem pathologischen Bild eines schlagenden Täters verknüpft, damit eher als ein randständiges Problem eingeschätzt. Inzwischen liegen alarmierende Zahlen über Misshandlungen von Frauen im Kontext von Ehe und Paarbeziehungen vor. Die erheblichen körperlichen und psychischen Folgen für die betroffenen Frauen und deren Kinder sind offensichtlich geworden und Handlungsbedarf besteht auf mehreren Ebenen – bildungspolitische Entscheidungen und Aufklärung sind ebenso wichtig wie rechtliche und polizeiliche Maßnahmen, institutionelle und psychosoziale Hilfen. Auf gesellschaftlicher Ebene zeigt sich mit der öffentlichen Finanzierung von Unterstützungsangeboten für misshandelte Frauen und Kinder, dass das Problem zunehmend ernst genommen wird. Seit 1999 gibt es einen nationalen Aktionsplan der Bundesregierung zur Bekämpfung von Gewalt gegen Frauen.

Nach der repräsentativen Studie des BMFSFJ (2004) erlebt jede vierte Frau (25 %) in einer aktuellen oder früheren Partnerschaft körperliche oder sexuelle Gewalt oder beides. Frauen in Trennungs- oder Scheidungssituationen sind besonders gefährdet. Etwa 45 000 Frauen suchen pro Jahr in einem Frauenhaus Schutz vor weiteren Misshandlungen (Frauenhauskoordinierung 2007). In Berlin gibt es 1999 z. B. 12 600 bis 14 000 Polizeieinsätze bei Gewalt in Paarbeziehungen. Die Frau in unserem Fallbeispiel steht also mit ihrer Erfahrung als geschlagene Frau beispielhaft für eine weit verbreitete Thematik.

Fallbeispiel

Einstieg

Am Telefon die Stimme einer Frau:

„Er hat es wieder getan." Die Frau weint und kann kaum weiter sprechen.

„Lassen Sie sich ruhig Zeit und beruhigen Sie sich erst einmal", sage ich.

„Ich schäme mich, dass ich schon wieder bei Ihnen anrufen muss. Das letzte Mal haben Sie mir so sehr geholfen und jetzt stehe ich wieder vor der gleichen Situation und alles nur aus eigener Dummheit. Ich kann verstehen, wenn Sie gar nicht mehr mit mir sprechen wollen."

Ich erkläre der Frau am Telefon, dass ich nicht weiß, wovon sie spricht, dass es hier sehr viele Mitarbeiterinnen gibt und sie vielleicht mit jemand anderem gesprochen hat. Ich bitte sie, mir erst einmal zu erzählen, worum es geht.

„Ich heiße Karin und habe vor einem halben Jahr schon mal bei Ihnen angerufen. Da habe ich mit einer sehr netten Frau gesprochen. Diese hat mich dann später ins Frauenhaus gebracht." Karin fängt wieder an zu weinen. „Er hat geschworen, dass es nicht wieder vorkommt. Dann hat er auf mich eingeredet, dass ich zurückkommen soll. Er ist dann zu meiner Mutter gegangen und hat sich um sie gekümmert. Meine Mutter hat dann mit mir gesprochen und gesagt, dass ich so einen guten Mann nie wieder finde und dass Männer eben so sind, dass ihnen mal die Hand ausrutscht. Sie hat ja auch gut reden, zu ihr ist er ja immer höflich und charmant."

Karin berichtet, dass sie wieder zu ihrem Mann in die gemeinsame Wohnung zurückgekehrt ist. Sie erzählt, dass es die ersten Wochen gut gegangen sei und sie eine schöne Zeit gehabt hätten. Nach einiger Zeit fing ihr Mann Michael dann wieder an, cholerische Ausbrüche zu bekommen. Gestern sei er dann völlig ausgerastet. Sie habe in ihrem Büro Überstunden machen müssen, als sie nach Hause gekommen sei, habe ihr Mann sie beschuldigt, fremd zu gehen und sie brutal ins Gesicht geschlagen und ihr den Arm gebrochen.

Handlungsskizze

Karin ist 34 Jahre alt und seit fünf Jahren mit ihrem Mann Michael verheiratet. Kurz nach der Heirat sind die beiden in die gemeinsame Wohnung eingezogen. Michael begann sich daraufhin langsam von einer anderen Seite zu zeigen. Die Gewalttätigkeiten fingen mit eifersüchtig kontrollierendem Verhalten an: Michael war auf alles eifersüchtig, was sich außerhalb der Partnerschaft abspielte. Freundschaften und Hobbys von Karin waren immer wieder Anlass zu nächtelangen Auseinandersetzungen. Karin hat dann, um die Beziehung nicht zu belasten, nach und nach fast alle Freundschaften aufgegeben, so dass sie jetzt nur noch eine Freundin hat, mit der sie ab und zu heimlich telefoniert. Vor dieser Freundin schämt sie sich aber inzwischen auch, weil sie in Gesprächen so oft gesagt hat, dass sie sich trennen wird, dies dann aber nie getan hat.

Auch Karins Beruf ist immer wieder Anlass zu Streitereien. Sie hat sich in einem mittelständischen Unternehmen bis zur Chefsekretärin hochgearbeitet. Sie muss sehr viel arbeiten, bekommt dort aber auch viel Anerkennung von ihrem Chef und den Kollegen. Ein besonders heikler Punkt ist, dass sie in diesem Beruf mehr Geld verdient als ihr Mann, der Verkäufer in einem Supermarkt ist. Er fühlt sich dadurch unterlegen und als Mann entwertet. Immer wieder versucht er, seine Frau zu überzeugen, mit der Arbeit aufzuhören, obwohl sein Gehalt kaum ausreichen würde, um beide zu unterhalten. In diesem Punkt hat Karin bislang nie nachgegeben, weil der Beruf ihr immer schon sehr viel bedeutet hat und sie das Gefühl hatte, sie bewahrt sich damit einen letzten Rest Autonomie. In allen anderen Bereichen hat sie zurückgesteckt, in der Hoffnung, die Gewalttätigkeiten würden dann aufhören, wenn sie sich nur genug anpassen würde. Immer wieder macht Karin sich große Vorwürfe, dass sie keine gute Ehefrau ist und oft glaubt sie, wenn sie sich nur mehr anstrengen würde, dann würde ihr Mann auch aufhören, sie zu schlagen.

Im Laufe der Jahre wurden die Gewaltausbrüche von Michael immer brutaler.

Manchmal schlägt er schon zu, wenn sie in der Wohnung nicht mehr zum Aufräumen gekommen ist. Karin versucht als Reaktion darauf, perfekter zu werden, aber Michaels Aggressionen werden nur stärker. Nach diesen Ausbrüchen ist Michael oft reumütig und besonders liebevoll zu Karin. Er beteuert dann immer, dass sie die Frau seines Lebens sei und dass er sie nie verlassen werde. Anfangs dachte Karin, jetzt würde alles gut. Inzwischen ekelt sie sich in diesen Situationen vor ihm, lässt sich aber nichts anmerken, weil sie Angst vor erneuten Aggressionen hat.

Karin berichtet, dass sie Gewalt auch aus ihrer Herkunftsfamilie kennt. Ihr Vater habe auch immer sie und die Mutter verprügelt, wenn er getrunken habe. Deshalb sei sie lange Zeit froh gewesen, dass sie zumindest einen Mann habe, der keinen Alkohol trinkt.

Kommentar

Während des Gespräches mit Karin fühle ich mich wie erschlagen und bin erschüttert von der Geschichte, die sie erzählt. Mein erster Impuls ist, ihr zu sagen, dass sie sofort ihre Sachen packen soll, dass ich sie abhole und ins Frauenhaus bringe. Im zweiten Schritt gelingt es mir dann aber, einen Zugang zu meinem Wissen über das Problem ‚Häusliche Gewalt' zu bekommen und an die Scham von Karin zu Gesprächsbeginn zu denken. Mir wird klar, dass ich nicht zu viel Verantwortung übernehmen darf, sonst denkt Karin, sie müsse sich trennen, weil ich und alle anderen in ihrem Umfeld das so wollen und schämt sich umso mehr, wenn sie es nicht schafft – mit der Folge weiterer Isolation. Ich nehme mir also vor, mich mit meiner Meinung zu der Entscheidung ‚Trennung oder nicht' erst einmal zurück zu halten. Des Weiteren scheint es mir sehr wichtig zu sein, das Unrecht sehr deutlich zu benennen. Aus dem, was Karin erzählt, vermute ich, dass Gewalt für sie eine gewisse Normalität hat. Ich werde diese These im weiteren Gesprächsverlauf überprüfen und auch deutlich machen, wer Opfer und wer Täter ist und dass es ihre Aufgabe ist, sich zu schützen.

In mir entsteht außerdem der Gedanke, es könnte wichtig sein, mit Karin nach ihren Stärken zu suchen, weil ihr Selbstwertgefühl beschädigt erscheint und ich das Gefühl habe, dass sie Unterstützung braucht. Ich habe natürlich immer noch im Hinterkopf, dass Karin besser die Wohnung verlassen sollte, aber da bremse ich mich und versuche mir klar zu machen, dass die Klientin dies alleine entscheiden muss.

Intervention

„Karin, sind denn Ihre Verletzungen behandelt?"

„Ja, ich war gestern Abend noch in der Notaufnahme im Krankenhaus."

„Sie haben mir jetzt eine ganze Menge von sich erzählt. Ich habe verstanden, dass Sie in einer wirklich schwierigen Situation sind. Ich würde gerne mit Ihnen zusammen überlegen und besprechen, wie es jetzt weiter gehen könnte und was ich für Sie tun kann."

„Ich weiß einfach nicht, wie es weiter gehen soll. Ich dachte, alles wird gut und wir würden eine glückliche Familie werden."

„Wie sehen Sie das heute, nachdem ihr Mann Sie so verletzt hat?"

„Eigentlich denke ich, dass es besser ist, wenn ich endgültig gehe. Es wird ja doch nur alles immer schlimmer. Ich kann mich ja nicht mal mehr zur Arbeit trauen mit meinem blauen Auge. Es ist jetzt schon das dritte Mal. Lange kann ich mir das dort auch nicht mehr erlauben."

„Karin, wenn ich Sie so höre, kommt bei mir an, dass Sie einerseits denken, dass es vernünftig und notwendig wäre zu gehen und zugleich höre ich, dass es Ihnen andererseits sehr schwer fällt, sich von Ihren Hoffnungen auf eine gemeinsame Zukunft zu verabschieden, dass Sie sich gefühlsmäßig noch sehr gebunden an Ihren Mann fühlen."

Karin fängt wieder an zu weinen und bestätigt meine Vermutung. Sie spricht darüber, wie sehr sie ihren Mann geliebt hat und dass sie sich nicht sicher ist, ob sie ihn nicht immer noch liebt. Sie räumt aber auch ein, dass vieles in ihr zerbrochen ist und dass sie glaubt, dass die Basis für eine Partnerschaft zerstört ist. Ich ermuntere die Klientin, über all das zu sprechen und beide Seiten zuzulassen. Ich finde es wichtig, dass die Klientin die Widersprüche in sich spürt, damit sie eine Chance hat, eine nachhaltigere Entscheidung zu treffen als bisher, ansonsten ist die Gefahr groß, dass sie ihn überstürzt verlässt und dann doch wieder zu ihm zurückgeht. Im Verlauf des Gespräches fängt sie wieder an zu überlegen, ob sie einen Fehler gemacht hat, indem sie ihren Beruf nicht aufgegeben hat.

„Vielleicht habe ich ihn ja mit meiner Arbeiterei doch so provoziert, vielleicht wäre ja alles ganz anders geworden, wenn ich letztes Jahr gekündigt hätte und mich zu Hause etwas mehr angestrengt hätte. Es ist ja auch wirklich so, dass ich im Haushalt manchmal zu nichts mehr komme."

An dieser Stelle sage ich dann sehr deutlich meine Meinung „Niemand hat das Recht, einen anderen Menschen zu schlagen. Wenn ich sie so höre, dann klingt das fast so, als wären Sie Schuld daran, dass Ihr Mann Sie schlägt."

„Na ja, so nun auch wieder nicht, aber ich habe schon auch vieles falsch gemacht in den letzten Jahren."

„Heißt das, wenn Sie etwas falsch gemacht haben, hat Ihr Mann das Recht, Sie zu schlagen?"

„Eigentlich nicht, oder?" äußert Karin mit unsicherer Stimme.

„Karin, ich bin richtig schockiert, wie Sie über die Gewalt Ihres Mannes sprechen! Wenn Sie darüber reden, habe ich fast das Gefühl, Sie finden es normal, dass Ihr Mann Sie schlägt."

„Ich kenne ja nichts anderes. Bei uns zu Hause war es auch immer so, dass mein Vater uns geschlagen hat. Der war viel schlimmer als Michael. Michael kann nämlich auch ganz lieb sein." Den letzten Satz sagt Karin mit beinah trotziger Stimme.

Hier komme ich als Beraterin wieder an meine Grenzen. Ich merke, wie ich Gefahr laufe, in eine Dynamik hineinzugeraten, bei der ich der Klientin erzähle, wie schlimm ihr Mann ist und sie anfängt, ihn zu verteidigen. Ich komme wieder darauf zurück, dass es diese Ambivalenz bei der Klientin gibt und teile Karin mit, dass ich auch jetzt die beiden Seiten in ihr wahrnehme. Daraufhin wird Karin zu meinem Erstaunen für einen Moment lang wütend und sagt, dass sie genug hat von dem hin und her und das sie am

Ende ihrer Kraft ist. Ich bin zufrieden, dass sie ihre eigene Ambivalenz mehr spürt und anfängt, darunter zu leiden.

„Karin, wir haben jetzt viel darüber gesprochen, was es für Sie schwierig macht, Ihren Mann zu verlassen. Was meinen Sie denn, wie würde denn Ihr Leben aussehen, wenn Sie Ihren Mann verlassen hätten, haben Sie da ein Bild davon?“

„Ich weiß ja gar nicht, wo ich hin soll, so ganz alleine.“

„Phantasieren Sie doch einfach mal, was Sie sich wünschen würden.“

„Ich hätte eine kleine Wohnung, die würde ich mir ganz nach meinem eigenen Geschmack einrichten, ganz anders als unsere Wohnung jetzt. Meine Arbeit würde ich weiter machen und vielleicht würde ich ja noch einen zusätzlichen Computerlehrgang machen. Meine alte Freundin Sylvia würde ich mal wieder anrufen. Da habe ich mich gar nicht mehr getraut mich zu melden, weil die immer fand, ich bin bescheuert, dass ich bei Michael bleibe. Sie konnte es immer gar nicht fassen. Ich habe aber auch große Angst, dass ich nie mehr einen guten Mann finde und sehr einsam werde.“

„Ich finde es schön zu hören, dass es für Sie auch eine Zukunftsphantasie ohne Gewalt gibt. Besonders, wenn Sie über ihre Arbeit sprechen, klingt Ihre Stimme kräftig und mir kommt es so vor, als ob Sie sich da gut durchsetzen können und wirklich Spaß an Ihrer Arbeit haben. Ich finde es toll, wie Sie diesen Bereich trotz aller Schwierigkeiten noch verteidigt haben. Ich habe den Eindruck, trotz allem Leid steckt ganz schön viel Kraft in Ihnen.“

„Ja, wenn ich mir mal was in den Kopf gesetzt habe, kann ich ganz schön zäh sein.“

„Karin, ich nehme an, Sie wissen, welche konkreten Schritte Sie machen müssten, wenn Sie von ihrem Mann weg wollen. Sie haben das ja alles schon mal durchgemacht.“

„Ja, ich würde in die Frauenberatungsstelle[2] gehen, die Telefonnummer und Adresse hat mir ja Ihre Kollegin das letzte Mal gegeben. Ich trage sie immer in meiner Geldbörse. Aber bis jetzt habe ich es noch nicht geschafft hinzugehen.“

„Und werden Sie denn jetzt gehen?“

„Ich weiß noch nicht, ob ich es wirklich schaffen werde.“

„Karin, ich wünsche Ihnen auf jeden Fall viel Kraft und Sie können auch wieder hier anrufen. Auch wenn Sie Ihren Mann diesmal nicht verlassen.“

---

2 Die Klientin bezieht sich auf die Empfehlung einer Kollegin und meint damit eine spezialisierte ‚Beratungsstelle für von Gewalt betroffenen Frauen‘.

Interventionsprinzip ‚Verantwortung klären‘

Die Klärung von Verantwortung ist ein zentraler Hilfeaspekt auch in der Krisenintervention. Mit Verantwortung meinen wir die subjektive oder objektive Zuständigkeit eines Menschen für sein Handeln, Denken und Fühlen auf der Grundlage selbständiger Entscheidungen. Allgemein sollte davon ausgegangen werden, dass jeder selbstverantwortlich handeln kann und selbstbestimmte Entscheidungen trifft. Es gibt aber Ausnahmen: Wer beispielsweise unter Betreuung steht, gilt nicht als selbstverantwortlich bzw. kann nicht zur Verantwortung gezogen werden. Gerade in Krisensituationen und bei Menschen mit einer psychischen Erkrankung verschwimmen die Grenzen. Hat jemand tatsächlich Einfluss auf eine Situation, auf seine Erkrankung, oder ist vielmehr der Grund für die Inanspruchnahme von Hilfe, dass er wenig oder keine Kontrolle mehr hat, dass er keinen Einfluss auf seine Gedanken, Gefühle und auf sein Handeln besitzt? Wie kann die Beraterin die Klientin unterstützen, dass sie wieder Verantwortung übernimmt und Mut hat, Entscheidungen zu treffen, etwas Neues zu wagen? Wann sollte der Berater jedoch für den Klienten Verantwortung übernehmen und zum Schutz sogar eine Unterbringung veranlassen?

Verantwortungsklärung zwischen der Klientin und einer weiteren Person

Die Klärung von Verantwortung zwischen der Klientin und einer weiteren Person kann unter Ausschluss dieser weiteren Person in der Beratungssituation geschehen bzw. braucht möglicherweise gerade diesen Freiraum, um zu einer neuen Sichtweise zu kommen.

Dies ist gerade bei von häuslicher Gewalt betroffenen Frauen wichtig, da sie sich oft selbst für die Gewalt verantwortlich fühlen. Im vorliegenden Fallbeispiel geht Karin davon aus, sie müsse sich nur ‚richtig‘ verhalten – dann würde die Gewalt aufhören. Hier ist es die Aufgabe der Beraterin, klar Position zu beziehen und darauf hinzuweisen, dass es ein generelles Recht auf körperliche Unversehrtheit gibt. Derjenige, der Gewalt ausübt, ist für seine Tat verantwortlich und strafbar. Weiterhin muss deutlich gemacht werden, dass es ein Irrtum ist, die Gewalt des Partners steuern zu können. Eine von den Beraterinnen gezeigte parteiliche Haltung unterscheidet sich vom sonst üblichen Vorgehen, bei dem die Beraterin aus einer möglichst neutralen Grundhaltung heraus interveniert. Bei Beratungen mit dem Thema ‚Häusliche Gewalt‘ muss sie deutlich aussprechen, wer Recht bzw. Unrecht hat und wer Opfer bzw. Täter ist. Erst in einem weiteren und späteren Schritt, meist im Rahmen einer Psychotherapie, kann dann der Frage nachgegangen werden, warum die Frauen sich nicht wirksamer schützen und wehren konnten.

Klärung von Verantwortung zwischen Beraterin und Klientin

In jedem helfenden Setting muss geklärt werden, wer für was verantwortlich ist. So drängen z. B. Klienten den Berater, in einer Paartherapie zu entscheiden, wer für den häuslichen Streit verantwortlich ist und stellen damit implizit die Frage, wer sich zu verändern hat. Oder eine Klientin möchte Verantwortung an die Beraterin abgeben, weil sie sich überfordert fühlt; glaubt aber, sie dürfe das nicht tun. Oder ein Berater glaubt irrtümlich, Verantwortung zu haben, was aber weder ethisch gerechtfertigt ist noch in seiner Macht liegt. Generell kann gesagt werden, dass der Berater für den Prozess verantwortlich ist und der Klient z. B. für die Problempräsentation. Generell ist es in der Krisenberatung wichtig, das die Beraterin nicht zu viel Verantwortung für die Beratungssituation übernimmt. Die Verführung dazu ist im Fall von häuslicher Gewalt besonders groß. Häufig werden bei diesem Phänomen Rettungsimpulse auf Seiten der Helferinnen ausgelöst – z. B. durch Passivität und Hilflosigkeitsgefühle der Klientinnen. Dies führt dazu, dass Berater besonders aktiv werden und sich zu stark engagieren. Sie wollen die Klientinnen schützen und sind dann persönlich enttäuscht, wenn diese in die Gewaltsituation zurückkehren. Dies ist eine Dynamik, die viele Betroffen auch aus ihren privaten Beziehungen kennen. Freunde und Angehörige ziehen sich auf Grund der Enttäuschung ärgerlich bzw. resigniert zurück. Deshalb sollte die Beraterin darauf achten, genügend Distanz zu wahren und den betroffenen Frauen die Verantwortung zu überlassen, damit diese erleben, dass ihnen nicht auch noch in der Beratungssituation die selbstbestimmte Entscheidung verweigert wird. Außerdem besteht die Gefahr, dass die Klientinnen durch zu viel Aktivität der Helfer noch mehr das Gefühl des Versagens mit der Folge von Selbstwerteinbußen bekommen (Sonneck 1997). Ein weiterer Aspekt ist, dass die Beraterinnen durch einen angemessenen Umgang mit Verantwortung eine Modellfunktion für die Klientinnen einnehmen.

Abschätzung von Selbst- und Fremdgefährdung als spezieller Aspekt der Verantwortungsklärung

Die Gefahr, zu viel Verantwortung für die Klientinnen zu übernehmen, ist insgesamt eine Gefahr bei Krisenintervention. Menschen in Lebenskrisen stehen in der Regel sehr stark unter Druck und dieser Druck wird an die Berater weitergegeben. Manchmal kann es allerdings notwendig sein, für Menschen in Krisensituationen mehr Verantwortung zu übernehmen als es sonst in psychosozialen Beratungen üblich ist. Dieser Fall ist bei der Unterbringung nach PsychKg (Gesetz für psychisch Kranke) gegeben. Hier vermischen sich objektive und subjektive Aspekte der Verantwortung. Ein juristischer Tatbestand ist zu klären – bei akuter Selbst- bzw. Fremdgefährdung aufgrund psychischer Erkrankung liegt nach PsychKG eine Unterbringungsnotwendigkeit vor. Die Klienten sind in diesen Fällen in der Regel krankheitsbedingt nicht mehr in der Lage, Verantwortung für sich zu übernehmen. Die Helferin steht hier vor einer schwierigen Aufgabe, wenn der Klient nicht untergebracht werden möchte. Wie die Gefährdung schließlich ärztlicherseits eingeschätzt wird, ist immer mit einem Restanteil Subjektivität verbunden: eine hundertprozentig sichere Aussage, ob jemand sich oder anderen zukünftig etwas antun wird, kann nicht getroffen werden.

Literaturexkurs

Die Erforschung von Gewalt in Paarbeziehungen und Familie beginnt erst mit Ende der 1970er Jahre. Die Literatur beschäftigt sich vor allem mit Erklärungsansätzen zur Entstehung, den Formen und Auswirkungen von Gewalt.

Formen der Gewalt

Unsichtbare Formen der Gewalt beziehen sich z.B. darauf, dass der Frau eine Berufstätigkeit verweigert wird oder dass sie um Geld bitten muss. Auch Drohungen jeder Art werden eingesetzt, die Kinder werden gegen sie verwendet, Einschüchterung, Beschimpfungen, Isolation und Kontrolle sind ebenso üblich wie die Ausnutzung männlicher Privilegien und dass die Frau keinerlei Entscheidungsbefugnisse mehr besitzt (Egger u.a. 1995).

Sichtbare Formen der Gewalt sind Misshandlungen mit Gegenständen, Würgen, Verbrennen, Stoßen, Ohrfeigen, Schlagen, Treten, Vergewaltigungen und vieles mehr. Sie sind an ihren Folgen zu erkennen und vielfältig: Hämatome an fast jeder Stelle des Körpers, Stich- und Schnittwunden, Würgemale, Prellungen, herausgeschlagene Zähne, Knochenbrüche und Verbrennungen.

Auswirkungen der Gewalt auf die Frauen

Da die Gewalt in einem sozialen Nahraum stattfindet, der als Ort der Liebe, Sicherheit und Intimität gilt, sowie wiederholt auftritt, sind die Auswirkungen besonders schwerwiegend und umfassend. Finkelhor (zit. nach Godenzi 1993, S. 246) beschreibt die Situation von Gewaltopfern im Kontext einer intimen Beziehung in ihren unterschiedlichen Aspekten:

- Gehirnwäsche: Der Täter kann aufgrund größerer Machtressourcen seinem Opfer seine Sicht der Dinge aufzwingen. Das führt zur
- Verantwortungsübernahme beim Opfer. Dieses gibt sich die Schuld an den Gewalttaten.
- Identifikation mit dem vertrauten Aggressor: Das Opfer nimmt den Täter in Schutz und verweist auf seine guten Seiten. Hintergrund dafür ist die intensive Abhängigkeitsbeziehung zwischen beiden.
- Schweigen: Die Opfer schämen sich aufgrund von Demütigungen und Schuldgefühlen und behalten ihre Gewalterfahrungen für sich.
- Kontinuität der Gewaltbeziehung: Die Opfer finden keinen Weg, sich aus der Gewaltsituation zu befreien und kehren zurück.

- Langfristige Wirkungen: Es treten Depressionen, Vertrauensverluste, selbstschädigendes Verhalten, komplexe posttraumatische Störungen und ernsthafte Lebensgefahr auf.

Erklärungsansätze

Erklärungsansätze (BMFSFJ 1998) beziehen sich auf Fragen nach der Entstehung von Aggressionen, wodurch Gewalt in Paarbeziehungen zu erklären ist und warum Frauen in Misshandlungsbeziehungen bleiben.

Bei der ersten Frage wird Gewalt gegen Frauen als Gegenstand der Aggressionsforschung behandelt und bezieht u.a. die Frustrations-Aggressions-Theorie und lern- und kognitionspsychologische Ansätze ein. Wichtig ist hier die in der Literatur getroffene Unterscheidung von expressiver Gewalt (verbunden mit starken Gefühlen von Ärger, Zorn etc.) und instrumenteller Gewalt (die als Mittel eingesetzt und solange aufrechterhalten wird, wie sie zur Zielerreichung dienen kann). Vernachlässigt wird hier aus feministischer Sicht das Vorhandensein von struktureller Gewalt gegen Frauen, die die gesellschaftliche Tolerierung von Gewalt gegen Frauen beinhaltet sowie die gesellschaftliche Benachteiligung von Frauen, die sich in Rollenzwängen, emotionaler Ausbeutung, Entmachtung usw. äußert.

Erklärungsmodelle, die spezifischer sind und sich auf empirische Untersuchungen beziehen, betonen

- die Bedeutung von Sozialisationsprozessen: Die Erfahrung von Gewalt in den Herkunftsfamilien lässt Gewalt als Konfliktlösungsstrategie wahrscheinlicher werden. Auch werden Normen und Werte transportiert, die die Ausübung von Gewalt und das Ertragen von Gewalt an die Geschlechtsrolle knüpft.
- die Persönlichkeit des Täters: Die Angst, als Mann zu versagen, kann bei selbstunsicheren Männern dazu führen, dass sie Gewalt zur Wiederherstellung ihres Selbstwertes einsetzen, der an das Rollenbild eines starken und überlegenen Mannes geknüpft ist. Mangelnde Impulskontrolle und der Einsatz von Gewalt als Konfliktlösungsstrategie begünstigen Gewalt.
- Situative Faktoren: Darunter fallen Isolation und damit Wegfall von sozialer Kontrolle sowie ein hohes Stress- und Konfliktpotential in diesen Paarbeziehungen und Familien. Als Konflikte werden Erziehungsfragen, Alkohol, Eifersucht und Geldangelegenheiten genannt, aber es gibt auch viele andere Dinge, die zu Stress in Familien führen können.

Der Frage, warum Frauen so häufig in Misshandlungsbeziehungen verbleiben, muss vorausgeschickt werden, dass in einer Umfrage von Bernard/Schlaffer (1990) immerhin bis zu 60% der befragten Frauen angaben, dass sie sich nach erfolgter Gewaltanwendung des Partners von ihm getrennt haben. Die Frauen, die wie in unserem Fallbeispiel Schwierigkeiten haben, sich von ihrem gewalttätigen Partner zu lösen, vermitteln in Krisen- und Beratungseinrichtungen das vorherrschende Bild einer Trennungsproblematik. Dennoch sind 40% verbleibende Frauen ein hoher Prozentsatz. In der nordamerikanischen Literatur hat Walker (1979, 1983) einen Gewaltkreislauf (‚Cycle of Violence') entworfen, der die Stadien des Spannungsaufbaus, der Explosion/des akuten Gewaltereignisses und schließlich der Versöhnung mit einem liebevollen, freundlichen und reuevollen Mann umfasst. Der Mann glaubt, er hat seiner Frau eine Lektion erteilt und sie meint, jetzt den ‚wirklichen' Partner vor sich zu haben, ist glücklich und hofft, dass er so bleiben wird, wenn sie sich nur richtig verhält. Brückner (1987) zieht aus ihrer Untersuchung den Schluss, dass bei den Frauen das Wegrutschen ihrer Lebensstärken als Grund dafür angesehen werden kann, warum Frauen keine Handlungsmöglichkeiten sehen, sich aus Misshandlungsbeziehungen zu lösen. Sozioökonomische Bedingungen (Isolation, fehlende Berufstätigkeit) können ebenso ein Hindernis sein, den schlagenden Mann zu verlassen, wie die Frage der Frau, wohin sie mit ihren Kindern gehen solle, sowie der Ablehnung der Inanspruchnahme von Frauenhäusern. Auch sind Frauen von gesteigerter Gewalt des Mannes bedroht, wenn sie versuchen, sich zu trennen.

Krisenintervention bei häuslicher Gewalt

Es gibt bundesweit Notrufe für geschlagene Frauen. Sie stehen auch für solche Frauen zur Verfügung, die psychische Gewalt in Beziehung erfahren haben. Darüber hinaus machen diese Einrichtungen Öffentlichkeitsarbeit, um der Bagatellisierung und Privatisierung von Gewalt entgegen zu wirken.

Frauenhäuser sind als Schutzangebote für Frauen und ihre Kinder zu verstehen.

Im Beratungskontakt ist zu beachten, dass die Mitteilung von Gewalterfahrungen mit Scham besetzt ist, so dass hier eine nicht-verurteilende und verständnisvolle Haltung gefordert ist. Dies ist dann für die Helferin schwer durchzuhalten, wenn Frauen wieder zu ihren Partnern zurückkehren bzw. sich trotz der Gewalterfahrungen nicht (sofort) trennen können. Die Kenntnis und das Verstehen der entsprechenden Gründe, das Wissen um Gewaltzyklen und Ambivalenzen, aber auch die Wahrnehmung von sozialen und ökonomischen Schwierigkeiten ist hierbei hilfreich, ebenso wie das Offenhalten erneuter Hilfeangebote und das Entwickeln akzeptabler Alternativen. Manche Frauen brauchen bis zu zehn Versuche, um sich trennen zu können.

Wenn eine Frau nach einer Gewalterfahrung Hilfe in Anspruch nimmt, sollten konkrete Fragen zur Gewalterfahrung und deren Folgen gestellt werden, um die Situation einschätzen zu können: Die Veranlassung einer medizinischen Versorgung und eine gründliche Untersuchung alter und neuer Verletzungen, sofern die Frau zustimmt, kann notwendig sein.

Am wichtigsten in einer akuten Gefährdungssituation ist das Abklären des aktuellen Schutzbedürfnisses und sowie das Angebot vielfältiger Unterstützungen. Hier ist die Kenntnis von rechtlichen Möglichkeiten notwendig sowie eine konkrete Unterstützung der Frau z.B. bei der Durchsetzung von zivilrechtlichen Schutzmaßnahmen aufgrund des bestehenden Gewaltschutzgesetzes. So kann die Polizei einen Platzverweis für prügelnde Ehemänner aussprechen, so dass diese für mehrere Tage die Wohnung verlassen müssen. Inzwischen kann die Frau auch vor Gericht eine Schutzanordnung gegen ihren Mann durchsetzen (BMFSFJ 2002). Das Aufstellen eines Sicherheitsplanes für eine Trennung kann lebenswichtig sein, hilft aber auch bei der Durchführung einer Trennung.

Hilfreich für die betroffene Frau ist es, die Gewalterfahrung in ihrem relevanten Bezugssystem anzusprechen, damit sie Unterstützung erfährt. Dabei kann die Veröffentlichungsbereitschaft davon abhängen, wieweit sie selbst und ihr relevantes Bezugssystem die oben genannten Mythen teilt. In diesem Fall sollte eine Einstellungsänderung angestoßen werden, denn häufig behindern diese Mythen, dass Hilfe auch gegeben wird. Hier ist es dann wichtig, die Einstellungen des relevanten Umfeldes zu betrachten, damit deutlich wird, woran Hilfe scheitert und was getan werden könnte, um diese Blockaden aufzuheben.

Die Lebensstärken bzw. die Ressourcen, die die Frau auch hat bzw. hatte, sollten herausgehoben werden. Das beschädigte Selbstwertgefühl kann als Folge der Misshandlung und damit als veränderbar begriffen werden. Es ist hilfreich, vier Phasen des Trennungsprozesses zu unterscheiden, die jeweils andere *Unterstützungsformen* erforderlich machen (Wuest/Merritt-Gray 1999):

- *Misshandlung entgegenwirken*
  In diesem Zeitraum geben die Frauen einige Teile ihres Selbst auf, was als Überlebensstrategie angesehen werden kann, spielen die Gewaltakte ihres Partners herunter, distanzieren sich aber gleichzeitig innerlich vom Partner, entwickeln Fluchtpläne, nehmen sich mehr Raum etc.
- *Ausbrechen*
  Das Ausbrechen ist mit Erleichterung, aber auch mit Angst und Unsicherheit verbunden.
- *Nicht-zurück-Gehen*
  Um die Trennung aufrechtzuerhalten, verwenden die Frauen ihre Energie darauf, Grenzen abzustecken und wieder Kontrolle über ihre Situation zu erlangen. Hierbei brauchen die Frauen viel Unterstützung, um nicht in die Misshandlungssituation zurückzugehen. Sie rechtfertigen ihre Entscheidung vor sich selbst und ihrer relevanten Umwelt immer wieder.
- *Weitergehen*
  Das Weitergehen besteht dann in der Stabilisierung der neuen Lebenssituation.

Lernfall ‚Kind in der Krise' am Beispiel eines sexuellen Missbrauchs

Einleitung

Eine Krisensituation bei einem Kind ist in der Regel durch äußere – meist familiäre – Umstände bedingt. Ein massives familiäres Krisengeschehen entsteht, wenn ein Kind sexuell missbraucht wird. Die dabei stattfindende Traumatisierung hat dramatische psychische – und oftmals auch körperliche – Auswirkungen für das Kind. Oft bleibt ein sexueller Missbrauch jahrelang unaufgedeckt und damit auch ohne Konsequenzen für den Täter, weil entweder Hinweise des Kindes nicht ernst genommen werden oder das Kind auf Druck des Täters oder aus einem ambivalenten Loyalitätsgefühl heraus schweigt.

Sexueller Missbrauch besteht in der Benutzung eines Kindes für die sexuellen Bedürfnisse eines Erwachsenen. Aufgrund der Überlegenheit von Erwachsenen ist dies immer auch ein Machtmissbrauch. Erst seit Ende der Siebziger Jahre wird dieses Delikt, ähnlich wie der gesamte Bereich der häuslichen Gewalt, öffentlich zur Kenntnis genommen – ein Verdienst der Frauenbewegung (BMFFSJ 2001). Im Januar 2003 wurde vom Kabinett ein Aktionsplan der Bundesregierung zum Schutz von Kindern und Jugendlichen vor sexueller Gewalt und Ausbeutung verabschiedet.

Angaben über die Verbreitung von sexuellem Missbrauch schwanken, da die Dunkelziffer hoch ist und unterschiedliche Definitionen bestimmend sind. Mindestens 7 % der Frauen und 3 % der Männer haben – international gesehen – Missbrauchserfahrungen. In Deutschland werden jährlich etwa 14 bis 16 000 Fälle angezeigt. Die Zahl der nicht gemeldeten Fälle schätzen Fachleute bis zu zehnmal so hoch (Arbeitskreis Neue Erziehung 1999). Mädchen werden häufiger sexuell missbraucht als Jungen. Mädchen erleben Missbrauch zu etwa 30 % von einem Fremdtäter, jemand außerhalb des Nahbereichs des Kindes. Drei Viertel aller Missbrauchsfälle geschehen im Bekannten- oder Verwandtenkreis der Kinder (BMFFSJ 2001).

Sexueller Missbrauch als Ursache einer Krise eines Kindes ist für die Beraterinnen immer belastend, da er starke Emotionen hervorruft. Bei einem Verdacht kommt die Unsicherheit eines möglichen Irrtums hinzu, dann ist zu entscheiden, wie das Kind am besten zu schützen ist, wer hinzugezogen werden sollte und wer die schwierige Aufgabe der Aufdeckung und Konfrontation durchführen kann.

Fallbeispiel

Einstieg

Frau Kalminski hatte am Tag zuvor telefonisch um einen Termin gebeten. Was ich vorher nicht wusste: Sie bringt ihre Tochter Nina mit zum Gespräch. Das Mädchen ist acht Jahre alt, wirkt sehr schüchtern, guckt mich nicht an und starrt auf den Boden. Ich frage Frau Kalminski, ob sie denn lieber ohne ihre Tochter mit mir sprechen würde. Das verneint sie sofort vehement: „Es geht ja um sie. Sie muss mit rein."

Ich frage Nina, ob sie sich aktiv am Gespräch beteiligen möchte, und – da sie dies verneint – biete ich ihr Malsachen zur Beschäftigung an.

Frau Kalminski wirkt während des gesamten Gespräches sehr unter Druck. Sie spricht in etwas abgehackten kurzen Sätzen mit langen Pausen dazwischen. Sie knetet dabei die Hände im Schoß und blickt mir kaum in die Augen, sondern meist auf ihre ruhelosen Hände oder zu Nina hinüber.

„Es geht um meine Tochter", sagt sie jetzt, und ihre Stimme klingt aufgeregt. „So geht es nicht mehr weiter. Sie verweigert ja alles. Sie will schon gar nicht mehr rausgehen, mit Freunden auf der Straße spielen. Als ob ihr alles egal ist. Sie isst auch nicht mehr gut. Und jetzt hat sie wieder angefangen, nachts ins Bett zu machen. Und dann weint sie nachts, als ob sie Albträume hätte, aber sie will auch nicht, dass ich sie tröste. Dann sagt sie immer: ‚Ich bin doch selber schuld'. Ach, ich weiß nicht mehr, was ich mit ihr anfangen soll. Sie ist auch so, ja so gefühlskalt irgendwie. Sie ist so anders geworden."

„Seit wann hat Nina sich denn so verändert, Frau Kalminski?"

„Ich glaube, vor ungefähr einem Jahr ging das los. Aber genau weiß ich es nicht mehr."

„Können Sie sich in dieser Zeit an etwas Besonderes erinnern, ist irgendetwas in der Zeit vorgefallen?"

„Nein, nichts Besonderes. Alles ganz normal." Frau Kalminski zuckt mit den Schultern. Sie knetet ihre Hände und sagt nichts weiter.

Ich versuche noch mit verschiedenen Fragen mehr herauszufinden darüber, was zu der starken Veränderung Ninas geführt haben könnte, dies jedoch ohne Erfolg. Frau Kalminski scheint mir – beinah abwehrend – alle weiteren Fragen mit Schulterzucken und einem ‚Ich weiß nicht' zu beantworten. Nina malt währenddessen. Ich bemerke jedoch, dass sie zwischendurch zu uns herüberschaut und aufmerksam zuhört. Ich frage sie deshalb, ob sie nicht zum Gespräch dazu kommen möchte, vielleicht könne sie ja auch etwas dazu sagen, denn es ginge ja schließlich um sie. Nina nickt und setzt sich zu uns in einen dritten Sessel. Ich stelle ihr einige Fragen, die sie allesamt nur mit einem Schulterzucken und verschämten Blicken auf den Boden beantwortet. Dann frage ich sie, ob sie gerne mit mir allein – ohne ihre Mutter – sprechen würde. Darauf hält sie inne und nickt kaum sichtbar. Dies bestätigt meine Vermutung, dass sie sich in Anwesenheit ihrer Mutter nicht frei fühlt. Dass es mehr zu sagen gäbe, vermute ich inzwischen stark. Ich bitte also die Mutter, für eine Weile im anderen Beratungsraum Platz zu nehmen, ich würde sie dann wieder dazu holen, wenn ich eine Weile mit Nina allein gesprochen hätte.

Handlungsskizze

Sowie die Mutter aus dem Zimmer ist, verändert sich Ninas Verhalten. Sie wird insgesamt lebendiger und fragt mich alles Mögliche – wie ich heiße, wie alt ich bin, warum ich hier arbeite, ob ich verheiratet bin usw. Dadurch entsteht rasch eine lockere Atmosphäre und ich knüpfe an die Erzählungen der Mutter an. Im Verlauf des Gespräches mit Nina erhärtet sich dann bei mir der Verdacht, dass Nina eine traumatische Erfahrung gemacht hat.

Sie erzählt, dass sie nicht mehr auf die Straße zu den anderen Kindern zum Spielen gehen will, weil sie Angst hat (auch wenn sie diese Angst nicht näher beschreiben kann). Sie geht nicht mehr gerne zu ihrem Vater am Wochenende zu Besuch, weil sie Angst vor dem Weg zu ihm hat, auch wenn die Mutter sie begleitet. Sie hat Angst vor Hunden, die nachts unter ihrem Bett hervorkommen würden, also keine Hunde auf der Straße, sondern phantasierte oder halluzinierte Hunde, vor denen sie sich unter der Bettdecke verstecken müsste, damit diese sie nicht finden. Sie sagt wiederholt, sie sei selbst schuld, sie hätte schließlich früher ihrer Mutter etwas erzählen sollen, und überhaupt sei sie schuld (woran, sagt sie jedoch nicht). Sie schläft unruhig, hat nächtliche Albträume, u. a. von sehr großen schwarzen Hunden, aber auch von anderem. Das „Andere" benennt sie nicht näher, sie wisse zwar, was der Inhalt sei, aber das könne sie mir nicht erzählen. Sie würde ihrer Mutter auch nichts mehr von den Albträumen erzählen, außer wenn sie geschrieen habe, so dass ihre Mutter davon aufgewacht sei.

Ich erfahre von ihr noch, dass ihre Eltern sich getrennt haben, als sie noch ein Baby war, dass sie ihren Vater jedes zweite Wochenende besucht, dass der Vater eigentlich Schlosser ist, aber vor ein oder zwei Jahren arbeitslos geworden ist und seitdem immer stinkt, wonach, weiß sie nicht, aber er stinke aus dem Mund.

Ihre Mutter ist Verkäuferin. Nina geht nach der Schule für drei Stunden in den Hort, holt dann ihre Mutter im Laden ab und geht mit ihr zusammen nach Hause. Nina ist Einzelkind, sie wünscht sich einen kleinen Bruder, dem könnte sie dann immer die Flasche geben, aber noch lieber hätte sie einen großen Bruder, der würde sie immer beschützen.

Bevor ich ihre Mutter wieder zum Gespräch dazu hole, tut Nina noch etwas Befremdliches und Auffälliges: Sie steht aus ihrem Sessel auf, schaut mich herausfordernd an, kommt auf mich zu und fasst mich an meine Brust. „Und, was hast Du da?“, sagt sie mit lauter Stimme, bleibt einen Moment so stehen und rennt dann übergangslos in die andere Ecke des Raumes zu ihren Malsachen. Ich bin erschrocken und wie vor den Kopf gestoßen von diesem unerwarteten Übergriff. Nina will damit offensichtlich etwas ausdrücken, bevor unser Gespräch zu Ende ist, was sie nicht in Worte fassen kann. Etwas an diesem körperlichen Übergriff wirkt wie ein Hilferuf.

Ich versuche, das Gespräch fortzuführen, aber Nina wirkt völlig vertieft und konzentriert auf ihr Spielzeug. Ich merke, dass ich keinen Kontakt mehr mit ihr bekomme, deshalb sage ich ihr, dass ich sie kurz allein lasse und mit ihrer Mutter sprechen möchte. Nina malt unbeeindruckt weiter und ich bitte meine Kollegin, ein Augenmerk auf sie zu haben.

Kommentar

Ninas Verhalten und ihre Erzählungen rühren mich sehr an. Ich spüre starkes Mitleid, ohne genau zu wissen, worum es bei ihr geht. Als sie von ihrer Angst vor den großen Hunden und ihren Alpträumen erzählt, weint sie und wirkt auf mich sehr hilflos, schutzlos. Sie wirkt ausgeliefert an etwas, das sie nicht benennen kann. Ich nehme mein Gefühl des Mitleids auch als diagnostisches Instrument sehr ernst, es bestätigt meine Vermutung, dass sie etwas erlebt hat, dem sie schutzlos ausgeliefert war oder ist.

Im nächsten Moment wirkt Nina dann wieder unbeteiligt. Diese Sprunghaftigkeit der Gefühle ist mir von Kindern bekannt, hier wirkt sie aber besonders stark und ich empfinde sie als unangemessen. Ich vermute eine emotionsabspaltende Reaktion, wie sie bei und nach traumatisierenden Erlebnissen auftreten kann. In mir entsteht der Verdacht, dass Nina durch sexuellen Missbrauch traumatisiert ist. Ich fühle mich emotional mitgenommen durch die angespannte Atmosphäre mit einer Mischung aus Gefühlsverwirrung, Verschwiegenheit und sexuell getönter Übergriffigkeit. All dies könnte für eine sexuelle Missbrauchserfahrung sprechen. Eine Atmosphäre der Verschwiegenheit bei Mutter und Tochter ist häufig wahrzunehmen in Familien, bei denen ein sexueller Missbrauch nicht thematisiert ist. Damit ein Kind sich mit seiner Not mitteilen kann, muss eine Vertrauensperson offen für die Andeutungen des Kindes sein und diese bejahend und interessiert aufnehmen. Ich vermute außerdem, dass die Mutter selbst sich (noch) nicht in der Lage fühlt, einen sexuellen Missbrauch der Tochter zu realisieren und die Konsequenzen zu tragen, nämlich die Tochter konsequent zu schützen und den Täter zur Rechenschaft zu ziehen. Zugleich scheint sie jedoch den Wunsch zu haben, das Verheimlichte aufzudecken, sonst wäre sie nicht zur Beratung gekommen. Sie trägt damit möglicherweise an mich den Wunsch nach Aufdeckung heran. Ich nehme diesen Hinweis ernst, zugleich bekomme ich ein zunehmend ‚mulmiges‘ Gefühl bei der Vorstellung, hier und heute der Mutter gegenüber das Thema sexueller Missbrauch anzusprechen. Ich weiß, dass es bei sexuellem Missbrauch keinen Sinn hat, aus dem Bedürfnis heraus, das Kind schützen zu wollen, in Aktionismus zu verfallen. Von der Aufdeckung bis zu den notwendigen Schritten, um das Kind tatsächlich schützen zu können, vergeht viel Zeit und der Prozess braucht eine kontinuierliche Unterstützung, am besten durch eine spezialisierte Beratungseinrichtung. Damit sich Frau Kalminski überhaupt für diesen Weg entscheiden kann, halte ich es für sinnvoll, ihr gegenüber meine Vermutung auszusprechen.

Intervention

„Frau Kalminski, nach allem, was ich von Ihnen und Ihrer Tochter gehört und erlebt habe, habe ich den Eindruck gewonnen, dass Nina möglicherweise sexuell missbraucht worden ist, möglicherweise von ihrem Vater. Das ist bis jetzt nur ein Verdacht, Nina hat dazu nicht direkt etwas gesagt, aber Sie sollten mit dieser Möglichkeit rechnen. Haben Sie auch schon mal etwas in dieser Richtung vermutet?"

Kaum habe ich dies gesagt, beginnt Frau Kalminski leise vor sich hinzuweinen. Sie sitzt zusammengesunken in ihrem Sessel und nickt. „Ja", sagt sie nach längerer Zeit. „Ich habe auch schon daran gedacht, aber ich hab's gleich wieder weggeschoben, so was wollte ich einfach nicht denken. Dabei hat sie sich so verändert, hat plötzlich gesagt, ihr Papa ist doof, und immer gefragt, warum er so ist. Das kann man sich doch gar nicht vorstellen. Was macht er denn mit ihr? Denken Sie wirklich, er könnte so was machen, ich kenne ihn ja auch schon eine Weile." Frau Kalminski weint jetzt immer stärker. „Ich hätte schon früher was unternehmen müssen."

„Aber jetzt haben Sie ja etwas unternommen, Sie sind hier in den Krisendienst gekommen. Sie sind eben nicht untätig geblieben."

Frau Kalminski weint und nickt. Sie bittet mich, dass ich Nina genauer frage, was passiert sei, sie selbst könne das nicht tun. Ich merke jetzt noch deutlicher, dass dies eine Überforderung für alle Beteiligten und somit eine überstürzte Intervention wäre. Ich erkläre Frau Kalminski, dass es Beratungseinrichtungen gibt, die auf langjährige Erfahrungen im Umgang mit sexuell missbrauchten Kindern und deren Angehörigen zurückgreifen können und die strukturellen Möglichkeiten für eine längerfristige Begleitung der Familie haben, die also sowohl für Nina als auch für die anderen Beteiligten ein therapeutisches Angebot vorhalten können.

Frau Kalminski fragt, welche Möglichkeiten es danach gäbe, um Weiteres zu verhindern. Ich erkläre ihr, es könnte ein Gespräch beim Jugendamt stattfinden. Dort würde ihr auch bei rechtlichen Fragen geholfen werden. Das Jugendamt kümmert sich um die Fragen des Sorgerechts und des Umgangsrechts. Frau Kalminski hat das alleinige Sorgerecht für ihre Tochter, Ninas Vater hat nur das Umgangsrecht. Dies würde das weitere Vorgehen erleichtern, denn bei gemeinsamem Sorgerecht der Eltern würde eine Verhinderung des Kontaktes mit dem Kind es erfordern, gerichtliche Schritte einzuleiten. Eine Mitarbeiterin des Jugendamtes würde dann zusätzlich zu den Aussagen der Mutter mit dem Kind eine Befragung vornehmen, sich ein Bild machen und anschließend das Familiengericht einschalten.

Falls die Mutter strafrechtlich gegen den Vater vorgehen will, müsste sie einen Strafantrag stellen. Für diesen Weg müsste die Polizei eingeschaltet werden. Dabei ist immer die psychische Belastung für die Tochter mitzubedenken, die sich aus der notwendigen Befragung und Begutachtung ergäbe. Zum Schluss sprechen wir noch über den nächsten Termin, den Nina bei ihrem Vater hat. Frau Kalminski entschließt sich, diesen abzusagen, um zunächst Klarheit für sich zu gewinnen.

Im abschließenden Dreiergespräch mit der Mutter erkläre ich Nina, dass ich sie gern an eine Beratungsstelle für Kinder und deren Eltern vermitteln würde. Ich biete ihr an, sie in der Beratungsstelle schon telefonisch anzukündigen. Nina stimmt bereitwillig zu. Mit der Mutter vereinbare ich noch ein Nachgespräch in der übernächsten Woche, um mit ihr besprechen zu können, wie bisher die Überweisung geklappt hat und ob sie sich dort mit ihrer Tochter aufgehoben fühlt. Beim Verabschieden reicht Nina mir die Hand, dann zieht sie ihre Mutter Richtung Ausgang, das Gespräch scheint erst einmal vergessen.

Ich bin sehr berührt und angestrengt von dem Gespräch. Nina tut mir sehr leid. Ich muss nun das Gefühl der Unklarheit aushalten, nicht zu wissen, wie es mit Nina weitergehen wird. Ich spreche längere Zeit mit meiner Kollegin, um mir über die verschiedenen Gefühle klar zu werden, die das Gespräch in mir ausgelöst hat.

Interventionsprinzip ‚Schützenden Kontext initiieren'

In der Krisenberatung gibt es unterschiedliche Situationen, in denen Klienten Schutz benötigen. Im Fallbeispiel ist die Situation eindeutig: Der Verdacht des sexuellen Missbrauchs liegt vor. Für Nina, die bisher keine Möglichkeiten hat, sich selbst zu schützen, muss mit Hilfe der Mutter ein Kontext hergestellt werden, in dem ein wirksamer Schutz möglich wird. Nicht immer ist die Notwendigkeit, einen schützenden Kontext zu initiieren, so offensichtlich. Menschen drücken in unterschiedlichster Weise ihre Not und ihr Bedürfnis nach Schutz aus, häufig erst auf den zweiten oder dritten Blick sicht- und spürbar. Manchmal erkennt auch nur der Berater diese Notwendigkeit.

Wirksamer Schutz bedeutet, gegen ängstigende oder gefährdende Einflüsse abgesichert zu sein, seien dies nun Einflüsse von außen *oder* von innen: So braucht Nina z.B. Schutz vor weiteren sexuellen Grenzüberschreitungen, auch in Form einer räumlichen Trennung vom Täter, falls bei ihr tatsächlich ein Missbrauch vorliegt. Es gibt sehr unterschiedliche Situationen, bei denen Schutz eine wesentliche Intervention ist: Ein schwer depressiver, suizidaler Mensch braucht unter Umständen Schutz vor eigenen selbstgefährdenden Impulsen durch medizinische und therapeutische Behandlung und einen schützenden Klinikaufenthalt. Ein Mensch in einer akuten Psychose braucht einen schützenden Kontext, in dem er von Reizen abgeschirmt ist und sich sicher vor z. B. wahnhaften Bedrohungen fühlen kann.

Im Folgenden sind einige Hinweise zum Vorgehen aufgeführt:

- Das Schutzbedürfnis überhaupt zu erkennen, ist ein erster Schritt. Dazu ist es für die Beraterin wichtig, ihre eigenen Gefühle im Kontakt mit dem Klienten wahrzunehmen, die dann häufig ein Hinweis auf die Gefühlssituation des Klienten sind: Bei der Beraterin entsteht z. B. ein deutlicher Fürsorgewunsch, oder – wenn die Angst des Klienten hinter aggressivem Verhalten versteckt ist – Schutzbedürfnis und Angst. Ein Klient ist vielleicht vordergründig aggressiv, gerade *weil* er Angst hat und versucht, diese abzuwehren. Nur der Berater spürt dann die Angst. Es sollte in diesem Fall konkret nach Ängsten gefragt werden: „Ich habe den Eindruck, Sie sind im Moment unter Druck, haben vor etwas Angst. Wovor genau haben Sie Angst? Was befürchten Sie, was passieren könnte? Wer oder was kommt Ihnen zu nahe?“
- Manchmal ist es fraglich, ob die Klientin glaubt, selbst schützenswert zu sein und ein Recht auf Schutz zu haben. Gerade bei häuslicher Gewalt und bei sexuellem Missbrauch kann dieses Gefühl verlorengegangen sein. Dann kann es Aufgabe des Beraters sein, der Klientin dabei zu helfen, ein Gefühl für die Notwendigkeit und das Recht auf Schutz zu entwickeln.
- Die Beraterin sollte daran denken, sich selbst zu schützen. Geht beispielsweise eine telefonische Meldung ein, dass ein Familienkonflikt mit einem gewaltbereiten Ehemann zu eskalieren droht, so muss zuerst die Polizei informiert und hinzugerufen werden. Sonst würden sich auch noch die Beraterinnen in eine gefährliche Situation begeben. Sie handeln damit auch in einer Modellfunktion für ihre Klientinnen.
- Ein schützender Kontext sollte zusammen mit dem Klienten definiert werden. Dazu werden gemeinsam Ideen entwickelt, zusätzlich bringt der Berater sein Wissen über Schutzmöglichkeiten ein. Hier sind Fragen sinnvoll wie: „Was stellen Sie sich vor, könnte für Sie beruhigend wirken? Wo könnten Sie sich jetzt aufgehoben und sicher fühlen? Brauchen Sie Menschen um sich, wenn ja wen, oder wollen Sie eher für sich allein sein? Welche Kontakte wollen Sie vermeiden?“ Die Fragen zum Kontakt mit anderen Menschen sind wichtig, da die Bedürfnisse sehr unterschiedlich und zugleich ausschlaggebend für ein (un-)geschütztes Gefühl sein können: Menschen mit einer Angststörung fühlen sich in der Regel sicherer, wenn sie nicht allein sind. Menschen in einer Psychose können sich durch bestimmte Personen bedroht fühlen, so dass die Angst steigt und Gewalthandlungen möglicher werden.

- Manchmal muss die Beraterin auch die Verantwortung für den Schutz einer Person übernehmen. Sie übernimmt dann mehr Verantwortung als in Beratung sonst üblich, weil deutlich wurde, dass die Person sich selbst nicht (mehr) ausreichend schützen kann, sei es aufgrund einer psychischen Beeinträchtigung, bei akuter Selbst- oder Fremdgefährdung oder aufgrund von Abhängigkeitsverhältnissen wie bei Kindern und Jugendlichen in der Familie. Für diese Fälle gibt es gesetzliche Regelungen (PsychKG und KJHG).
- Schließlich geht es auch um den praktischen Schutz: Die Organisation eines Aufenthaltes in einem Frauenhaus mit geheimgehaltener Adresse, Hinzuziehung der Polizei und eventuell mit rechtlichen Verfügungen, der Aufenthalt bei Freunden und Angehörigen, die Organisation eines Klinikaufenthaltes etc.

Literaturexkurs

Sexueller Missbrauch ist eine strafbare Handlung und er liegt vor, wenn gegen das sexuelle Selbstbestimmungsrecht des Kindes verstoßen wird. Im Strafgesetzbuch verbieten die Paragraphen § 174 (sexueller Missbrauch von Schutzbefohlenen) und § 176 den sexuellen Missbrauch von Kindern umfassend und kategorisch.[3]

Hintergründe

Die Mutter im Fallbeispiel will erst nicht wahrhaben, dass ihr Ex-Mann ihre Tochter sexuell missbraucht haben soll. Dabei ist zu bedenken, dass Missbrauch ein zentrales Tabu berührt. Es geht um die Aufdeckung von etwas, was schwer zu glauben und schwer zu ertragen ist. Zudem ist das traditionelle Bild des missbrauchenden Täters das eines schwer gestörten Mannes, eines Triebtäters, und das Opfer gilt als verführerisch. Der feministische Ansatz schlägt hingegen vor, den Missbrauch als eine Form sexueller Gewalt, als ‚patriarchalen Normalfall' anzusehen, verbunden mit einer Kultur, die sexuelle Gewalt bedingt und gleichzeitig dazu beiträgt, diese aufrecht zu erhalten (Brockhaus/Kolshorn 1997). Weitere Erklärungsangebote diskutieren z. B. bestimmte Einstellungen der Täter, die Gewaltausübung rechtfertigen und der Auffassung sind, sie tun nichts Verwerfliches. Es wird auch die Zementierung der männlichen Geschlechterrolle mit der Betonung von Stärke und Erfolg diskutiert, denen die Täter nicht genügen können, sowie Störungen in der

3 „Verboten sind Handlungen mit Körperkontakt zwischen Täter und Kind, ohne und selbstverständlich erst recht unter Anwendung von Gewalt. Verboten ist auch die „Einwirkung" des Täters auf das Kind, damit es Sexualhandlungen an anderen vornimmt oder durch andere an sich vornehmen lässt. Und wer Pornos gegen Kinder einsetzt, um sich sexuell zu erregen oder wer Kinder für Pornos missbraucht, wird ebenfalls bestraft" (siehe Däubler-Gmelin 1997, S. 104 f.).

Persönlichkeitsstruktur des Täters und Gewalt- und Missbrauchserfahrungen in der Täterbiografie. Aber auch familiale Hintergründe mit strukturellen und sozialen Beeinträchtigungen werden u.a. genannt (u.a. Amann/Wipplinger 1997, BMFFSJ 2001, Deegener 1995, Harten 1995).

Die Mütter betroffener Mädchen

Die Mutter in unserem Fallbeispiel hatte nur eine diffuse Ahnung des Missbrauchs. Sie warf sich aber vor, ihre Tochter unzureichend geschützt zu haben und nicht hellhörig genug gewesen zu sein. Die meisten dieser Mütter – insbesondere wenn ein Inzest vorliegt – erleiden zunächst einen schweren Schock, wenn sie von dem Missbrauch ihres Kindes erfahren. Sie leiden an Schuldgefühlen, machen sich Selbstvorwürfe und haben Selbstzweifel, zeigen völlige Verwirrung, aber auch Rache- und Hassgefühle – erstaunlicher weise auch gegenüber der Tochter (Gerwert 1996). Der Täter versucht oft, die Mutter auf seine Seite zu ziehen und sie unter Druck zu setzen. Untersuchungen zeigen, dass sich die Mütter sehr unterschiedlich verhalten und sie ihre Töchter am meisten unterstützen, wenn es sich um den Ex-Ehemann/Ex-Lebensgefährten handelt (Eberson u.a. 1989 in Gerwert ebd., S. 34). Die Inanspruchnahme von Hilfe seitens der Mutter wird bedingt durch ihr Wissen um das Geschehen und ihr Verständnis davon, die Art der Zuschreibung von Verantwortung, ihre Einschätzung der verfügbaren Hilfen, Schamgefühle und Schwierigkeiten darüber zu sprechen, Angst vor der Wegnahme ihres Kindes, Angst vor Verlust des Partners und Angst vor weiteren negativen Konsequenzen (Hooper 1989 in Gerwert 1996, S. 37).

Hier wird deutlich, dass die Mutter Unterstützung braucht, um ihrem Kind entsprechend zu helfen und dass genau überlegt werden muss, welcher Weg dazu geeignet ist. In einem ersten Schritt sollte sich der Helfer fragen, welche Einstellungen und Überzeugungen die Mutter in Bezug auf einen sexuellen Missbrauch hat, ob sie ihn möglicherweise bagatellisiert, wie sie zu ihrem Partner und zu ihrem Kind steht und welche Stellung sie in ihrem sozialem Umfeld hat (BMFFSJ 2001, S. 104).

Auch für die Verarbeitung und damit für die Unterstützungsmöglichkeiten von Seiten der Mutter für das missbrauchte Kind sind die soziale Umwelt sowie das Verhalten professioneller Helfer wichtig. Die emotionale Unterstützung des Kindes durch die Mutter ist wesentlich dafür, wie das Kind den Missbrauch verarbeiten kann und ob es weiterem Missbrauch ausgesetzt ist. Es ist zu beachten, dass die Familiendynamik bei Familien, in denen ein sexueller Missbrauch stattgefunden hat, häufig äußerst kompliziert ist. Fast immer – wenn der Täter aus dem Nahbereich kommt – liegen komplexe Bindungs- und Loyalitätsstrukturen vor, mit Täter- und Opferanteilen bei den einzelnen Mitbeteiligten. Im vorliegenden Fallbeispiel ist die Mutter von dem Täter schon getrennt, dass heißt, dass sie ihre Bindung an den Vater des Kindes schon gelöst hat. Das macht es ihr einfacher, ihre Tochter zu unterstützen.

Folgen für das missbrauchte Kind

Bange/Deegener (1996, S. 74) schreiben, dass sexueller Missbrauch „an sich traumatisch sein kann“, damit meinen sie, dass sexueller Missbrauch einen eigenständigen Einfluss auf die Entwicklung psychischer und sozialer Auffälligkeiten hat. Dass die meisten Kinder Symptome entwickeln, steht außer Frage, zu klären ist aber, wieweit die schon vor dem sexuellen Missbrauch bestehenden familiären Belastungen damit in Zusammenhang stehen könnten.

Die unmittelbaren Folgen sind sehr vielfältig, allerdings sind sie nicht für den sexuellen Missbrauch spezifisch. Genannt werden Symptome, die zwar nicht nur bei sexuellem Missbrauch auftreten, jedoch häufig in Zusammenhang mit einer Missbrauchserfahrung zu beobachten sind. Dies sind körperliche Verletzungen, psychosomatische Symptome wie z. B. Schmerzen, Ess- und Schlafstörungen, psychische Probleme wie niedriges Selbstwertgefühl, Angst und depressive Reaktionen, soziale Auffälligkeiten wie z. B. Schulprobleme und aggressives Verhalten aber auch sozialer Rückzug, auffälliges Sexualverhalten und posttraumatische Belastungsstörungen (PTSD). Bei vielen Opfern war sexualisiertes Verhalten als auch Symptome des PTSD aufgetreten, so dass einige Autoren von Kernsymptomen sprechen (siehe Amann/Wipplinger 1997, S. 170).

Ein altersunangemessenes Sexualverhalten besteht sowohl in einer exzessiven Beschäftigung mit Sexualität als auch in einer Angst vor sexuellen Dingen.

Die *Posttraumatische Belastungsstörung* ist definiert durch ein traumatisches Ereignis, das beharrlich auf verschiedene Weisen wieder erlebt werden kann (Intrusion) wie z. B. durch Alpträume, durch anhaltende Vermeidung von Reizen, die mit dem Trauma verbunden sind und durch anhaltende Symptome eines erhöhten Erregungsniveaus wie Schlafstörungen, Reizbarkeit usw. (ausführlich z. B. in Bastine 1998, S. 496). Die unmittelbare Reaktion auf ein Trauma wird noch nicht als Störung klassifiziert, sondern als eine normale Reaktion auf ein unnormales Geschehen. Erst wenn diese länger andauert, spricht man von einer PTSD.

Langzeitfolgen sind vielfältig. Sie können in emotionalen und kognitiven Störungen, in Posttraumatischen Belastungsstörungen, dissoziativen Störungen (Amnesien, multiple Persönlichkeitsstörung), anderen Persönlichkeitsstörungen, Somatisierungen, Schlafstörungen, Essstörungen, sexuellen Störungen, in substanzgebundenem Suchtverhalten, Störungen interpersonaler Beziehungen und in Problemen der sozialen Anpassung bestehen (siehe Moggi 1997, S. 190). In Zusammenhang mit langandauernder sexueller Misshandlung wird meist eine komplexe Posttraumatische Belastungsstörung (Hermann 1993) entwickelt, verbunden mit umfassenden Störungen (Teegen 1997, S. 543), die dissoziative Phasen mit einschließen.

Das Ausmaß von Initial- und Langzeitfolgen steht in Abhängigkeit von folgenden Faktoren (siehe Bange/Deegener 1996, S. 68 ff.): Opfer-Täter-Beziehung mit Auswirkungen auf den Vertrauensverlust, Intensität und Art des sexuellen Missbrauchs, Zwang und Gewalt, Dauer und Häufigkeit, Alter des Opfers, Altersunterschied zwischen Opfer und Täter, Elternreaktionen (entscheidend ist hier die Verleugnung), institutionelle Reaktionen (Heimunterbringung, Umgang bei Gericht und Polizei), Therapie (überwiegend profitieren die Kinder davon), dem Missbrauch vorausgehende Faktoren (Persönlichkeit des Kindes, Familienklima etc.) spielen eine Rolle in positiver wie negativer Hinsicht.

Aufdeckungskrise

Schritte zur Beendigung des sexuellen Missbrauchs setzen seine Aufdeckung, ein Irgendwie-darüber-Sprechen, voraus (Willutzki 1997). Bormann und Meyer-Deters (2009) sprechen von einer Krise, da die Aufdeckung eine zentrifugale Dynamik entfaltet und Familien und Beziehungen auseinanderreißen kann. Diese Dynamik kann die Bezugspersonen (und auch die Helfer) veranlassen, sich entweder vom Täter oder von der Realität der Tat radikal zu distanzieren. Betroffene Kinder schweigen häufig und lange, entweder weil sie der Täter darauf verpflichtet, weil es ein Tabu darstellt, weil die Auseinandersetzung mit Angst, Scham und Schuld verbunden sein kann, weil sie Angst haben, dass es das Ende der Familie/Beziehung zum Täter bedeutet oder weil sie nicht wissen, wie sie darüber sprechen können. Entscheidend für das Vorgehen ist, ob die Aufdeckung mit einem strafrechtlichen Anliegen verbunden ist oder ob die therapeutische Aufgabe, dem Kind zu helfen, im Vordergrund steht, wobei auch eine Strafanzeige Hilfe sein kann. Krisenintervention kann hier niemals gutachterliche Funktion haben, sondern eher einen helfenden Prozess anstoßen, wobei die Beraterinnen sich darüber klar sein müssen, dass Aufdeckungsarbeit nur im Kontext von Vertrauen erfolgen kann und sollte, Zeit in Anspruch nimmt, das Kind nicht unter Druck gesetzt wird und eine Retraumatisierung vermieden werden muss. Das Kind sollte auch so wenig wie möglich befragt werden. Wie in der Exploration vorzugehen ist, beschreibt z. B. Deegener (2004). Der Impuls, gleich einzugreifen und vieles in Bewegung zu setzen, ist sehr groß, aber die einzelnen Schritte sollten gut überlegt sein. Vor einer „wilden Konfrontation", einer nicht gut vorbereiteten Konfrontation des Täters, wird gewarnt, da sonst der Täter die Möglichkeit erhält, seine Strategien der Verleugnung und Umdeutung noch zu perfektionieren (Gurris 1997). Zurückhaltung ist hier geboten und eher ist die Vertrauensperson des Kindes – im Fallbeispiel die Mutter – zu weiterführenden Schritten zu motivieren, wie die Aufdeckungsarbeit erfolgen kann. Aufdeckungsarbeit umschließt allgemeine therapeutische Interventionen und aufdeckungsspezifische Interventionen, die konkreter auf bestimmte Themen und mit dem vermuteten Missbrauch in Verbindung stehende Lebensbereiche des Kindes bezogen sind (ebd., S. 606).

Krisenintervention bei Vorliegen eines sexuellen Missbrauchs

Die Form der Krisenintervention ist davon abhängig, wer für wen um Hilfe bittet, wie die Rahmenbedingungen der Einrichtung sind, wie viel Zeit zur Verfügung steht und welche Kenntnisse die Mitarbeiterinnen über sexuellen Missbrauch haben. Im Folgenden werden einige Punkte ausgeführt, die eine Rolle im Kontext von Krisenintervention spielen können (Koch-Knöbel 1995, S. 66ff.; BMFFSJ 2001):

Wichtig ist, sich nicht als Einzelkämpfer zu verstehen, hier sind vernetzte Interventionen besonders geboten. Es sind immer zuständige Ansprechpartner einzubeziehen, oft nicht im Sinne eines Nacheinanders kettenartiger Verknüpfungen, sondern durch vielfältige Vernetzung, wobei die Beteiligten miteinander kommunizieren, damit die Last verteilt und Lösungen gemeinsam getragen werden können. Wenn Helfer nicht kooperieren, besteht die Gefahr, dass der Missbrauch nicht weiter verfolgt wird, die Stellen gegeneinander arbeiten oder sich eine spezifische Missbrauchsdynamik mit Geheimhaltung, Unklarheit und Grenzverwischung wiederholt, zum Nachteil des betroffenen Kindes (BMFFSJ 2001, S. 97). Zuständige Ansprechpartner sind u.a. spezialisierte Beratungsstellen, Jugendamt, Vormundschaftsgericht, Kriminalpolizei, aber auch Kindertagesstätten und Schulen. Dabei müssen sich die Helfer auf eine Wirklichkeit einigen wie Bormann/Meyer-Deters (2009) ausführen: Glaube ich dem Opfer oder dem Täter? Wie groß ist das Ausmaß der sexualisierten Gewalt? Wie gravierend sind die Folgen für den Betroffenen? Was sind die angemessenen Konsequenzen?

Krisenintervention kann nur die Aufgabe der Vermittlung übernehmen – wie im Fallbeispiel. Weitervermittlung sollte erst dann erfolgen, wenn weitgehend sicher ist, dass diese auch in Anspruch genommen wird.

Wichtigstes Ziel ist der Schutz des Mädchens oder Jungen vor dem Missbraucher. Dies ist ohne eine räumliche Trennung von ihm nicht möglich, wobei es wünschenswert wäre, dass der Missbraucher geht und nicht das Kind. In der Realität gehen jedoch häufig Mutter und Kind, da es keine gesetzlichen Möglichkeiten gibt, den Täter vor einer Verurteilung zum Verlassen der Wohnung zu zwingen. Wichtig ist es, die gesetzlichen Möglichkeiten, die bestehen, gut zu kennen und entsprechende Stellen einzuschalten. Es ist dabei auch an die Situation von Geschwistern zu denken. Die Schutzmaßnahmen werden über das zuständige Gericht (Familien- oder Vormundschaftsgericht) angeordnet. Es besteht auch vom Jugendamt die Möglichkeit, das Kind zu schützen, wenn es die Mutter nicht kann oder will, oder schnell gehandelt werden muss. Der § 42 KJHG gibt dem Jugendamt die Möglichkeit, schnell zu handeln (Marquardt/Lossen 1999). Krisenintervention kann hier nur den Prozess anstoßen. Dabei kann man weiterführende Hilfe als Mehrspurenhilfe denken: als Opferhilfe, Täterhilfe und auch als Elternhilfe (s. Bormann/Meyer-Deters ebd.)

Von übereiltem Aktionismus ist abzuraten. Bei zu früher und unüberlegter Konfrontation des Täters oder der Mutter verschließt sich die Familie möglicherweise.

Jedes Opfer braucht einen verlässlichen Erwachsenen. Unterstützungspersonen im Umfeld des Kindes sind auszumachen und einzubeziehen. Ist es die Mutter, so ist diese entsprechend zu stützen und für eine Inanspruchnahme weiterer Hilfe zu motivieren und diese auch zu vermitteln.

Die Beraterin sollte Intervision oder Supervision in Anspruch nehmen oder die Krisenintervention zu zweit durchführen, da die emotionale Belastung bei dieser Problemlage sehr hoch ist und auch innere Barrieren bei der Helferin vorhanden sein können, die verhindern, dass ein Verdacht aufgegriffen wird (Bange/Körner 2004).

Lernfall ‚Entwicklungskrise im Jugendalter'

Einleitung

Im Jugendalter reift die kindliche Identität zu der des Erwachsenen. Damit sind tief greifende Umbrüche verbunden, was die Beschreibung als Entwicklungskrise bisweilen nahe legt. Es ist der erste von den Betroffenen mehr oder weniger bewusst erlebte Entwicklungsübergang. Ist dieser mit einem krisenhaften Geschehen verbunden, ist außer den Jugendlichen auch das soziale Umfeld, vor allem die Eltern, aber auch Lehrer u. a. davon betroffen. Die Entwicklungs- und Krisenthemen dieser Zeit sind vielfältig und komplex, seien es die tief greifenden körperlichen Veränderungen und die damit sich verändernd erlebten gesellschaftlichen Zuschreibungen, sei es die veränderte Kontaktaufnahme zu Gleichaltrigen beiden Geschlechtes, auch in intimen Beziehungen, sei es die Entwicklung einer eigenen, von elterlichen Vorbildern unabhängigen Identität und eines Lebenskonzeptes in Auseinandersetzung mit gesellschaftlichen Normen und Anforderungen, oder sei es der Auszug von zu Hause mit der dafür notwendigen Alltagsorganisation. In der 15. Shell-Jugendstudie 2006 (Hurrelmann/Albert/TNS Infratest 2006) zu Denk- und Lebensweisen Jugendlicher in Deutschland bezieht sich das Jugendalter auf einen Zeitraum von 12 bis 25 Jahren. Dieses Verständnis einer verlängerten Jugendphase steht im Gegensatz zu früheren entwicklungspsychologischen und reifungstheoretischen Ansätzen, in denen die Adoleszenzphase (bis 21 Jahre) noch als dramatischer Entwicklungsübergang mit heftigen Reifungs- und Ablösungskonflikten beschrieben wird und das junge Erwachsenenalter (21 bis 24 Jahre) als eine Phase der Konsolidierung, aufbauend auf einer gelungenen Adoleszenz und ausgestattet mit einer stabilen Ich-Identität (z.B. bei Erickson 1970). Heute scheint das frühe Erwachsenenalter wie auch die Adoleszenz mehr von Themen betroffen zu sein, die auch die Erwachsenen umtreiben, verbunden mit gesellschaftlichen Krisen und einer zunehmenden Flexibilisierung und Pluralität der Lebensentwürfe. Die 15. Shellstudie spricht von einer pragmatischen Generation unter Druck: Diese Generation hat ein hohes Bewusstsein für große gesellschaftliche Themen, angefangen vom demografischen Wandel über Probleme am Arbeitsmarkt bis hin zu eigenen Zukunftsperspektiven. Es wird nach individuellen Lösungen gesucht (ebd.). Im Gegensatz zu früher werden die Eltern jedoch überwiegend als partnerschaftliche Unterstützungsinstanz gesehen und geschätzt (Münchmeier 2001). Verselbständigung geschieht zunehmend nicht mehr im Konflikt, sondern im Einverständnis mit den Eltern. Elterliches Zutrauen in das Kind zeigt sich als wichtigste Ressource für Zukunftsoptimismus und Selbstwirksamkeit. Gerade an dieser Form der Unterstützung aber mangelt es dem jungen Erwachsenen im Fallbeispiel. Er erfährt eher ängstliche Besorgtheit seiner Mutter und fehlende Unterstützung in seinen Interessen auch von Seiten seines Vaters.

Fallbeispiel

Einstieg

Ein junger Mann kommt in den Eingangsraum der Beratungsstelle. Ich schätze ihn auf 19 Jahre. Sein Auftreten wirkt betont lässig – der Kragen seiner breiten Jacke ist bis zum Kinn hochgeschlagen, die Hände sind in den Hosentaschen der tiefergehängten Jeans vergraben, und er schlurft mit schweren Stiefeln über den Boden. Erst schaut er mich gar nicht an, steht nur unschlüssig da. Ich spreche ihn an:

„Sie würden gerne etwas besprechen?"

„Ja, schon." Jetzt werde ich mit einem kurzen Blick bedacht.

„Na, dann gehen wir dort drüben in den Beratungsraum."

Ich stelle mich mit meinem Namen vor und erhalte ein kleines Grinsen seitens des jungen Mannes, der sich nun als Jan Sperber vorstellt. Er wirkt erleichtert, dass ich ihn nicht mit seiner Unsicherheit stehen lasse und abwarte, sondern ihm rasch ein Angebot mache. Diese Beobachtung nehme ich als einen Hinweis darauf, dass es für den Gesprächsbeginn sinnvoll sein könnte, die Führung zu übernehmen.

Handlungsskizze

Der Anlass für Herrn Sperber, die Beratungsstelle aufzusuchen, sind Angstzustände, die ihn seit einigen Wochen beeinträchtigen und zunehmend sorgen. In Ruhesituationen, speziell aus dem Schlaf heraus, fällt ihn ein massives, diffuses Angstgefühl an, das mit körperlichen Symptomen von Schweißausbrüchen, Herzrasen und dem subjektiven Gefühl von Atemnot einhergeht. Zum ersten Mal traten die Angstzustände auf, kurz nachdem er von zu Hause in seine erste eigene Wohnung gezogen war. Seitdem liegt er des Öfteren nachts mit starken angst- bis panikartigen Zuständen wach und leidet sowohl unter den Angstinhalten als auch unter dem sekundären Problem des Schlafmangels.

Herr Sperber ist der jüngste von drei Brüdern, die älteren sind schon vor längerer Zeit ausgezogen. Die Eltern trennten sich ein Jahr nach seiner Geburt, zum Vater besteht wenig Kontakt. Die Mutter beschreibt er als ‚stillen Typ' und ‚eher schwermütig', vor allem, seit er seinen Auszug zu planen begann. Herr Sperber fühlte sich schon immer verantwortlich dafür, seine Mutter zu stützen und aufzumuntern. Er empfand die Nähe zu seiner Mutter nach dem Auszug der Brüder als zunehmende Belastung, die ihn zu erdrücken drohte, so dass er sich für den Auszug aus der Familienwohnung entschied. Er hat also inzwischen räumlich und innerlich mehr Distanz zu seiner Mutter geschaffen, empfindet dies einerseits als Befreiung, andererseits hat er Schuldgefühle gegenüber seiner ‚alleingelassenen' Mutter.

Beruflich ist Herr Sperber stark beansprucht durch seinen Ausbildungsberuf im kaufmännischen Bereich, in dem viele Überstunden anfallen und der ihn nicht zufrieden stellt, den er jedoch wegen der günstigen Berufschancen auf jeden Fall fortführen will. Er lässt sich kaum Zeit für sich selbst und liegt dann nachts stundenlang wach, hat Ängste und grübelt über seine berufliche Zukunft. Er ist in dem Dilemma, dass er auf der einen Seite den Berufswunsch seiner Eltern verwirklichen will, indem er eine wohl vorbereitete und geplante Karriere im betriebswirtschaftlichen Bereich durchläuft. Nebenbei ist er jedoch begeisterter Tänzer und investiert all sein Geld in die Ausbildung in klassischem und modernem Tanz. Aufgrund seiner Begabung und des kontinuierlichen Trainings verwirklicht er inzwischen Tanz-Performances in wechselnden Ensembles. Dies ist sein eigentlicher Berufswunsch, den er seit der frühen Jugendzeit hegt. Von beiden Eltern wurde dieser Berufswunsch stets abgewertet. Sie hielten den Beruf des Tänzers für zu unsicher, nicht genügend gesellschaftlich anerkannt und vor allem schrieben sie allen männlichen Tänzern eine homosexuelle – und damit abzulehnende – Ausrichtung zu. Herr Sperber lebt ständig mit diesen widerstreitenden Bewertungen.

Zudem leidet er darunter – und schämt sich dafür – dass er mit 19 Jahren noch nie eine Freundin hatte. Im Gespräch äußert er dies nur zögernd auf meine Nachfrage hin und wird dabei schamrot im Gesicht. Er wünscht sich Nähe, Sexualität, Geborgenheit und Austausch, beschreibt sich jedoch als zu schüchtern und außerdem vom Pech verfolgt, so dass es bisher noch nie zu näheren, geschweige denn sexuellen Kontakten mit Mädchen bzw. Frauen gekommen ist. Er vermeidet die Kontaktaufnahme mit Frauen regelrecht, verhält sich vollkommen passiv, wenn Frauen in der Nähe sind und verbaut sich selbst die Chance, jemanden kennen zu lernen, indem er zum Beispiel versehentlich eine falsche Telefonnummer von sich weitergibt. Er ist inzwischen so entmutigt, dass er große Angst äußert, sein gesamtes weiteres Leben als Single zu verbringen. Darüber hinaus hat er die Idee entwickelt, die Ursache für seine Unfähigkeit, eine Freundin zu finden, könnte darin begründet sein, dass er eigentlich schwul sei, es nur noch nicht wisse. Obwohl er sich eindeutig zu Frauen hingezogen fühlt, kreisen seine Gedanken um den Vorstellungsinhalt, schwul zu sein oder gegen seinen Willen von einem schwulen Mann ‚umgekrempelt' zu werden. Diese Bedenken sind ein Inhalt seiner Angstzustände und scheinen sich beinah zu einer fixen Idee verfestigt zu haben.

Er vermeidet das Gespräch mit Freunden über seine Probleme. Er ist häufig einsam zu Hause und sieht fern, obwohl er sich lieber mit Freunden treffen würde. Ab und zu schlägt er dann ‚über die Stränge' und macht die Nächte durch. Danach sind die Angstzustände besonders stark, er selbst interpretiert sie als eine Art der Selbstbestrafung.

Kommentar

Während ich Herrn Sperbers Geschichte erfahre, bilden sich bei mir folgende Gedanken und Gefühle:

Bei meinem Gesamteindruck von Herrn Sperber steht vor allem sein schüchternes Auftreten im Vordergrund, das jedoch rasch abgelöst wird von einer lebendigen und offenen Art zu erzählen, einer sehr guten verbalen Ausdrucksfähigkeit, mit der er sowohl Gedanken als auch seine Gefühle differenziert beschreiben kann. Ich empfinde dies in gewisser Weise als Widerspruch, den ich weiter verfolgen möchte: Schränkt die von ihm beschriebene Schüchternheit ihn tatsächlich so stark ein, oder sind weitere Gründe für seine Kontaktprobleme ausschlaggebend?

Ich frage mich, womit die Angstsymptomatik in Zusammenhang stehen könnte. Für Herrn Sperber war zwar die Angst der Anlass, zur Beratung zu kommen, im Verlauf des Gespräches gelangen wir jedoch schnell von den Angstsymptomen zu seiner gesamten Lebenssituation, von der er gerne und umfassend erzählt. Er wirkt emotional sehr engagiert, interessiert und neugierig, sobald es um seine Lebensfragen geht. Mein Eindruck verstärkt sich, dass er mit seiner Identitätsfindung innerlich sehr viel mehr beschäftigt ist als mit dem Leiden an den Angstzuständen.

Intervention

Auftragsklärung und Aufklärung über ‚Angst'

Nachdem ich einen Überblick über Jan Sperbers Problemlage und seine Lebenssituation gewonnen habe, erfrage ich nun genauer, was für ihn vorrangig zu klären ist.

„Eigentlich bin ich ja schon wegen dieser Angstzustände hierher gekommen. Ich will einfach wieder meine Ruhe haben und normal schlafen können. Ich würde auch gerne wissen, wo diese Ängste herkommen."

Ich behalte im Kopf, dass ich es für sinnvoll halte, auch seine Lebenssituation anzusprechen und gehe erst einmal auf seine Fragen zum Thema ‚Angst' ein. Zuerst erfrage ich Herrn Sperbers subjektive Erklärungsansätze für seine Angstzustände.

„Keine Ahnung, wo so was herkommt. Kriegen andere so was auch, oder ist bei mir irgendwas durcheinander da oben?"

Ich antworte ihm: „Viele Leute haben Ängste, das gibt es schon relativ häufig. Aber bei jedem gibt es unterschiedliche Ursachen. Die kann man manchmal herausfinden, wenn man überlegt, wann die Angst zum ersten Mal aufgetreten ist. Was war denn zu der Zeit so los bei Ihnen?“

Nach dem ersten ratlosen Schulterzucken sagt er: „Naja, ist schon auffällig, dass die Angst zum ersten Mal da war, kurz nachdem ich von zu Hause ausgezogen war. Aber eigentlich bin ich froh, von zu Hause raus zu sein.“

Ich frage hier genauer nach, wie es ihm mit dem Auszug ging und geht und erkläre ihm dann auf einer allgemeineren Ebene Grundlagen zum Thema ‚Angst‘, die er auf sich beziehen kann, wenn er möchte. Damit will ich ihm eine Idee davon vermitteln, dass Angst erst mal nichts Negatives sein muss, sondern zum Leben dazugehört und in bestimmten Lebenssituationen auftaucht; und dass Ängste häufig in Zusammenhang mit problematischen Lebenssituationen zu sehen sind. Deshalb sei es auch sinnvoll, wenn er versucht, die Angstinhalte genau anzuschauen anstatt zu versuchen sie wegzuschieben, was ohnehin nicht gelingt: Wovor genau hat er Angst, welche Gedanken gehen ihm durch den Kopf? Was ist das Schlimmste, was passieren könnte?

Herr Sperber scheint an meinen Erklärungen interessiert zu sein und fragt mehrmals nach, deshalb erkläre ich ihm weiter, dass es eine Entlastung von nächtlichen Grübeleien und Ängsten sein kann, wenn er seine Gedanken, Befürchtungen und Zukunftsängste mehr ins Tagesbewusstsein holt. Das klingt für Herrn Sperber einleuchtend. Er will – da er gerne schreibt – möglichst viel aufschreiben und meint dazu, es wäre gut, wenn er mal jemandem all die verrückten Dinge erzählt, die er sich in seiner Angst ausdenkt. Mein Eindruck aus seinen Erzählungen bestätigt sich, dass mit der Angst eine Vielzahl von Themen verbunden ist. Da er selbst gerade implizit auf seinen Bedarf für ein oder mehrere weitere Gespräche hingewiesen hat, biete ich ihm Folgegespräche für die nächste Zeit an, die er gerne annimmt.

Ich frage ihn nach seinen Möglichkeiten, sich in sozialen Beziehungen zu entlasten: „Und wie sieht es mit Freunden aus? Gibt es da welche, mit denen Sie mal über sich und Ihre Probleme oder auch die Ängste reden könnten?“

„Nee, eher nicht. Das sind so Kumpels, mit denen quatscht man nicht so persönlich. Mit einer Freundin wäre das bestimmt anders, aber das wird vielleicht sowieso nie was. Ich bin halt zu schüchtern, um jemand kennen zu lernen. Meinen Sie auch, das bleibt so?“

„Da kann sich sicher ganz viel verändern. Ich glaube kaum, dass Sie nie eine Freundin kennen lernen. Vielleicht braucht es aber noch mehr Initiative von Ihnen, um auf Frauen zuzugehen.“

Er grinst etwas schief. „Jaaaa, könnte sein.“

Ich sage ihm, dass ich darüber gerne im nächsten Gespräch ausführlicher reden würde, da ich den Eindruck habe, dass er hinsichtlich Kontaktaufnahme zu Frauen vieles noch unversucht gelassen hat. Wir vereinbaren einen Termin für die nächste Woche, bis dahin wird er so viel wie möglich aufschreiben zu seinen Angstinhalten, zu seinen Plänen und Wünschen für die Zukunft und zum Thema ‚Freundin kennen lernen'.

Folgegespräche: Weiterentwicklung der Lebensperspektive

Im ersten Folgegespräch erzählt mir Herr Sperber gleich, dass er in der vergangenen Woche seit unserem letzten Gespräch so gut wie keine Angstzustände gehabt habe. Er habe viel aufgeschrieben und nachts weniger gegrübelt.

„Meinen Sie, es könnte sein, dass die Ängste einfach weg sind?"

„Offensichtlich sind Sie auf dem richtigen Weg, auch wenn Ängste immer mal wieder auftreten *können*. Es ist sicher ein Hinweis dafür, dass Sie mit Ihren Aufzeichnungen und der Beschäftigung mit den Angstinhalten in die richtige Richtung gehen. Ich schlage vor, dass wir heute darüber sprechen, was Sie in der letzten Woche so beschäftigt hat."

Er holt dann jedoch nicht wie erwartet seine Aufzeichnungen heraus, sondern druckst etwas herum: „Meinen Sie, es wäre auch ok, wenn wir noch über was ganz anderes sprechen, was mich im Moment ziemlich beschäftigt?"

„Ja, natürlich, Sie bestimmen, worum es für Sie hier gehen soll."

In den zwei folgenden Beratungsgesprächen geht es dann fast durchweg darum, Herrn Sperbers berufliche und persönliche Lebensperspektive zu erweitern. Seine nächtlichen Angstzustände tauchten gelegentlich wieder auf, schienen jedoch einen Großteil ihres Schreckens für ihn verloren zu haben. Im Gespräch wird deutlich, dass sich die meisten seiner Ängste auf Vorstellungsinhalte beziehen, die er als Ängste seiner Eltern – vor allem seiner Mutter – in Bezug auf ihn kennt: Die Angst, sein Leben zu verpfuschen und als ‚Penner in der Gosse zu landen', die Angst, eigentlich schwul zu sein, usw. Er schließt daraus, dass ihn diese – wie er sie nennt: ‚absurden' – Ängste davon abhalten, sich mit seinem Leben zu beschäftigen, so wie er es eigentlich leben will.

Im Weiteren geht es dann um Identitätsfragen mit dem Schwerpunkt der beruflichen Orientierung: Durch meine Nachfragen merkt er, dass er den Beruf des Tänzers bisher als Berufsmöglichkeit nie ernsthaft in Erwägung gezogen hat. Ich kann ihm rückmelden, dass er bei diesem Thema sehr lebendig, tatkräftig, selbstbewusst und mutig wirkt. Er stimmt zu und äußert, dass er jetzt, wo er den Berufswunsch mir gegenüber ‚öffentlich' ausgesprochen hat, diesen schon sehr viel weniger abwegig findet als bisher. Im weiteren Gesprächsverlauf wird deutlich, wie intensiv er sich eigentlich schon mit dieser Berufsperspektive beschäftigt hat: Berufschancen, Kontaktmöglichkeiten zu Tanzlehrern und Regisseuren, Entwicklungs- und Ausbildungsmöglichkeiten sind ihm umfassend bekannt. Bei mir entsteht der Eindruck, dass Herr Sperber schon seit langer Zeit auf das Ziel eines Berufes als Tänzer hingearbeitet hat, sich dies jedoch noch nicht eingestanden hatte. Vorbehalte seiner Eltern und eigene Ängste hielten ihn davon ab, zu seinem Ziel zu stehen, wodurch ein großer Teil seiner Lebendigkeit und Energie nicht freigesetzt werden konnte. Herr Sperber betont jedoch mir gegenüber immer wieder, dass er – unabhängig von seinem weiteren Berufsweg – auf jeden Fall seinen Ausbildungsberuf zu Ende bringen will. Ich äußere meine Vermutung, dass er dies so stark betont, gerade weil er sich nicht mehr so sicher ist, ob er die Ausbildung wirklich beenden will. Darauf geht er nicht ein. Ich bekomme deshalb die Phantasie, bei ihm könnte die Gefahr bestehen, dass er – so wie bei der Ausbildung – vordergründig auch im Beratungsgespräch ‚gut mitmacht' und erst hinterher wieder Angst bekommt und dann die Beschäftigung mit eventuell anstehenden Umorientierungen beiseite schiebt. Möglicherweise würde er seine hochmotivierte Auseinandersetzung mit seinen Ängsten und Lebensfragen ohne eine kontinuierliche professionelle Unterstützung schnell wieder aufgeben. Im ungünstigsten Fall könnte ich mir bei ihm auch die Entwicklung einer chronischen Angststörung vorstellen. Ich spreche diese Sorge an und frage ihn nach seiner eigenen Einschätzung. Herr Sperber sackt auf seinem Sessel etwas in sich zusammen und es entsteht eine längere Pause. „Kann sein, dass das, was wir hier besprechen, im Alltag wieder untergeht. Ich weiß, dass ich dann oft nicht dranbleibe an solchen Themen. Ich hocke dann vor der Glotze und schalte ab."

„Haben Sie schon mal daran gedacht, eine Psychotherapie zu machen? Dort könnten Sie die Themen, die wir hier nur streifen, viel ausführlicher vertiefen. Und Ihre Ängste, Ihre Partnerin-Suche oder Ihre Berufswünsche – das sind ja alles sehr wichtige Themen, die Ihnen anscheinend im Alltag leicht wieder wegrutschen."

Da Herr Sperber interessiert ist, mehr darüber zu erfahren, erkläre ich ihm einiges zum Thema Psychotherapie und verabrede mit ihm, dass er möglichst bis zum nächsten Gespräch schon versucht, mit einem Psychotherapeuten Kontakt aufzunehmen.

Kontaktaufnahme zu Frauen

Im zweiten Folgegespräch mit Herrn Sperber geht es ihm vorrangig um seine Kontaktaufnahme zu Frauen. Ich erfrage seine Vorstellungen und Wünsche diesbezüglich und ermutige ihn zu einer Zukunftsvision: Stellt er sich eine feste Beziehung vor oder möchte er erst einmal ausprobieren, ohne sich fester zu binden? Was für Frauen findet er attraktiv, wie stellt er sich seine Idealfrau vor? Welche Eigenschaften müsste sie haben? Wie würde die Beziehung aussehen, welche Nähe/Distanz würde es geben? Was würden sie zusammen unternehmen, worüber würde er mit ihr reden? Hier wird deutlich, dass sich Herr Sperber bisher sehr viel weniger mit Beziehungen zu Frauen als mit seiner beruflichen Orientierung auseinandergesetzt hat.

Ich äußere mein Erstaunen darüber und frage nach Erklärungen, er zuckt nur mit den Schultern. Ich beziehe mich deshalb auf seine Ängste, schwul zu sein und frage, ob er möglicherweise tatsächlich homosexuelle Neigungen hat. Er ist sehr empört über meine Frage und wirft mir vor, genau wie seine Eltern zu denken. Es entspinnt sich ein kontroverses Gespräch über das Thema Homosexualität, in dem ich unter anderem frage, warum er die Beschäftigung mit Homosexualität so massiv ablehnt. Er äußert, damit sei er zu häufig von seinen Eltern genervt worden. Er wolle einfach ‚ganz normal' endlich eine Freundin haben und damit Schluss. Ich merke, dass er die Auseinandersetzung bezüglich seiner sexuellen Identität ablehnt und gehe mehr auf seinen Wunsch ein, Möglichkeiten der Kontaktaufnahme zu Frauen zu besprechen. Es wird dabei immer wieder deutlich, dass er sich bei bisherigen Kennenlern-Versuchen selbst Hindernisse aufgebaut hat, die eine Annäherung verhinderten.

Am Ende der drei Gespräche sind die Angstzustände seltener und schwächer geworden und belasten Herrn Sperber kaum noch. Er wirkt sehr motiviert, eine Psychotherapie zu beginnen. Für den Fall, dass diese Motivation im Alltag schnell wieder in den Hintergrund treten könnte, biete ich ihm an, dass er jederzeit mit mir weitere Beratungsgespräche vereinbaren könne, wenn sich seine Situation nicht bessern oder wieder verschlechtern sollte.

Interventionsprinzip ‚Entwicklung von Lebensperspektiven'

So wie Herr Sperber stehen viele Menschen in einer Krisensituation erst einmal ohne vertraute Sicherheiten da, wenn die bisherigen Perspektiven für das eigene Leben nicht mehr stimmen. Mit ‚Lebensperspektive' sind Sichtweisen und Gefühle gemeint, mit denen jemand in Hinblick auf den weiteren Verlauf seines Lebens in die Zukunft blickt. Das gewohnte, geplante Leben ist aufgrund innerer und/oder äußerer Umstände durcheinander geraten und kann in der bisherigen Form nicht weitergelebt werden – eine neue Form ist noch nicht gefunden.

Dabei spielt die *Zukunft* eine zentrale Rolle, denn Lebensperspektive wird in die Zukunft hinein gedacht. Die gedankliche Auseinandersetzung mit dem Begriff der Zukunft hilft dabei, Menschen bei der Suche nach neuen Lebensperspektiven unterstützen zu können: Obgleich die Zukunft nie ‚sicher' ist, kann sie dennoch für den suchenden Menschen eine gegenwärtige Sicherheit geben, denn eine ‚hypothetische Zukunft' kann Zuversicht, Halt und Orientierung in der Gegenwart schaffen und auch Lust und Freude am Leben wecken. In der Zukunft kann sich jeder Mensch als frei gestaltend erleben. Die krisenhafte Einengung kann dadurch geweitet werden.

Ebenso ist es für Berater und Ratsuchende sinnvoll, sich mit dem Thema der *Zuversicht* auseinanderzusetzen, denn gerade in einer Krise mangelt es den Ratsuchenden an Zuversicht. Zuversicht heißt, Vertrauen in eine positive Entwicklung zu haben, es ist die Überzeugung, dass etwas gut und richtig geschieht. Dazu kann die Beraterin sich fragen, wie sie selbst mit dem Thema Zuversicht umgeht und dementsprechend Zuversicht vermitteln kann.

Weiterhin können folgende Interventionsvorschläge für Beratungsgespräche hilfreich sein, die die Lebensperspektive betreffen:

- Mit dem *Zukunftsszenario* wird versucht, den Ratsuchenden zu der Entwicklung eines Zukunftsszenarios einzuladen, das so konkret wie möglich gestaltet werden sollte: „Stellen Sie sich vor, Sie wären ein Jahr, fünf, zehn oder zwanzig Jahre älter als jetzt. Lassen Sie ein Szenario vor Ihrem inneren Auge entstehen: Wie würde Ihr Leben in dieser Zukunft aussehen? Wo sind Sie? Was machen Sie? Wie fühlen Sie sich? Mit welchen Menschen haben Sie zu tun? Was denken Sie über Ihre Situation in dieser Zukunft? Mit welcher Haltung blicken Sie auf Ihre zurückliegende Krise?“ Diese Intervention dient vor allem dazu, die Einengung der Perspektiven zu erweitern. Es geht darum, wieder beweglicher im Denken zu werden, neue Hoffnungen zu entwickeln, Lust am Leben zu schüren und das meist als zutiefst ängstigend und quälend empfundene ‚Nichts‘ der zukünftigen Zeit probeweise zu füllen.
- Mit der *Wunderfrage* wird in kurzzeittherapeutischen Verfahren versucht, die Veränderungen, die sich aufgrund eines Wunders in einer zukünftigen Wunschsituation zeigen, zu analysieren und anschließend als Grundlage für reale Veränderungen und Ziele zu nehmen: „Stellen Sie sich vor, Sie wachen am Morgen auf und über Nacht ist unbemerkt ein Wunder eingetreten: Ihr bisheriges Problem ist gelöst. Was wird am Morgen anders sein, wodurch Sie bemerken, dass das Wunder geschehen ist? Was wäre anders in Ihrem Leben als bisher?“ (vgl. z.B. Berg 1997).

Literaturexkurs

Der folgende Literaturüberblick setzt Schwerpunkte bei den Entwicklungsaufgaben für die Jugendlichen, der Identitätsarbeit, familiären Aspekten von Entwicklungskrisen, psychischen Störungen und eventuell notwendiger Krisenberatung.

Entwicklungsaufgaben und soziale Unterstützung

Entwicklungsaufgaben, die mit der Jugendzeit verbunden werden, sind vielfältig und stellen die Jugendlichen und jungen Erwachsenen vor neue Anforderungen. Diese Aufgaben sind in Auseinandersetzung mit eigenen Zielen und Wünschen, mit der eigenen Leistungsfähigkeit und soziokulturellen Normen und Erwartungen aktiv anzugehen. Soziale Unterstützung ist dabei wesentlich für das Gelingen: Sowohl die Eltern als auch Gleichaltrige spielen als Quelle der Unterstützung eine entscheidende Rolle. Eltern werden vor allem als Gesprächspartner für die Gestaltung der beruflichen Entwicklung Jugendlicher herangezogen, während Probleme mit Gleichaltrigen eher mit diesen selbst angegangen werden (Kirchler 1992).

Folgende Entwicklungsaufgaben (ebd.) sind mit dieser Zeit verbunden:

- Jugendliche müssen lernen, ihren im Wandel befindlichen und veränderten Körper zu akzeptieren.
- Neue Kontakte zu Gleichaltrigen beiderlei Geschlechts sind zu knüpfen und als Experimentierfeld und Unterstützungsquelle zu nutzen.
- Intime Beziehungen sind aufzunehmen, zu gestalten und aufrechtzuerhalten.
- Die Auseinandersetzung mit gesellschaftlichen Normen und Rollen ist zu führen.
- Die Verselbständigung vom Elternhaus und die Auseinandersetzung mit elterlichen Erwartungen sind anzustreben.
- Mit dem Auszug aus der elterlichen Wohnung stehen weitere Aufgaben an wie die eigene Alltags- und Zeitorganisation sowie eigenständige Kontaktgestaltung.
- Lebenskonzepte, Lebensstile und Zukunftsvorstellungen sind zu entwickeln.
- Schule und Ausbildungsanforderungen sind zu erfüllen.
- Eigene Interessen und Ziele sind auszugestalten ebenso wie die Vorstellungen vom eigenen Selbst.
- Auch die Übernahme der Elternrolle kann anstehen.
- Gesellschaftliche Krisen können nicht negiert werden, sondern sind Teil der Auseinandersetzung.
- Identitätsfindung

Heute wird immer deutlicher, dass – bedingt durch gesellschaftliche Prozesse der Individualisierung, Pluralisierung und Globalisierung – die Identitätsfindung nicht mit dem Jugendalter als abgeschlossen betrachtet werden kann, so liegt dort nach wie vor ein Schwerpunkt für die Identitätsarbeit. Heute ist von jedem eine hohe Eigenleistung bei diesem Prozess der konstruktiven Selbstverortung zu leisten (Keupp 1999). Unter Identität ist der Prozess zu verstehen, in dem sich Menschen im Laufe ihres Lebens ein System von Zielen, Werten und Überzeugungen erarbeiten (Keller 1998) und eine Passung zwischen äußerer und innerer Welt herstellen (Keupp 1999). Ziele sind, eine Kontinuität über die Lebenszeit und Kohärenz des Handelns in verschiedenen Lebenswelten herzustellen, Sinn und bedeutsame Ziele zu finden und eine Balance zwischen Autonomie und Bezogenheit auf andere Menschen herzustellen. Wichtig ist dabei, dass so etwas wie ein Gefühl der Stimmigkeit (Authentizität) erwächst. Identitätsbausteine werden in Bezug auf die unterschiedlichen Lebensfelder Arbeit, Liebe, soziale Beziehungen und Kultur gebildet. Wichtig ist zu berücksichtigen, dass zur Identitätsarbeit soziale, materielle und psychische Ressourcen notwendig sind.

Psychische Störungen und Problemfelder

Mit dem Jugendalter verschiebt sich das Risiko für die Geschlechter, mit psychischen Problemen belastet zu sein, zu Ungunsten der Mädchen. Die Umkehrung liegt vor allem an der erheblichen Zunahme von Depressionen und Essstörungen bei Mädchen in der Adoleszenz. Insgesamt haben im Jugendalter einige Störungen ihre größte Häufigkeit: Depressionen, Substanzmittel-Missbrauch und -Abhängigkeit sowie Essstörungen. Schizophrenien beginnen in der Regel auch vor dem 25. Lebensjahr (Bastine 1998).

Im Jugendalter ist mit einem vermehrten Auftreten von kritischen Lebensereignissen zu rechnen: z. B. durch ungewollte Schwangerschaft, durch die Ansteckung mit dem HI-Virus, die Gefahr, Opfer von Gewalttätigkeit zu werden sowie Trunkenheitsdelikte. Diese Probleme stehen auch in Zusammenhang mit sozioökonomischen Lebensbedingungen und dem Verlust sozialer Bindung und Unterstützung (ebd., S. 479 f.). Haben die Probleme sich schon zu Störungen verdichtet, so sollten sie Gegenstand von Interventionen werden. Krisenintervention sollte sich hier der Hilfe anderer spezialisierter Beratungseinrichtungen bedienen. In unserem Fallbeispiel reichte es aber aus, Informationen zu geben und die Zuversicht zu vermitteln, dass die Störung bei der Bearbeitung (hier Krisenintervention) zentraler Probleme wieder verschwinden bzw. sich verringern wird. Dennoch erscheint hier die Empfehlung einer weiterführenden Psychotherapie sinnvoll.

Familienorientierte Krisenintervention

Auf der einen Seite sind familiäre Ressourcen wesentlich für die Identitätsarbeit im Jugendalter, auf der anderen Seite liegt auch ein Hauptkonfliktfeld in den Familien. Ein häufig genanntes Konfliktthema sind Trennungswünsche der Jugendlichen und Trennungsängste der Eltern, wobei die Option, sich zu trennen, ohne den Kontakt zu verlieren, manchmal nicht genügend berücksichtigt wird. Trotz Trennungswünschen der Jugendlichen haben diese natürlich auch Ängste und Sorgen, die ihnen selbst zunächst gar nicht auf der Erlebensebene zugänglich sind. Ablösungsprobleme werden deshalb häufig erst bei einem Wechsel zu einem anderen Ort, z. B. zu Ausbildungszwecken, relevant.

Der Einbezug der Familie oder relevanter Bezugspersonen in die Krisenintervention hat den Vorteil, dass man sich schnell orientieren kann über die Tragfähigkeit familiärer Beziehungen, dysfunktionale Muster und supportive Kräfte, die es gilt bei der Intervention zu nutzen. Eine familienorientierte Krisenintervention kann sehr schnell relevante Themen erkennen und sie der Bearbeitung zugänglich machen, falls diese durchführbar erscheint (Schnyder 1995). Es gibt aber auch gute Gründe, den Jugendlichen allein zu sehen, z. B. wenn dieses Setting eher seinen Wünschen nach Autonomie entspricht.

Entwicklungsorientierte Beratung und Krisenintervention

Mit Beginn des Jugendalters entwickeln Jugendliche eigene Entwicklungsvorstellungen über ihr bisheriges, aktuelles und zukünftiges Leben. Selbstbeobachtung und Selbstbewertungsprozesse gehen dem Handeln voraus (Brandstätter/Gräser 1999). Die Selbstbewertungsprozesse sind auch von eigenen Entwicklungszielen und lebensthematischen Orientierungen abhängig. So hat z.B. Herr Sperber im Fallbeispiel eine negative Sicht auf seine Fähigkeit eingenommen, intime Kontakte zu Frauen aufnehmen zu können, da dies gemäß seinen Entwicklungsvorstellungen schon längst hätte geschehen müssen.

Auf die Repräsentationen der eigenen Entwicklung und Entwicklungsbedingungen, der Selbstbeobachtung, Selbstbewertung und Wahl von selbstregulativen Handlungen kann in einer entwicklungsorientierten Beratung (ebd.) Einfluss genommen werden. Es wird vorgeschlagen,

- an den allgemeinen Entwicklungsvorstellungen zu arbeiten,
- eine effizientere Selbstbeobachtung zu vermitteln,
- eine verzerrte Selbstbeobachtung zu korrigieren,
- Hilfe bei der Artikulierung eigener Identitätsprojekte und Ziele zu geben, sowie deren Verträglichkeit zueinander zu prüfen,
- Veränderung von Selbstbewertungsprozessen (z.B. andere Kausalattribuierungen) vorzuschlagen,
- Längerfristiger Ziele durch motivierende Zwischenziele zu verfolgen, Zentrierung auf positive Sinngehalte, gezielte Selbstverstärkung u.a. zu ermöglichen,
- Hilfe bei der Auswahl adäquater Handlungen zur Erreichung eigener Ziele zu geben.

Diese Punkte können nach einer Krisenintervention gegebenenfalls in einer Psychotherapie vertieft werden.

Lernfall ‚Notfall Psychose'

Einleitung

Bei einem Notfall liegt sehr viel stärker als bei einer Krise eine Gefährdung von Gesundheit und Leben vor. Es besteht ein unmittelbarer Handlungszwang, der mit Zeitdruck verbunden ist. Häufig ist in einer solchen Situation psychiatrische Kompetenz gefordert. Der Hilfebedarf wird zunächst aus Sicht der Klientin und ihrer Angehörigen, von Freunden oder Nachbarn und von anderen Einrichtungen formuliert. Sie vermitteln den Eindruck eines Notfalles und erwarten sofortige Hilfe. Die Helferin muss dann in einem ersten Schritt die Gefahr einschätzen und versuchen, diese einzugrenzen, im Verlauf der Intervention aber auch Chancen der Veränderung erkennen. Notfälle liegen u. a. bei einer akuten psychiatrischen Erkrankung, bei Gewaltandrohungen oder gewalttätigen Eskalationen und bei akuter Suizidgefährdung vor, also bei Menschen, die sehr erregt, erstarrt, verwirrt, verzweifelt, aggressiv oder nicht ansprechbar erscheinen, Wahn- und Sinnestäuschungen haben und möglicherweise unter Drogen oder Alkoholeinfluss stehen. Vordringliches Ziel ist es, die Unterbringung in einer psychiatrischen Einrichtung zu vermeiden; dies lässt sich jedoch als Schutzmaßnahme unter dem Aspekt von Selbst- und Fremdgefährdung nicht immer umgehen. Eine Unterbringung kann im Einzelfall als Behandlungsmaßnahme in einem klinischen Setting indiziert sein.

Im folgenden Fallbeispiel geht es um einen Notfall, bei dem der Betroffene ‚psychotisch dekompensiert' ist. Eine psychische Erkrankung ist häufig Gegenstand einer Notfallintervention und macht auch deren Komplexität deutlich.

Psychotische Erkrankungen haben die vielfältigsten Erscheinungsformen. Sie können eine einmalige Krise darstellen oder zur Invalidität führen, sie können ohne Medikamente überwunden werden oder eine lebenslange Einnahme von Neuroleptika erfordern. Das Bild, das in unserer Kultur von der psychotischen Erkrankung und Krise existiert, ist vielfältig und oft sehr negativ besetzt. Ebenso ist die Unterbringung in einer psychiatrischen Einrichtung häufig mit einem Stigma belegt und zugleich mit vielen Ängsten und Vorurteilen verbunden, z. B. mit der Angst, ‚nicht mehr heraus zu kommen'. Der Gedanke an eine medikamentöse Behandlung löst in der Regel Erschrecken sowie Ablehnung aus, was die Notfallintervention zusätzlich erschwert. Auch ist zu beachten, dass die akute Psychose nicht nur einen Menschen, sondern häufig ein ganzes Netzwerk betrifft, das in Mitleidenschaft gezogen ist.

Fallbeispiel

Einstieg

Eine junge Frau ruft merklich aufgeregt im Krisendienst an und stellt sich als Frau Weinberg vor. Sie berichtet, dass sie in einer studentischen Wohngemeinschaft lebt, vor einem halben Jahr ist ein Kommilitone eingezogen, der sich zunehmend merkwürdig verhält. Seit Wochen versuchen sie und die anderen vier Mitbewohner, dem Kommilitonen zu helfen. Dieser neue Mitbewohner, Herr Walter, lehnt jedoch jede Hilfe ab. Die Situation hat sich so zugespitzt, dass sich die Mitbewohnerinnen von Herrn Walter ernstlich bedroht fühlen: Er verhält sich aggressiv und verdächtigt vor allem die Frauen in der Wohngemeinschaft, sie würden ihm Gift ins Essen mischen. Durch nichts ist Herr Walter von der Überzeugung, er solle vergiftet werden, abzubringen. Es begann damit, dass er bei gemeinsamen Abendessen die Teller vertauschte, so dass eine der Frauen den für ihn bestimmten Teller bekam. Später nahm er gar nicht mehr an gemeinsamen Essen teil. Inzwischen mutmaßt er sogar, dass die Frauen heimlich in sein Zimmer schleichen und die dort versteckten Lebensmittel mit Hilfe einer Spritze vergiften. Ein auch in der Wohngemeinschaft lebender Mann blieb bislang weitgehend von Anschuldigungen verschont. Anfangs nahm man sein Verhalten nur als etwas verschroben wahr. Mittlerweile tyrannisiert Herr Walter die ganze Wohngemeinschaft, zumal er zunehmend aggressiv und drohend auftritt. Frau Weinberg ist anzumerken, dass sie Angst vor Herrn Walter hat. Heute Abend, sagt sie, hat er sich in sein Zimmer eingeschlossen und spricht laut vor sich hin: „Ihr bekommt mich nicht, vorher bringe ich euch alle um." Gestern hat er mit dem Lippenstift einer Mitbewohnerin ein Messer mit Blutstropfen auf den Badezimmerspiegel gemalt. Auch werden einige Küchenmesser vermisst und Frau Weinberg vermutet, dass Herr Walter sie mit in sein Zimmer genommen hat.

Zunächst höre ich Frau Weinberg nur zu, um mir ein Bild von der Situation zu machen. Im Verlauf des Gespräches komme ich zu der Überzeugung, dass wir mit Herrn Walter persönlich sprechen und im Rahmen eines mobilen Einsatzes zu dem Klienten fahren sollten. Nun erfrage ich einige wesentliche Fakten wie die genaue Adresse und Telefonnummer, ob es Angehörige oder andere gute Freunde gibt, die wir mit einbeziehen könnten, und wie viele Personen vor Ort sind.

Ich erkläre Frau Weinberg dann, dass ich mit einem Psychiater und vorsichtshalber der Polizei vor Ort erscheinen werde. Dagegen protestiert Frau Weinberg heftig, sie habe extra keine ‚staatliche Stelle' angerufen, weil sie in der Wohngemeinschaft beschlossen hätten, dass sie keine Gewaltanwendung dulden wollen und nicht möchten, dass Herr Walter irgendwo amtlich registriert wird. Ich erkläre Frau Weinberg, dass wir uns vor möglichen Gewalttätigkeiten schützen müssen und versichere ihr, dass wir die Polizei instruieren werden, sich im Hintergrund zu halten. Nachdem sie sich mit ihren vier Mitbewohnern abgesprochen hat, stimmt Frau Weinberg dem Hausbesuch zu. Mir scheint allerdings, dass dies weniger aus Überzeugung denn aus Ratlosigkeit und Mangel an Handlungsalternativen geschieht.

Ich informiere die Polizei und den Bereitschaftsarzt und wir verabreden uns vor der Haustür des Klienten.

Handlungsskizze

Herr Walter ist zweiundzwanzig Jahre alt. Vor einem Jahr ist er aus einer Kleinstadt nach Berlin gezogen. Zunächst hat er in einem Studentenwohnheim gelebt und ist dann in die Wohngemeinschaft gewechselt. In seiner Heimatstadt hat Herr Walter bei den Eltern gewohnt und sein Informatikstudium bis zum Vordiplom absolviert. Da Herr Walter in seinem Fachgebiet sehr begabt und ehrgeizig ist, erschien ihm das Lehrangebot dieser Universität bald zu eingeschränkt. Deshalb beschloss er, sein Studium in Berlin fortzusetzen.

In Berlin hat Herr Walter wenig soziale Kontakte. Weder im Studentenwohnheim noch an der Universität konnte er bislang Freundschaften schließen. Da er politisch interessiert ist, begann er, entsprechende Veranstaltungen zu besuchen und engagierte sich in einem Dritte-Welt-Laden. Bei den Menschen in dieser ‚Szene' fühlte Herr Walter sich wohl. Dort lernte er auch seine jetzigen Mitbewohnerinnen kennen. Sobald ein Zimmer in der Wohngemeinschaft frei geworden war, zog er ein. Doch Herr Walter fühlte sich von den vielen sozialen Bezügen und der räumlichen Nähe mit anderen Menschen bald überfordert – in der Gruppe herrscht eine beziehungsreiche Kultur mit lebhaften Diskussionen und starkem Gemeinschaftssinn. Zum weiteren Umfeld gehören zahlreiche Freunde, die häufig zu Besuch kommen.

Herr Walter wird beschrieben als ein auffallend intelligenter, dabei eher gehemmter und etwas eigenbrötlerischer Mensch, der in seinem bisherigen Leben noch wenig Erfahrung im Umgang mit Menschen und Gruppen erworben hat. Neben den Schwierigkeiten in der Wohngemeinschaft fühlt Herr Walter sich in der großen Universität verloren und ist deshalb mit seinem Studium nicht vorangekommen. In den letzten Wochen ist er gar nicht mehr zu den universitären Veranstaltungen gegangen. Zudem war zu beobachten, dass Herr Walter sich immer mehr in sich selbst zurückzog. Er verließ kaum das Haus und entwickelte zunehmend starke Ängste, die anderen wollten ihm etwas Böses antun und er solle vergiftet werden. Seinem Mitbewohner vertraute er vor kurzem an, er wolle nicht mehr zur Universität gehen, denn er meinte, dort redeten alle über ihn und die Frauen wollten ihn vergiften, weil er schmutzige Dinge denke. Dabei hat er immer wieder betont, dies seien nicht seine eigenen Gedanken, sie seien ihm nur eingepflanzt.

Kommentar

Bei allem, was ich bislang von Herrn Walter erfahren habe, vermute ich, dass er an einer paranoiden Psychose leidet. Ich entschließe mich zu dem Hausbesuch, da mir die Situation bedrohlich erscheint und eine Fremdgefährdung auf Grund der aggressiven Drohungen von Herrn Walter und der verschwundenen Messer nicht auszuschließen ist. Nur vor Ort ist es möglich herauszufinden, wie real die Bedrohung durch den Klienten ist und wie wir sowohl Herrn Walter als auch den Mitbewohnerinnen helfen können. Vor Ort ist es auch besser möglich, mit allen Beteiligten nach einer Lösung zu suchen. Da ich am Telefon das Ausmaß der Gefährdung nicht abschätzen kann, rufe ich die Polizei hinzu. Ich überlege, wie ich die Situation vor Ort so strukturieren kann, dass es nicht zu einer chaotischen Situation und zu einer gefährlichen Eskalation kommt: Gerade wenn viele Menschen an der Situation beteiligt sind, ist es wichtig, die Intervention so zu gestalten, dass die Übersicht nicht verloren geht. Menschen mit einer Psychose, die sowieso schon ängstlich und erregt sind, sind durch zu viel Verwirrung um sich herum noch leichter zu verunsichern. Aus diesem Grund entscheide ich mich auch, die Polizei und den Bereitschaftsarzt auf der Straße vor dem Wohnhaus zu treffen, damit wir den Einsatz gut vorbesprechen können.

Intervention

Hausbesuch der Krisendienstmitarbeiterin mit Hintergrundarzt

Als ich vor dem Haus der Wohngemeinschaft ankomme, warten dort schon die Polizei und der Hintergrundarzt. Ich informiere die Beteiligten in groben Zügen über den Inhalt meines Telefonats mit Frau Weinberg. Wie mit Frau Weinberg besprochen verabrede ich mit der Polizei, dass die Beamten im Hausflur warten und nur hinzukommen, falls wir sie rufen. Zunächst sind die Beamten nicht damit einverstanden, weil sie sich für die Sicherung der Situation verantwortlich fühlen und sich sorgen, dass etwas passieren könnte. Sowohl der Arzt als auch ich erläutern den Polizisten, dass in der gegebenen Situation ein Eingreifen so vieler Personen zu einer Eskalation führen könnte. Wir überzeugen die Beamten, dass wir mit dieser Art Erkrankung genügend Erfahrung haben und versprechen sie sofort zu rufen, wenn sich Gefahr abzeichnen sollte. Die Polizisten stimmen dem Vorgehen schließlich zu.

Mit dem Hintergrundarzt vereinbare ich, dass ich mich um die aufgeregten Mitbewohnerinnen kümmern werde und er sich mit dem Klienten befassen wird. Zu dieser Rollenaufteilung entschließen wir uns, weil der Klient größere Angst vor Frauen zu haben scheint und deshalb der Arzt bessere Chancen hat, einen Zugang zu dem Klienten zu finden. Wir verabreden, nach circa einer halben Stunde wieder miteinander zu sprechen, um Informationen zum Stand der Dinge auszutauschen. Dann gehen wir hinauf in die Wohnung.

Wir begrüßen die Beteiligten und lassen uns das Zimmer von Herrn Walter zeigen. Ich bitte die Mitbewohner in die Küche, um in Ruhe mit ihnen zu reden; auch, um dem Arzt eine Gelegenheit zu geben, mit dem Klienten allein zu sprechen.

Das Gespräch mit den Beteiligten

Ich setze mich mit den drei Mitbewohnerinnen und dem Mitbewohner an den Küchentisch und lasse mir die Situation noch einmal erklären; nicht unbedingt, weil ich zusätzliche Informationen benötige, sondern weil ich merke, dass die Beteiligten sehr unter Druck stehen und ich ihnen Gelegenheit geben möchte, sich zu entlasten. Es wird deutlich, dass die Atmosphäre der letzten Wochen von Angst und Sorge geprägt war. Alle Beteiligten waren um Deeskalation bemüht, doch die diesbezüglichen Versuche scheiterten. Es herrscht großes Unverständnis darüber, wie sich jemand so verändern kann. Bei allen steht im Moment die Hilflosigkeit im Vordergrund. Sie haben alles versucht und sind nun am Ende ihrer Kraft.

Als ich das Gefühl habe, dass der Druck etwas nachlässt, entschließe ich mich, den Mitbewohnern das Krankheitsbild Herrn Walters näherzubringen. Ich bezeichne es als Psychose und erläutere, wie diese sich äußern kann. Herr Meier, der andere Mann aus der Wohngemeinschaft, möchte wissen, wie man eine Psychose behandeln kann. Ich äußere, dass man manchmal um eine stationäre und medikamentöse Behandlung nicht herumkommt. Daraufhin reden alle Mitbewohnerinnen durcheinander und betonen, sie wollten nicht, dass Herrn Walter Gewalt angetan wird.

„Wenn er erst in der Klapsmühle ist, wird er mit Medikamenten vollgepumpt und kommt da nicht wieder raus“, sagt Frau Weinberg aufgeregt. Ich erkläre, dass es keineswegs zutrifft, dass man aus der Psychiatrie nicht mehr herauskommt, dass ein stationärer Aufenthalt heute meist nur noch wenige Wochen dauert und dass es oft sehr wichtig ist, Menschen mit einer Psychose frühzeitig zu behandeln, weil es häufig vorkommt, dass sie sonst Dinge tun, die sie später sehr bereuen. Ich erläutere, dass es auch unsere Aufgabe als Krisendienst ist, Krankenhauseinweisungen zu verhindern, dass es manchmal aber besser ist, wenn Klienten im Krankenhaus behandelt werden. Ich eruiere dennoch mit den Mitbewohnerinnen, ob sie notfalls für ein paar Tage die Wohngemeinschaft verlassen könnten, wenn sich herausstellen sollte, dass dies die Lage entschärft. Obwohl deutlich wird, dass dies ein sehr großes Opfer ist, sind sie bereit, die Wohnung für ein paar Tage zu verlassen. Ich sage den Mitbewohnerinnen, dass ich zum einen Sorge habe, Herr Walter könnte andere gefährden und zum anderen, dass er selber sehr geängstigt ist und ich vermute, dass es eine Hilfe für ihn bedeutet, wenn dieser Zustand so bald wie möglich aufhört. Ich merke, dass die Mitbewohner verunsichert und unschlüssig sind, ob sie mir vertrauen können. Deshalb verabrede ich mit ihnen, dass sie jederzeit zu einem Gespräch zu mir in den Krisendienst kommen können, falls Herr Walter ins Krankenhaus muss und sie das Gefühl haben, sie bräuchten zusätzlich begleitende Beratung zum weiteren Verlauf der Psychose von Herrn Walter. Dieses Gesprächsangebot scheint sie etwas zu beruhigen. Ich bin selbst besorgt, weil ich befürchte, es könnte zu einer Eskalation, die das Eingreifen der Polizei erfordert und zu einer Unterbringung nach PsychKG (Einweisung gegen den Willen des Betroffenen nach dem Gesetz für psychisch Kranke) kommen und die Mitbewohner würden dies verhindern wollen. Ich nehme mir vor, mit dem Arzt über die Möglichkeit zu sprechen, dass die Frauen für ein paar Tage aus der Wohngemeinschaft ausziehen. Vielleicht besteht für Herrn Walter die Möglichkeit einer ambulanten Behandlung, wenn die Situation zu Hause erst einmal entschärft ist.

Gespräch zwischen Herrn Walter und dem Hintergrundarzt Dr. Wiese

Dr. Wiese klopft an die Zimmertür. Als Herr Walter nicht öffnet, betritt er vorsichtig das Zimmer. Herr Walter sitzt in einer Ecke und sieht fern. Es macht den Eindruck, als würde er Dr. Wiese gar nicht bemerken.

„Guten Abend, mein Name ist Wiese, und ich würde mich gerne mit Ihnen unterhalten.“

Herr Walter guckt Dr. Wiese irritiert an und wendet sich wieder dem Fernseher zu.

„Es wäre sehr freundlich von Ihnen, wenn Sie den Fernseher ausmachen könnten, damit wir miteinander sprechen können. Frau Weinberg hat im Krisendienst angerufen und erzählt, dass sie sich große Sorgen um Sie macht.“

„Die wollen mich fertig machen“, sagt Herr Walter.

„Wer will Sie fertig machen?“

„Die Weiber da draußen wollen mich fertig machen, sie wollen mich vernichten.“

„Warum sollten Ihre Mitbewohnerinnen Sie denn fertig machen wollen?“

„Ich sage nichts ohne meinen Anwalt.“

„Ich glaube, hier liegt ein Missverständnis vor, ich bin hier, um Ihnen zu helfen und nicht, um Ihnen etwas vorzuwerfen.“

Herr Walter guckt Dr. Wiese interessiert an und fragt: „Heißt das, Sie werden die Weiber verhaften?“

„Nein, das nun auch wieder nicht, ich bin ja Arzt und kein Polizist, aber ich sehe, dass Sie große Angst haben und glaube, dass Sie dringend Hilfe benötigen.“

„Ich werde mir schon selber helfen“, sagt Herr Walter und zeigt auf die Küchenmesser, die auf seinem Tisch liegen. Dann scheint er wieder in sich zu versinken und die Anwesenheit von Dr. Wiese völlig zu vergessen.

„Herr Walter, ich sehe, dass Sie sich sehr bedroht fühlen und ich glaube, dass Sie Hilfe benötigen. Diese Hilfe könnten Sie in einem Krankenhaus am besten bekommen. Außerdem mache ich mir Sorgen, dass Sie hier in der Wohngemeinschaft jemandem etwas antun."

„Was soll ich denn im Krankenhaus? Glauben Sie ja nicht, dass ich bekloppt bin", sagt Herr Walter.

„Nein, das glaube ich nicht, ich glaube, dass Sie krank sind und deshalb so große Angst vor Ihren Mitbewohnerinnen haben. Ich denke, dass Sie eine Behandlung benötigen und ich werde jetzt zu meiner Kollegin hinausgehen und mit ihr besprechen, wie wir Sie ins Krankenhaus bringen."

Herrn Walter ist anzusehen, dass er dem Vorschlag zumindest zwiespältig gegenübersteht. Vermutlich ist er einerseits erleichtert, dass er der bedrohlichen Situation zu Hause entkommen kann, andererseits hat er Angst davor, was man im Krankenhaus mit ihm machen wird. Dr. Wiese geht davon aus, dass der Klient auf Grund seiner Erkrankung mit einer Entscheidung überfordert ist und sagt deshalb sehr bestimmt, was als Nächstes passieren wird.

Absprache und Entscheidungsfindung

Dr. Wiese und ich tauschen die Informationen aus, die wir im Laufe der Gespräche erhalten haben. Dr. Wiese vertritt die Ansicht, dass Herr Walter auf jeden Fall stationär behandelt werden sollte, aufgrund der akuten Gefährdung der Mitbewohnerinnen im Kontext einer eindeutig psychotischen Entwicklung. Ich erzähle Dr. Wiese von der Bereitschaft der Mitbewohnerinnen, das Haus für einige Tage zu verlassen. Wir kommen dann aber zu dem Schluss, dass dies die notwendige Behandlung nur verzögern würde, auch weil Dr. Wiese nicht den Eindruck hat, dass Herr Walter es schafft, in den nächsten Tagen von sich aus einen niedergelassenen Arzt aufzusuchen. So wird Dr. Wiese dem Klienten unter Angabe von Gründen entschieden mitteilen, dass wir einen Krankentransport holen und ihn in die psychiatrische Klinik bringen. Sollte Herr Walter sich weigern mitzukommen, werden wir gemeinsam noch einmal mit ihm sprechen und klären, ob eine akute Fremdgefährdung vorliegt und somit eine Unterbringung nach PsychKG eingeleitet werden muss. Die Messer Herr Walters und seine ausgesprochenen Drohungen geben zwar Hinweise auf eine Gefährdung der Mitbewohnerinnen, bei einem so massiven Eingriff in das Leben eines Menschen ist jedoch genau zu prüfen, ob dieser Schritt der Situation tatsächlich angemessen ist.

Abschluss des Einsatzes

Dr. Wiese betritt wieder das Zimmer von Herrn Walter und teilt ihm mit, dass er jetzt einen Krankentransport rufen wird und dass Herr Walter ein paar Sachen zusammen packen soll.

„Die Weiber kommen aber nicht mit, oder?“

„Nein, Herr Walter, Ihre Mitbewohnerinnen bleiben hier, dass verspreche ich Ihnen.“

„Kommen Sie mit?“, fragt Herr Walter.

„Wenn Sie das möchten, begleite ich Sie bis ins Krankenhaus.“

„Ja, alleine gehe ich nicht.“

Nachdem ich den Krankentransport gerufen habe und klar ist, dass Herr Walter freiwillig mit ins Krankenhaus gehen wird, ‚entlasse‘ ich die Polizisten mit der Erklärung, dass keine Gefahr droht, denn mir ist wichtig, dass es zu keiner Begegnung zwischen Herrn Walter und der Polizei kommt, damit der Klient nicht zum Schluss doch noch in Panik gerät. Außerdem erkläre ich den Mitbewohnern, was jetzt passieren wird und wo sie Herrn Walter in den nächsten Tagen erreichen bzw. besuchen können. Den Frauen in der Wohngemeinschaft rate ich, einige Wochen mit einem Besuch zu warten, zeige mich aber zuversichtlich, dass ein Kontakt mit Herrn Walter bald wieder möglich sein wird. Dr. Wiese und ich sind sehr erleichtert, dass keine Zwangsmaßnahmen nötig wurden. Dr. Wiese begleitet den Klienten ins Krankenhaus und ich fahre zum Krisendienst zurück.

Interventionsprinzip ‚Notfallmanagement‘

Notfallmanagement verstehen wir als Teil von Notfallintervention. Das Management bezieht sich auf die Organisation der Hilfen und die Kooperation der Helferinnen verschiedener Berufsgruppen miteinander, die bei einem mobilen Einsatz beteiligt sind. Im Lernfall waren vor Ort eine Psychologin, ein Mediziner sowie ein Fahrer eines Krankentransportes und Polizei. Außerdem musste auch mit den anwesenden Mitbewohnern in dieser angespannten Situation adäquat umgegangen werden.

Notfalleinsätze sind sehr komplex. Das liegt daran, dass

- relativ schnell Entscheidungen gefällt werden müssen,
- die Situation häufig sehr offen, wenig planbar und sogar bedrohlich sein kann und daher mit Anspannung bei den Helfern verbunden ist,
- die Kontaktherstellung zum Betroffenen in zugespitzten Situationen erschwert ist,
- viele Helferinnen mit unterschiedlichen Kompetenzen, Handlungslogiken und Bereitschaften zur Kooperation daran beteiligt sind,
- auch Angehörige und Nachbarn vor Ort sein können, was hilfreich sein kann, aber auch zu einer Eskalation beitragen kann,
- die Vielfalt der Anlässe ein weites Diagnose- und Handlungswissen erforderlich macht,

- eine Unterbringung nicht immer zu vermeiden ist, eine Zustimmung dazu aber möglichst erreicht werden sollte und ansonsten der rechtliche Rahmen beachtet werden muss.

All diese Aspekte erfordern hohe Handlungskompetenzen und ein gutes Notfallmanagement.

Die Hauptaufgabe des Notfallmanagements besteht darin, eine übersichtliche und klare Situation zu schaffen, um der oft chaotischen Ausgangslage und der häufig verwirrten und angespannten inneren Verfassung von Klientinnen und ihren Angehörigen etwas entgegenzusetzen.

Die wichtigste Voraussetzung dafür ist, dass die beteiligten Helfer gut miteinander kooperieren und klare Absprachen treffen können. Im Idealfall werden sowohl somatische als auch psychosoziale Aspekte integriert, um so zu einem ganzheitlichen Verstehen der Krise zu gelangen.

Schwierig wird es, wenn die an einer Notfallintervention beteiligten Helferinnen unterschiedliche Aufträge und unterschiedliche Sichtweisen der Problematik haben. Der Auftrag der Polizei und der Feuerwehr ist es nicht primär, sich mit Menschen in psychischen Notsituationen auseinanderzusetzen, sondern Gefahren abzuwenden. Mitarbeiter aus dem psychiatrischen und psychosozialen Bereich dagegen verstehen sich eher als Beraterinnen und sind geneigt, die Situation genau zu erkunden und Aushandlungen vorzunehmen.

Weiteres Konfliktpotential und die Möglichkeit zu Missverständnissen können in den unterschiedlichen Vorstellungen von der Art der Zusammenarbeit liegen. Ärzte sind es häufig gewohnt, sowohl die alleinige Verantwortung als auch die Führung zu übernehmen, während Mitarbeiter aus anderen psychosozialen Berufsgruppen Entscheidungen häufig im Zuge ausführlicher Kommunikationsprozesse fällen.

Diese verschiedenen Berufsgruppen haben unterschiedliche Handlungslogiken. In Notfallsituationen ist häufig ein klares und bestimmtes Auftreten mit eindeutigen Handlungsanweisungen erforderlich, aber für Menschen aus psychosozialen Berufen ist das ein ungewohntes Vorgehen. Deren übliches Handwerkszeug ist tendenziell das nicht-direktive Gespräch.

Mitarbeiter von Polizei und Feuerwehr sind oft sehr verunsichert von Menschen mit psychischen Problemen, weil sie nicht gelernt haben, mit diesen umzugehen. Aus dieser Verunsicherung heraus kann es zu unangemessener Strenge oder gar zum Gewalteinsatz kommen. Um eine möglichst störungsfreie Kooperation zu ermöglichen, ist es unerlässlich, die Handlungslogiken anderer Berufsgruppen zu kennen und zu respektieren.

Auch telefonische Absprachen vor dem Einsatz helfen. Wichtig ist es, einen genauen Treffpunkt zu verabreden, zu entscheiden, wer die Leitung des Einsatzes übernimmt und den Austausch vorhandener Informationen zwischen allen Beteiligten vor dem Einsatz zu gewährleisten.

In unserem Fallbeispiel haben die Helfer vor der Tür abgesprochen, dass sich die Polizei im Hintergrund hält. Die Beraterin hat die Situation verantwortlich geleitet. In anderen Situationen kann es wichtig sein, dass die Ärztin dies tut, weil aufgrund von Projektionen der Betroffenen zuweilen ärztliche Autorität mehr Einfluss hat. Je gefährlicher die Notfallsituation ist, umso mehr wird das Management in der Regie der Polizei liegen.

Eine weitere Anforderung an das Notfallmanagement ist der Umgang mit weiteren Beteiligten. Nicht selten sind in Notfällen noch andere Personen als der primär Betroffene vor Ort. Oft sind aufgeregte Angehörige oder Nachbarn zugegen. In unserem Fall waren es die Mitbewohnerinnen und ein Mitbewohner des Klienten. Alle Anwesenden haben einen Einfluss auf den Verlauf der Situation. Wenn wir sie außer Acht lassen, kann es passieren, dass Durcheinander und Chaos entsteht, was wiederum die Angst oder Aggression des/der eigentlich Betroffenen verstärken kann. Eine Möglichkeit, mit den weiteren Beteiligten im Sinne des Notfallmanagements umzugehen ist, die Gruppe der Helfer aufzuteilen, so dass mit allen Beteiligten gleichzeitig gesprochen werden kann. Dies geht natürlich nur, wenn man zu zweit ist. Eine weitere Variante besteht darin, die anwesenden Personen zu beschäftigen, sie z. B. hilfreiche Tätigkeiten ausführen zu lassen (Tee kochen etc.). Oft fühlen sich Menschen in solch angespannten Situationen besser, wenn sie etwas tun können. Für die Helferinnen können Angehörige auch eine wichtige Ressource sein: Sie kennen die Klientin, finden sich in der Wohnung zurecht und wissen, wer noch informiert werden muss.

Es gibt jedoch auch die Situation, bei der Angehörige oder Nachbarn zur Eskalation beitragen, weil sie Teil des Problems sind oder in irgendeiner Form mit den Betroffenen im Konflikt stehen. In diesen Fällen ist es sinnvoll, die Anwesenden zu bitten, sich von dem Betroffenen zu entfernen. In eskalierten Familienkonflikten ist es in jedem Fall wichtig, die Streitparteien zunächst zu trennen.

Literaturexkurs

Der Literaturexkurs bezieht sich hier auf den psychiatrischen Notfall und speziell auf das Krankheitsbild der Schizophrenie. Diese psychische Erkrankung dient als Beispiel für psychotische Erkrankungen, die Krisen- und Notfallintervention notwendig machen können. Die Literatur zur Psychose ist sehr umfangreich und überwiegend vom medizinischen Blick bestimmt. Mit der Entwicklung der Sozialpsychiatrie wird die Umgangsweise mit der psychotischen Erkrankung, Störung oder Krise zunehmend auch Gegenstand psychosozialer Untersuchungen (z. B. bei Zaumseil/Leferink 1997). Für den folgenden Literaturexkurs wird vor allem der sozialpsychiatrische Blick bestimmend sein.

Zur Diagnose

Die Schizophrenie hat nach dem ICD-10 (Klassifikationssystem der WHO) selbst neun Untergruppen, von denen die paranoide Schizophrenie (siehe Fallbeispiel) eine ist.

Neun Symptome sind für die Schizophrenie laut ICD-10 bestimmend, die aber nicht alle auftreten müssen, damit diese Diagnose vergeben werden kann (Bastine 1998, S. 213). Zu nennen sind u.a. Störungen des Denkens, des Gefühls, des Wollens, Handelns und des Ich-Erlebens. Als akute Symptome fallen besonders dem Außenstehenden Wahngedanken – wie im Lernfall die Vergiftungsangst – und Halluzinationen (Sinnestäuschungen) auf.

Beim paranoiden Typus (siehe Fallbeispiel) steht eine starke Beschäftigung mit einem oder mehreren Wahnphänomenen oder häufige akustische Halluzinationen im Vordergrund, hingegen *nicht* eine desorganisierte Sprechweise, desorganisiertes oder katatones Verhalten oder verflachter oder inadäquater Affekt (Struck 1998, S. 105).

Im Vorfeld der akuten schizophrenen Erkrankung – insbesondere bei jungen Menschen – können Prodromalsymptome beobachtet werden, wie ausgeprägte soziale Isolierung oder Zurückgezogenheit, Beeinträchtigungen in der beruflichen Tätigkeit, ausgeprägt absonderliches Verhalten, Affekt- und Sprachveränderungen, eigentümliche Vorstellungen und magisches Denken, ungewöhnliche Wahrnehmungserlebnisse und ein erheblicher Mangel an Initiative, Interesse oder Energie (vgl. Finzen 2000, S. 69).

Im Zentrum des psychotischen Erlebens steht Angst, die durch die wahrgenommenen Veränderungen hervorgerufen wird und sehr existentiell erlebt werden kann. „Nicht mehr selbst zu wollen, zu denken und zu handeln“, so bezeichnet eine Betroffene den Zustand (Buck/Bock 1991, S. 18). Die Gedanken können entzogen werden, an die Stelle des eigenen Willens treten Stimmen, die sagen, was jemand zu tun hat. Es werden ungeahnte und äußerst bedeutungsvolle Sinnzusammenhänge erlebt. Psychoseerlebnisse gehören zu den intensivsten Erfahrungen, die man haben kann und die für wahr gehalten werden. Neben dem Menschen mit seinem psychotischen Erleben gibt es aber auch den Alltagsmenschen mit vielen intakten Funktionen, so dass Andere die Erkrankung häufig schwer einordnen können.

Biopsychosoziales Erklärungsmodell

Das prominenteste Erklärungsmodell der Schizophrenie (gilt auch für andere psychotische Störungen) ist das Vulnerabilitäts-Stressmodell. Es grenzt sich von einem Krankheitsmodell der Schizophrenie ab, indem es keine zugrunde liegende Erkrankung annimmt (Bastine 1998).

Ciompi (1981, S. 508) beschreibt das Vulnerabilitäts-Stressmodell wie folgt: „Einerseits genetisch-organische und andererseits psycho- und soziogene

Faktorenbündel führen in wechselnder Kombination zu verletzlichen, prämorbiden Persönlichkeiten, welche dazu neigen, auf Belastungen überdurchschnittlich stark mit Spannung, Angst, Verwirrung, Denkstörungen, Derealisations- und Depersonalisationserlebnissen bis zu Wahn und Halluzination zu reagieren. Nach (einer oder mehreren) akut-psychotischen Phasen ist die weitere Entwicklung in Wechselwirkung mit der Ausgangspersönlichkeit wahrscheinlich vorwiegend durch psycho-soziale Faktoren bestimmt, woraus die enorme Vielfalt der Verläufe zwischen völliger Heilung, Residualzuständen verschiedenen Ausmaßes und schwerster Chronifizierung resultiert."

Zu psychosozialen Einflüssen zählt Ciompi frühkindliche Traumen, den familiären Kommunikationsstil und erworbene Assoziations- und Bezugssysteme. Zu genetischen und somatischen Einflüssen zählt er die Konstitution und prä- und perinatale Schädigungen. Bei einer akut psychotischen Dekompensation spielen unspezifischer Stress und/oder spezifische Ereignisse (kritische Lebensereignisse) und Erfahrungen (z.B. verworrene Familienbeziehungen) eine Rolle.

Eine weitere Perspektive auf die Psychose, die sozial-konstruktivistische, versteht eine Psychose als eine „vorübergehende, radikale und erschreckende Entfremdung von gemeinsamen kommunikativen Praktiken: ‚Ein Niemandsland', wo unerträgliche Erfahrung keine Worte hat und der Patient daher keine Stimme und keine spontane Handlungsfähigkeit" (Seikkula/Olson 2006, S. 188).

Behandlung und Krisenintervention

Medikamentöse Behandlung

Leider gibt es keine ursächliche medikamentöse Behandlung der Psychose. Bei vielen Psychoseerkrankten würden die Symptome auch ohne Medikamente auf längere Sicht abklingen. Die Erkrankung verursacht jedoch bis zu diesem Zeitpunkt viel Leid und durch die Symptomatik erhebliche soziale Verluste (Arbeitsplatz-, Wohnung- und soziale Einbindung). Die verabreichten Medikamente – Neuroleptika – wirken spezifisch auf die psychotischen Symptome. Sie beeinflussen den Stoffwechsel der Botenstoffe (Transmitter, v.a. Dopamin) im Gehirn. Es gibt verschiedene Neuroleptika mit unterschiedlichen Wirkungen und Nebenwirkungen. Die Ziele des Einsatzes sind sehr unterschiedlich: zunächst geht es um die Behandlung der akuten Symptome, dann um die Erhaltungstherapie und schließlich um die Rückfallprophylaxe mit eher niedriger Medikamentengabe. Bei Ersterkrankungen sollte möglichst niedrig dosiert werden (Finzen 2000).

Sozialpsychiatrie

Die Sozialpsychiatrie wird als der Teilbereich der Psychiatrie angesehen, der „psychische Störungen in ihrer engen Verflechtung mit der gesamten sozialen Umwelt – Familie, Wohn- und Arbeitsumgebung, ökonomische Situation, soziokulturelle Umwelt – sowohl zu verstehen wie auch zu behandeln versucht“ (Definition der Schweizerischen Gesellschaft für Sozialpsychiatrie, vgl. Ciompi 1995, S. 295). Das Ziel der Sozialpsychiatrie ist es, den Psychosebetroffenen ein Leben außerhalb stationärer Einrichtungen zu ermöglichen. Dazu sind in der Praxis eine Reihe sehr unterschiedlicher halbstationärer, ambulanter und rehabilitativer Einrichtungen geschaffen worden, die flächendeckend und gemeindenah vorgehalten werden sollen. Krisenintervention und Rehabilitation zur sozialen und beruflichen Wiedereingliederung sind die Hauptpfeiler der praktischen Sozialpsychiatrie. Auch die Unterstützung von Angehörigen- und Selbsthilfegruppen und Psychose-Seminaren mit ihrem Trialog-Angebot (Psychoseerfahrene, Angehörige und professionelle Helfer reden miteinander) gehört dazu. Zuerst in den angloamerikanischen Ländern, jetzt vereinzelt auch in der Bundesrepublik werden (ehemals) Betroffene in die Akutbehandlung einbezogen, so z. B. auch in der Krisenpension in Berlin (www.krisenpension.de). Die Vorteile der Betroffenenbeteiligung liegen u. a. in der Systemkenntnis und dem Insiderwissen, in der durch Erfahrung entwickelten Empathie für die Situation der Erkrankten, im vorlebten Bewältigungsoptimismus, im persönlichen Kontakt und im Antistigmatisierungseffekt (Kempen 2008).

Krisenintervention als Baustein der Sozialpsychiatrie

Krisenintervention bzw. Notfallintervention hat verschiedene Aufgaben beim Auftreten einer Krise bei einer psychiatrischen Erkrankung. In erster Linie sollte Krisenintervention eine stationäre Aufnahme zu verhindern helfen, ambulante Hilfen aktivieren sowie erste Hilfe vor Ort leisten. Sollte dennoch eine Übernachtungsmöglichkeit für kurze Zeit wünschenswert erscheinen, so könnte für den Betroffenen durch die Vorhaltung von Krisenbetten in einem gemeindenahen Krisenzentrum eine stationäre Aufnahme in ein psychiatrisches Krankenhaus vermieden werden. Dadurch kann der soziale Kontext samt Bezug zu vertrauten Helfern erhalten bleiben. Auch wird die Krise dort behandelt, wo sie entstanden ist. Stationäre Kriseneinrichtungen sind offene Stationen mit einem therapeutischen Angebot, multidisziplinären Teams, zeitlicher Begrenzung der Aufenthaltsdauer und freiwilliger Medikamenteneinnahme. Diese unterscheiden sich allerdings darin, ob sie Menschen mit einer akuten Psychose aufnehmen. Steht kein derartiges Kriseninterventionszentrum zur Verfügung und ist eine stationäre Aufnahme indiziert, so sollte Krisenintervention bzw. Notfallhilfe diese schonend vorbereiten, so dass eine (Zwangs-)Unterbringung mit Einsatz von Polizei vermieden werden kann.

Ausgehend von der sozial-konstruktivistischen Perspektive setzt das ‚finnische Modell' ein anderes Vorgehen um: Als erster Schritt in einer länger dauernden und von den Bedürfnissen der Betroffenen bestimmten Behandlung (Need-adapted Treatment) findet eine Krisenintervention in der Form einer Therapieversammlung statt. Nach einem ersten Kontakt kommt ein mobiles multiprofessionelles Krisenteam zu dem Betroffenen nach Hause und es finden mit allen wichtigen Personen ein oder mehrere Gespräche statt. Dabei geht es darum, in einem offenen Dialog herauszufinden, was zu verstehen und zu tun ist (Seikkula/Arnkil 2007). Das Krisenteam begleitet den Betroffenen mit seinen Angehörigen über die ganze Zeit der Behandlung (Kontinuität herstellen).

Zur rechtlichen Situation (Gesetz für psychisch Kranke – PsychKG)

Gesetze für psychisch Kranke sind in Deutschland Ländersache und regeln Hilfen für psychisch Kranke sowie die zwangsweise stationäre Unterbringung. In keinem Bundesland kann jemand zwangsweise unterbracht werden, nur weil er eine Belastung für die Angehörigen darstellt, weil er unsinnige Geschäfte abschließt, wegen Verwahrlosung, wegen einer einfachen Störung der öffentlichen Ordnung oder nicht vorhandener Behandlungseinsicht. Eine zwangsweise Unterbringung ist nur in eng umrissenen Grenzen möglich. Nur akute und erhebliche Selbst- und Fremdgefährdung rechtfertigen eine (Zwangs-)Unterbringung und diese setzt eine psychische Erkrankung voraus. Das Verfahren dazu ist genau geregelt und eine Unterbringung für mehr als 24 Stunden nur durch einen richterlichen Beschluss im Rahmen eines ordentlichen Verfahrens möglich (Rudolf 1997).

Lernfall ‚Depression‘

Einleitung

Depressive Störungen gehören zu den häufigsten und hinsichtlich ihrer Schwere am meisten unterschätzten psychischen Erkrankungen. Sie sind mit sehr hohem Leidensdruck verbunden, da die Erkrankung Wohlbefinden und Lebensqualität massiv beeinträchtigt.

Die Depression ist dabei nicht nur vom subjektiven Erleben her eine schwere, aufgrund der Suizidgefahr oft lebensbedrohliche Erkrankung.

Depressive Erkrankungen verlaufen meist in Phasen, die über mehrere Monate, bei den meisten Betroffenen zwischen vier und sechs Monaten, anhalten können. Die Hälfte bis Dreiviertel der Depressiven erleben mehrere depressive Episoden. Eine Depression verändert bei den Betroffenen Erleben und Verhalten, und es treten körperliche Beschwerden auf: Erlebt werden Gefühle der Hoffnungslosigkeit und Leere, oder es können gar keine Gefühle mehr empfunden werden. Negative Denkmuster herrschen vor, verbunden mit starker Grübelneigung, permanenter Selbstkritik, Konzentrationsproblemen und Suizidgedanken. Ein deutlich verringertes Interesse oder eine verringerte Freude an Aktivitäten tritt ein. Die Betroffenen ziehen sich zurück und werden antriebsarm oder rastlos. Schlafstörungen, Appetitstörungen und andere vielfältige körperliche Beschwerden sind oft die Symptome, mit denen Betroffene zum Arzt gehen (s. a. de Jong-Meyer 2005).

Oft wird eine Depression nicht erkannt oder falsch behandelt. Menschen mit einer nicht erkannten Depression geraten – mit ihren Angehörigen – oft in eine Krise (Bischkopf 2005). Sie können sich länger anhaltende Verstimmungen und andere Veränderungen nicht erklären. Die Erkrankten können Aufmunterungen und gut gemeinte Ratschläge der Angehörigen und Freunde nicht aufnehmen und es entstehen Enttäuschungen, verbunden mit Verärgerungen und Rückzug auf beiden Seiten. Die Gefahr einer suizidalen Handlung ist hoch. Die Suizidrate bei schweren depressiven Episoden liegt bei 14,4 % (Wolfersdorf 2000).

Die Wahrscheinlichkeit, im Laufe des Lebens eine Depression zu bekommen, liegt bei 17 %, dabei sind mehr als doppelt so viele Frauen betroffen (Hautzinger 1989, S. 13). Derzeit leiden etwa 5 % der Bundesbürger an einer behandlungsbedürftigen Depression, nur etwa 50 % aller Depressionen werden vom Hausarzt erkannt (Holsboer-Trachsler/Vanoni 1998 in Wolfersdorf 2000, S. 113) und die meisten werden nicht angemessen medikamentös versorgt. Depressionen sind gut behandelbar, besonders erfolgreich in der Kombination von mehreren Verfahren, z. B. Antidepressiva, Psycho- und Soziotherapie.

In unserem Fallbeispiel findet das Ehepaar über einen Zeitschriftenartikel den Weg in die Krisenberatung mit der Frage, ob bei der Ehefrau nicht eine Depression vorliege und was zu tun sei. Für die Krisenintervention ist es eine wichtige Aufgabe zu erkennen, ob eine Depression vorliegt und geeignete Behandlungsmöglichkeiten vorzuschlagen.

Fallbeispiel

Der Einstieg

Ein älteres Ehepaar kommt zum persönlichen Gespräch in die Beratungsstelle. Der Mann, Herr Sahrin, hat sich zusammen mit seiner Frau am vorherigen Tag angemeldet. Herr Sahrin stellt sich und seine Frau im Eingangsbereich vor, nimmt seiner Frau den Mantel ab und führt sie mit einer fürsorglichen Geste ins Beratungszimmer. Er bietet seiner Frau leise einen der Beratungssessel zum Platznehmen an, er selbst bleibt stehen und wendet sich an mich:

„Es geht um meine Frau, ich habe sie nur hierher begleitet."

Ich schlage vor, dass er sich dennoch erst einmal setzt und wir besprechen, wie am besten vorzugehen ist. Ich frage die Ehepartner, ob sie Tee trinken möchten, dem stimmen sie erfreut zu. Als ich mit dem Tee zurückkomme, hat sich Herr Sahrin dicht neben seine Frau gesetzt und redet leise auf sie ein. Offensichtlich ist daraus ein Entschluss entstanden, wie das Gespräch zu gestalten sei.

„Wir glauben, es ist am besten, wenn meine Frau allein mit Ihnen sprechen kann und ich nur jetzt kurz etwas dazu sage, warum wir hier sind. Es ist nämlich so, dass es meiner Frau schon wieder seit einigen Monaten sehr schlecht geht. Und vor kurzem haben wir nun in der Zeitung einen Artikel über Depression gelesen und jetzt glauben wir, dass meine Frau vielleicht an einer Depression leiden könnte. Uns ist richtig ein Licht aufgegangen, als wir das in der Zeitung gelesen haben."

„Weshalb meinen Sie denn, dass Sie an einer Depression leiden könnten?" frage ich Frau Sahrin, die bisher geschwiegen hat. Sie wirft mir einen kurzen Blick zu und schaut dann wie zuvor unbeweglich auf ihre Hände, die sie fest im Schoß verschränkt hält.

„Es geht mir schlecht und ich kann nichts dagegen tun. Seelisch schlecht", sagt sie mit leiser Stimme.

Herr Sahrin schaltet sich wieder ein: „Wissen Sie, bisher haben meine Frau und ich das eigentlich immer runtergespielt. Jeder ist ja mal niedergeschlagen oder auch mal verzweifelt, so ist das halt im Leben. Ich habe dann versucht, meine Frau aufzumuntern und ihr die trüben Gedanken auszureden und sie ein bisschen anzutreiben, damit sie wieder mehr Lust am Leben kriegt. Aber das funktioniert eigentlich überhaupt nicht. Und das geht nun schon wieder seit Monaten so."

Herr Sahrin wirkt auf mich resigniert und zugleich verzweifelt. Ich sage zu ihm: „Da geben Sie sich anscheinend große Mühe und dann merken Sie, dass es nicht hilft."

„Ja, Sie haben Recht, es ist tatsächlich so, dass nichts hilft. Und langsam kann ich auch nicht mehr. Ich bin wirklich ratlos. Und seit dem Zeitungsartikel mache ich mir noch mehr Sorgen um meine Frau. Wissen Sie, da standen auch Prozentzahlen zu Selbstmorden von Depressiven drin. Ja, ich mache mir Sorgen, dass meine Frau wirklich eine Depression hat. Können Sie uns helfen? Können Sie mit meiner Frau reden und uns sagen, was sie hat? Und was wir machen können?"

„Ja, das kann ich versuchen, wenn Sie das auch möchten?" Ich wende mich fragend an Frau Sahrin, die weiter mit gesenktem Blick unbewegt dasitzt. „Dann würden wir zu zweit darüber sprechen, wie es Ihnen eigentlich geht, wie es dazu gekommen ist und wie es nun weiter gehen kann. Möchten Sie das?"

Frau Sahrin zuckt in gleichgültiger Geste mit den Schultern. Ich warte eine ganze Weile ab und sage nichts. Da schaut sie endlich kurz auf und sagt: „Ja, das möchte ich schon."

„Dann gehe ich jetzt raus und warte draußen", sagt Herr Sahrin eilig, steht auf, legt seiner Frau beruhigend die Hand auf die Schulter und geht hinüber in den Warteraum der Beratungsstelle.

Im Folgenden führe ich ein gut einstündiges Gespräch mit Frau Sahrin. Es erfordert viel Geduld, beharrliches Nachfragen und verschiedene Versuche der Kontaktherstellung, die folgende Geschichte von Frau Sahrin zu erfahren. Im Lauf des Gespräches wird sie jedoch offener, da sie mein Interesse an ihrer Person wahrzunehmen scheint und erzählt zunehmend frei über ihre Lebenssituation und Gefühlslage.

Handlungsskizze

Frau Sahrin beginnt auf meine Nachfragen hin, wie es ihr denn geht, von ihrer „trübsinnigen Stimmung" zu erzählen. Nichts bereitet ihr mehr Freude, weder ihr Steingarten auf der großen Terrasse der Wohnung, noch ihre erwachsenen Töchter, noch die vielen kleinen Aufmerksamkeiten ihres Mannes, mit denen er versucht, sie aufzuheitern. Sie fühlt sich trübe, leer, trostlos, freudlos. Dazu kommt auch noch, dass sie zu nichts Lust hat und das geht so weit, dass sie morgens stundenlang im Bett liegt und sich dabei innerlich damit quält, sich zum Aufstehen zu drängen. Sie schafft es jedoch meist erst nach Stunden und bis dahin hat sie sich innerlich bereits so massiv beschimpft, dass sie ihrem Mann kaum noch in die Augen blicken kann. Sie schämt sich sehr für diese – wie sie es nennt „arge Disziplinlosigkeit und üble Faulheit“ und empfindet sich inzwischen als „unmögliche Belastung“ für ihren Mann, für ihre Töchter, wenn die zu Besuch sind und sie in diesem Zustand erleben und überhaupt für alle Menschen, denen sie begegnet. Sie beschreibt ihre Gefühlslage so: „Ich bin es doch nicht Wert, dass man sich mit mir beschäftigt, außer vielleicht aus Mitleid, aber das habe ich nicht verdient. Was habe ich denn schon zustande gebracht in meinem Leben? Was habe ich denn anderen schon noch zu bieten, als solches Elend?“ Hinzu kommt noch, dass Frau Sahrin meist schon um vier oder fünf Uhr morgens aufwacht. Um diese Zeit beginnt das quälende Grübeln. Sie nimmt wegen ihrer Schlafstörungen seit einigen Monaten jeden Abend eine Tablette Valium, die ihr der Hausarzt verschreibt. Diese hilft zwar nicht, aber sie hat sich daran gewöhnt und die Tablette am Abend gibt ihr eine gewisse Sicherheit, nicht noch früher zu erwachen. Auf meine Frage hin, ob sie an Gewicht verloren hätte in der letzten Zeit, da sie sehr schmal im Gesicht wirke, winkt sie nur resigniert ab. Sie äße nur noch winzige Portiönchen, zu denen sie ihr Mann nötigen würde, sie selbst hätte eigentlich überhaupt keinen Appetit und würde am liebsten ganz auf das lästige Essen verzichten. Danach habe sie dann immer Bauchgrimmen und ein unangenehmes Druckgefühl im ganzen Bauch. Ja, sie habe in den letzten Monaten wohl um die 12 Kilo abgenommen, die Dickste sei sie ja ohnehin nie gewesen. Sie hätte auch schon Haarausfall deswegen. Sie zeigt mir ihr Haar, das tatsächlich auffällig ausgedünnt scheint und zudem einen ungepflegten Eindruck auf mich macht.

Ich frage sie, seit wann sie diese Probleme hat. Dabei stellt sich heraus, dass Frau Sahrin schon seit sechs Monaten in diesem Zustand ist. Dazu kamen zuvor in den letzten drei Jahren schon zwei ähnliche Phasen, die erste dauerte ungefähr drei Monate, die zweite Phase dauerte vier Monate. Jedes Mal hatte Frau Sahrin das Gefühl, „völlig unvorbereitet in dieses Loch zu fallen und ebenso plötzlich wieder daraus aufzutauchen“. Ihre Erleichterung war hinterher jedes Mal enorm und beinah euphorisch und sie wollte „alles nachholen, was sie in den Monaten versäumt hatte“.

Auf meine Frage nach einem etwaigen Auslöser nickt Frau Sahrin mit dem Kopf und kneift die Lippen zusammen: „Ich weiß, warum das ganze Übel angefangen hat. Ich war Abteilungsleiterin in einer Stoff-Fabrik in der alten DDR. 30 Jahre war ich in derselben Fabrik. Und dann hat die ganze Fabrik bald nach der Wende angefangen zu kränkeln, dann haben sie noch ein paar Wessis in die Führungsetagen geholt, um den Karren aus dem Dreck zu ziehen, aber die konnten auch nichts mehr machen. Naja, und mich haben sie dann gekündigt eineinhalb Jahre, bevor die Firma Konkurs anmelden musste. Und dann ist auch noch die letzte meiner drei Töchter ausgezogen. Das war dann wohl zu viel.“

Frau Sahrin grübelt seitdem darüber nach, ob sie aufgrund schlechter Arbeitsleistung gekündigt wurde, auch wenn sie ein exzellentes Zeugnis bekam und fast alle ihrer Kolleginnen betriebsbedingt gekündigt wurden. Sie grübelt auch, ob sie sich zu wenig um ihre Töchter gekümmert hat und zu viel gearbeitet hat.

Ihr Mann war früher hauptsächlich für den Haushalt zuständig und kümmerte sich vorrangig um die drei Töchter. Er war aufgrund eines schweren Rückenleidens, das er sich als Fabrikschlosser zugezogen hatte, frühberentet. Frau Sahrin war also die Versorgerin der Familie. Diese Rollenaufteilung hatte gut geklappt. Frau Sahrin beschreibt ihre Ehe als „immer gut".

Jetzt, wo Frau Sahrin nicht mehr arbeitet und ihre Töchter ausgezogen sind, bewertet sie ihr Leben als sinnlos. Sie habe nichts mehr, worum sie sich kümmern könne, keine Verantwortung mehr: weder für ihre Mitarbeiter wie früher in der Fabrik, noch für ihre Töchter, noch für ihren Mann, der – genau besehen – ganz gut ohne sie klar komme. Sie kümmert sich um ihre Pflanzen auf der Terrasse und versucht, ihrem Mann die Rückenkrankheit zu erleichtern, aber sie empfindet dies nicht als erfüllend.

Kommentar

Während des Gesprächs spüre ich an mir selbst eine ‚depressive Ansteckung' im Sinne einer Gegenübertragung durch die niedergeschlagene trostlose Stimmung Frau Sahrins, was für mich ein deutlicher Hinweis auf das Vorliegen einer Depression ist. Ihre Symptomatik spricht zudem deutlich für eine Depression mit Krankheitswert, wie das Ehepaar selbst schon vermutet hatte. Ich merke, wie leid mir sowohl Frau Sahrin als auch ihr Mann tun, die wiederholt monatelang versuchen, mit diesem quälenden Zustand allein zurechtzukommen. Als wichtigstes Ziel habe ich deshalb im Kopf, beide darüber aufzuklären, was eine Depression genau ist und vor allem, dass und wie man sie behandeln und therapieren kann: Also zu vermitteln, dass dies kein Zustand ist, der ertragen und erlitten werden muss.

Zudem mache ich mir Sorgen wegen Frau Sahrins Sinnlosigkeitsgefühlen: Ich habe die hohe Suizidrate depressiv Erkrankter im Kopf und ich werde im Folgenden sorgsam abklären, ob eine akute Suizidgefährdung bei Frau Sahrin vorliegt und wie die Gefährdung langfristig eingedämmt werden kann. Außerdem werde ich beide Ehepartner genau über diese Gefährdung aufklären.

Des Weiteren war im Gespräch auffällig, dass Frau Sahrin ihre Problemlage immer noch herunterzuspielen versucht. Sie versucht mühsam, jegliches Jammern zu unterdrücken und ‚Haltung zu bewahren'. Ich habe schon im ersten Teil der Intervention, dem Zuhören und Nachfragen, ihre Problemlage bewusst ‚hochgespielt', indem ich ausführlich auf alle Schilderungen eingegangen bin, um ihr zu vermitteln, dass ich ihren Zustand und ihr Leiden sehr ernst nehme und dass ich mir Sorgen um sie mache. Dies bedeutet auch für das weitere Gespräch, mir viel Zeit für sie zu nehmen.

Intervention

Suizidthematik ansprechen

Frau Sahrin hat bereits ihre Sinnlosigkeitsgefühle angesprochen und ich nehme deutlich ihre tiefe Verzweiflung wahr, die sie mühsam zurückhält. Ich thematisiere diese nun in Bezug auf die Suizidthematik, die ich dahinter vermute: „Frau Sahrin, sie sprechen von Sinnlosigkeit in Ihrem Leben, dass Sie das Gefühl haben, anderen nur zur Last zu fallen – haben Sie auch darüber nachgedacht, nicht mehr leben zu wollen?“ Auf diese Frage hin sagt Frau Sahrin lange Zeit gar nichts und schaut wie zu Beginn des Gespräches verschlossen auf ihre Hände. Dann nickt sie. Ich merke, dass sie die Tränen zurückhält und habe das Gefühl, dass ihr diese Frage peinlich ist. „So wie es Ihnen zurzeit geht, kann ich gut nachfühlen, dass Sie solche Gedanken beschäftigen. Ich würde Sie dazu gerne noch einiges fragen und Ihnen dann aber vor allem auch erklären, was Ihnen in Ihrer jetzigen Situation helfen kann. Denn so müssen Sie das nicht länger aushalten. Sie sind dem nicht ausgeliefert, Sie können etwas unternehmen.“

Im Folgenden spreche ich mit Frau Sahrin ausführlich über ihre Suizidgedanken. Sie erzählt, dass ihre Gedanken immer häufiger darum kreisen, sich das Leben zu nehmen. Es sei aber erst zwei Mal so gewesen, dass sie es tatsächlich getan hätte, wenn sich eine Möglichkeiten dazu geboten hätte. Sie bringe es aber nicht übers Herz, offen mit ihrem Mann darüber zu reden, sie hätte nur einmal einige Andeutungen gemacht, ihr Mann sei aber auch nicht weiter darauf eingegangen und sie wolle ihn ja auch nicht erschrecken. Ich erkläre ihr, dass es sehr wichtig sei, mit jemandem über die Suizidgedanken zu sprechen, wenn nicht mit ihrem Mann, der vielleicht überfordert damit sein könnte, dann im Rahmen einer professionellen Beratung.

Frau Sahrin sagt darauf hin: „Meinen Sie denn wirklich, dass das einen Sinn hat? Was soll das denn noch bringen. Reden hilft doch letztendlich auch nicht.“

„Was meinen Sie denn zu dem Gespräch, das wir jetzt führen? Gibt es da etwas, was Ihnen wichtig erscheint, was Sie vielleicht mit sich in Gedanken nach Hause nehmen? Oder sehen Sie darin auch keinen Sinn?“

Frau Sahrin ist einen Moment verblüfft. „Nein, nein, das hier ist jetzt was anderes. Ich meinte nur so insgesamt, langfristig gesehen. Hier merke ich doch irgendwie, dass es wohl ganz gut ist, sich mal mit jemand anderem auszusprechen, als nur mit meinem Mann.“

Ich merke, dass sie nicht sonderlich überzeugt klingt, gehe aber vorerst nicht weiter darauf ein. Ich möchte ihren Mann später noch mehr in die Verantwortung dafür nehmen, dass sie zu einem Psychiater geht, Frau Sahrin scheint mir dafür im Moment ohnehin zu antriebsarm. Ich möchte gerne mehr darüber erfahren, wie konkret ihre Suizidabsichten sind. Ich frage sie deshalb, ob sie schon überlegt hätte, wie sie sich das Leben nehmen wolle, ob sie schon Vorbereitungen getroffen hätte, z. B. Tablettensammeln etc. Dies ist nicht der Fall. Das entlastet mich zusätzlich von der Sorge, dass bei Frau Sahrin eine akute Suizidalität vorliegen könnte.

Aufklärung

Wir kommen überein, ihren Mann zum Gespräch dazu zu holen, denn ich möchte beiden einiges über Depression und Behandlungsmethoden erklären. Ich äußere, wie mutig und gut ich ihre Entscheidung finde, eine professionelle Beratung aufzusuchen. Ich äußere auch meine Achtung gegenüber ihrer bisherigen Umgangsweise mit Frau Sahrins Erkrankung, die mir von großer gegenseitiger Fürsorge geprägt zu sein scheint. Von einem bestimmten Punkt an sei jedoch die Grenze erreicht, wo es besser ist, Hilfe von außen hinzuzuholen – diesen Punkt hätten beide sehr verantwortungsvoll erkannt.

Ich gebe nun beiden zusammen meine abschließende Einschätzung:

„Frau Sahrin, Herr Sahrin, alles deutet darauf hin, dass Frau Sahrin an einer depressiven Erkrankung leidet. Und eine Depression ist eine Erkrankung, nicht zu verwechseln mit einer bloßen Stimmungsschwankung. Wer an einer Depression erkrankt ist, der kann sich nicht einfach 'zusammenreißen und dann geht's schon wieder'. Das ist mir wichtig, Ihnen zu sagen, damit Sie, Frau Sahrin, sich nicht mehr so stark selbst die Schuld etwa für Ihre Antriebslosigkeit geben. Und: Bei depressiv Erkrankten besteht eine erhöhte Suizidgefahr. Ich sage das natürlich nicht, um Ihnen Angst zu machen, sondern um zu verdeutlichen, wie dringend behandlungsbedürftig eine Depression ist, weil sie unbehandelt lebensgefährdend werden kann. Frau Sahrin, Sie brauchen auf jeden Fall längerfristige Hilfe. Vielleicht können Sie sich von Ihrem Mann dabei unterstützen lassen, sich die auch wirklich zu holen. Und falls etwas akut ist, können Sie beide natürlich jederzeit mit dem Krisendienst Kontakt aufnehmen. Wenn Sie Ihrem Mann erzählen, wie es Ihnen geht, dann geht es ja erst einmal einfach um die Entlastung, es geht dann gar nicht immer darum, gleich etwas zu unternehmen. Wenn Sie jedoch Angst bekommen, Herr Sahrin, dann melden Sie sich lieber einmal zu viel als zu wenig, um sich unterstützen zu lassen. Eine schwerwiegende Depression wie bei Frau Sahrin sollte in jedem Fall medizinisch und psychotherapeutisch behandelt werden. Eine psychiatrische und psychotherapeutische Behandlung ist heute langfristig sehr erfolgreich."

Hier meldet sich Herr Sahrin entschieden zu Wort und sagt, er würde auf keinen Fall wollen, dass Frau Sahrin „Tabletten für die Seele" nimmt, das sei doch absurd, man könne doch das Gemüt nicht mit Tabletten kurieren.

„Da haben Sie recht, Tabletten können nicht im eigentlichen Sinne heilen, aber sie heben die Stimmung und den Antrieb und sind erst einmal hilfreich, um auch psychotherapeutisch weiterarbeiten zu können. So kann Frau Sahrin überhaupt wieder in den Zustand kommen, Mut zu fassen und neue Perspektiven für die Zukunft zu entwickeln. Ihre Frau muss erst einmal aus dem Loch rauskommen. Und Frau Sahrin, so wie ich Sie einschätze, würden Sie sich nicht passiv auf der Wirkung der Medikamente ausruhen, sondern mit psychotherapeutischer Hilfe aktiv neuen Lebenssinn und Lebenslust zu entwickeln versuchen. Was meinen Sie, Frau Sahrin?“

Frau Sahrin nickt zustimmend, Herr Sahrin guckt zweifelnd.

Verweis an eine niedergelassene Psychiaterin

Ich verweise Frau Sahrin also zu einer niedergelassenen Psychiaterin und rate beiden dringend, dort noch für den nächsten Tag einen Termin zu vereinbaren, sich dazu notfalls auch auf die Empfehlung des Krisendienstes zu berufen. Damit will ich die Dringlichkeit einer psychiatrischen Behandlung unterstreichen, denn ich habe Sorge, dass Frau Sahrin aufgrund ihrer Antriebsarmut und Herr Sahrin aufgrund seiner Skepsis gegenüber medikamentöser Behandlung den Besuch bei der Psychiaterin hinausschieben. Ich schlage deshalb für die nächste Woche ein telefonisches Nachgespräch mit Frau Sahrin vor, um die weiteren Entwicklungen zu besprechen. Dieser Termin erleichtert Frau Sahrin, da er ihr Sicherheit gibt und ihr Mann verspricht, mit an die Einhaltung des Telefontermins zu denken.

Zum Abschluss sagt Frau Sahrin, es wäre eine große Erleichterung für sie gewesen zu hören, dass sie nicht einfach launisch und disziplinlos ist, sondern dass sie eine Krankheit hat.

Interventionsprinzip ‚Aufklärung‘ (über Depression)

Aufklärung von Betroffenen im Therapie-, Beratungs- und Behandlungskontext gewinnt immer mehr an Bedeutung. Mehr denn je wird vom Berater erwartet, dass neben der fachlichen Kompetenz und dem ärztlichen oder therapeutischen Rat auch eine vielseitige und umfassende Information des Betroffenen statt findet. Ziel ist die Kompetenzerhöhung beim Betroffenen und damit eine partnerschaftlich und von beiden Seiten verantwortlich getroffene Entscheidungsfindung. Dieser Wandel in den Erwartungen der Hilfesuchenden vollzieht sich im gesamten Bereich des Gesundheitswesens. Für die Krisenintervention ist z. B. bei den Themen Alkohol, Trauma und Psychose auf eine gründliche Aufklärung zu achten. Hier soll anhand der Aufklärung über Depression exemplarisch gezeigt werden, wie eine umfassende Aufklärung verlaufen kann.

Die Wichtigkeit von Aufklärung bei Depression ist inzwischen Konsens unter Experten. In der Bevölkerung bestehen große Wissensdefizite beim

Thema ‚Depression'. Eine umfassende Aufklärung von Professionellen, Angehörigen und Betroffenen wird einhellig gefordert, denn durch Aufklärung kann eine deutliche Senkung der Suizidrate nachgewiesen werden. So wie nicht diagnostizierte und somit unbehandelte Depressionen mit einem drastischen Suizidrisiko einhergehen, ebenso drastisch sinkt die Suizidgefahr bei Depressiven, wenn ihre Krankheit behandelt wird.

Was bewirkt eine umfassende Aufklärung?

- Durch eine erste diagnostische Einschätzung und die Aufklärung über Symptome und deren Bedeutung wird die Betroffene von der Vorstellung entlastet, ihre Symptome wären auf persönliches Versagen zurückzuführen.
- Durch Informationen über Behandlungserfolge wird die Hoffnung erhöht: Eine Aufklärung darüber, dass depressiven Menschen durch eine konsequente Behandlung meist gut geholfen werden kann, erhöht die Motivation zur Aufnahme einer Behandlung, gibt wieder eine Zukunftsperspektive und verringert somit das sonst hohe Suizidrisiko.
- Durch Aufklärung wird der Betroffene befähigt, selbst Entscheidungen auf der Grundlage der erhaltenen Informationen zu treffen, z. B. erhält er erst dann Wahlmöglichkeiten über verschiedene Therapieformen. Das selbstverantwortliche Gesundheitshandeln der Betroffenen kann gestärkt werden, es schließt sowohl ein Gesundheitsmanagement mit Selbsthilfemaßnahmen und Selbstbehandlung als auch präventive Maßnahmen mit ein.

Eine umfassende Aufklärung könnte so aussehen, dass sich Beraterin und Betroffener gegenseitig informieren:

- Der Betroffene informiert über sein Problem und definiert es, stellt dessen Geschichte, seine Interpretation des Problems und den Bezug zur Lebenssituation, seinen Befürchtungen und Wünschen her.
- Die Beraterin informiert mit ihrem Fachwissen und ihren Erfahrungen über das Problem und seine Bedeutung – in unserem Fall das Krankheitsbild der Depression (Symptome, Formen, Häufigkeit in der Bevölkerung, psychische und soziale Auswirkungen von Depression etc.), Ursachen, Therapieformen und Möglichkeiten der Selbsthilfe. Diese Informationen sollten das gesamte Spektrum möglicher Sicht- und Behandlungsweisen betreffen – nicht nur die vom Berater präferierten.
- Der Berater nennt bzw. stellt zur Verfügung weitere Informationsquellen für den Betroffenen, etwa Fachbücher und Ratgeberliteratur, Informationsprogramme der Krankenkassen (Broschüren, Internet), Informationsseiten im Web etc.

Werte und Konzepte des Betroffenen sollten dabei bearbeitet und berücksichtigt werden: Bestimmte Vorstellungen in Bezug auf Erklärungsmodelle der Krankheit und in Bezug auf Therapieoptionen müssen den Lebenszielen, dem Wertesystem und der Lebenssituation entsprechen.

Bei Frau Sahrin und ihrem Mann ging es noch nicht um eine Entscheidung über die passende Therapie. Für beide war es erst einmal wichtig, überhaupt zu erfahren, dass Frau Sahrin wahrscheinlich unter einer schweren Depression leidet. Die Aufklärung darüber, dass die Symptome Teil eines Krankheitsbildes sind, empfand sie als sehr entlastend. Zugleich bekam sie damit Informationen an die Hand, durch die sie eine neue Handlungsperspektive erlangte und nicht mehr passiv ihren Zustand erleiden musste.

Literaturexkurs

Die Literatur zu dieser Erkrankung ist äußerst umfangreich. Daher können im Folgenden nur Akzente gesetzt werden.

Beschreibung der Depression

Verschiedene Formen depressiver Störungen werden zusammen mit der manischen Störung in der Gruppe der affektiven Störungen zusammengefasst. In der ICD-10[4] gibt es sieben Untergruppen und 36 Diagnosen, mit den Hauptkennzeichen von Veränderung der Stimmung oder der Affektivität. Die sieben Untergruppen sind:

- Manische Episode
- Bipolare affektive Störung
- Depressive Episode
- Rezidivierende depressive Störungen
- Anhaltende affektive Störungen
- Sonstige affektive Störungen
- Nicht näher bezeichnete affektive Störungen

Für den Krisenberater ist es vor allem wichtig zu entscheiden, ob überhaupt eine depressive Störung vorliegt und wenn ja, welcher Handlungsbedarf besteht.

Der erste Schritt besteht darin, nach den Symptomen zu fragen. Folgende Symptomliste ist dabei hilfreich (Hautzinger 1998, Anlage):

- Depressive Stimmung
- Verlust von Interesse oder Freude
- Verminderte Energie oder erhöhte Ermüdbarkeit
- Verlust von Selbstwertgefühl und Selbstvertrauen
- Unbegründete Selbstvorwürfe, unangemessene Schuldgefühle
- Suizidgedanken oder suizidales Verhalten
- Vermindertes Denk- oder Konzentrationsvermögen

---

4 ICD-10: ‚International Classification of Diseases', von der WHO eingeführte, international akzeptierte Systematik psychischer Störungen. Sie knüpft an die US-amerikanische Operationalisierungsstrategie des DSM-III an.

- Agitiertheit oder psychomotorische Hemmung
- Schlafstörungen
- Appetitverlust oder Gewichtsverlust
- Freudlosigkeit
- Morgentief
- Deutlicher Libidoverlust
- Neigung zum Weinen
- Hoffnungslosigkeit oder Verzweiflung
- Unfähigkeit, tägliche Anforderungen zu erfüllen
- Pessimistische Zukunftsperspektive oder Grübeln über die Vergangenheit
- Weniger gesprächig
- Depressiver Stupor (Bewegungslosigkeit, Starrheit)
- Wahn
- Halluzinationen

Weiterhin kann sich der Krisenberater folgende diagnostische Fragen stellen:

- Welcher Schweregrad gemessen am Umfang der Symptome und deren Intensität liegt vor?
- Liegt eine manische oder depressive Form vor?
- Steht sie im Kontext einer Komorbidität (weiterer Störungen)?
- Ist eine psychotische Symptomatik festzustellen?
- Welcher Verlauf ist zu beobachten?
- Wie lange bestehen die Probleme?
- Besteht eine akute Suizidalität?

Erklärungsmodelle der Entstehung und des Verlaufs

Natürlich gibt es hier verschiedene Modelle, die unterschiedlich das Spektrum des bio-psycho-sozial-kulturellen Blicks einfangen. Mehrfaktorielle Ansätze sind vorzuziehen. Die Erklärungsansätze reichen von genetischen und biologischen bis zu psychosozialen Faktoren. Bei Depressiven ist im Vorfeld der Erkrankung eine dreifach erhöhte Rate negativer Lebensereignisse festzustellen. Bei Frauen sind dies vor allem einschneidende Verlusterlebnisse wie Trennung/Scheidung, Tod und Arbeitsplatzverlust. Als soziale Faktoren sind auch noch ungünstige Lebensbedingungen aufzulisten. Des Weiteren sind Vulnerabilitätsfaktoren wie Mangel an einer vertrauensvollen Beziehung und sozialer Unterstützung u.a. zu nennen. Auch das geringe Selbstwertgefühl ist hier als Faktor zu erwähnen. Wolfersdorf (2000) geht von frühkindlichen Mangelerfahrungen mit dem Gefühl des ‚existentiellen Zuwenigs‘ aus (ebd.). De Jong-Meyer (2005, S. 869) hat in einer Tabelle alle sozial-interaktiven Risikofaktoren zusammengestellt.

Behandlungsmöglichkeiten

Neben Krisenintervention und Beratung sind die Psychotherapie, die medikamentöse Therapie, die Soziotherapie (dem klinischen Setting vorbehalten) und spezielle Behandlungsformen (wie Schlafentzug, Lichttherapie, Sport, Gestaltungstherapie u. a.) weitere Möglichkeiten der Behandlung Depressiver.

Medikamentöse Therapie

Bei leichten bis mittelschweren unipolaren Depressionen ist ein Psychopharmakon meist nicht erforderlich. Hingegen sollte bei schweren Depressionen ein antidepressiv wirkendes Medikament angewendet werden (Hautzinger 1998). Die Antidepressiva wirken auf Antriebsschwäche, -hemmung und Apathie, traurige Verstimmtheit, Bedrücktheit, Niedergeschlagenheit sowie Angst, ängstliche Unruhe und Agitiertheit. Auch bei der Rückfallprophylaxe hat sich die medikamentöse Therapie bewährt. Allerdings führt die durchgeführte Pharmakotherapie zu keiner Veränderung des Krankheitsverlaufs, sondern es sind ‚nur' Symptomverbesserungen zu erwarten (De Jong-Meyer ebd.).

Psychotherapie

Die verschiedenen Schulen setzen ihrer theoretischen und methodischen Ausrichtung gemäß unterschiedliche Schwerpunkte in der Depressionstherapie (siehe auch Wolfersdorf 2000). Es wird versucht,

- negative kognitive Schemata zu verändern (kognitive Methoden);
- Teufelskreise von Inaktivität, Passivität und depressiven Symptomen zu durchbrechen, Ablenkung von Grübeleien zu bewirken, neue soziale Fertigkeiten und Ressourcen zu erwerben, einen Aktivitätsaufbau zu erreichen, Förderung der emotionalen Ausdrucksfähigkeit und Bearbeitung von Schuldgefühlen, Förderung der emotionalen Ausdrucksfähigkeit (verhaltenstherapeutische Elemente);
- den interpersonellen Kontext einzubeziehen und Problembereiche zu bearbeiten (interpersonelle Therapie und systemische Psychotherapie);
- auf eine klientenzentrierte Beziehungsgestaltung zu achten (nicht nur in der Gesprächspsychotherapie);
- wichtige Grundthemen zu bearbeiten wie Verlust, Enttäuschungen, orale und narzisstische Wünsche, Leistung und Selbstwertgefühl, das lebensgeschichtliche Zu-kurz-gekommen-Sein u. a. (Psychoanalyse).

Aufgaben von Krisenintervention

Krisenintervention mit Betroffenen

Im Gegensatz zur Psychotherapie ist der Zielhorizont bei einer Krisenberatung enger zu begrenzen:

- Diagnoseeinschätzung.
- Information: Wie bereits in der Einleitung beschrieben, darf nicht davon ausgegangen werden, dass die Betroffenen sehr viel über Depression wissen, obwohl die Störung weit verbreitet ist. Im Rahmen von Krisenintervention ist Information über die Erkrankung ein wichtiger Baustein.
- Abklärung der Suizidgefahr und Intervention: Bezüglich der Suizidalität soll hier nochmals auf die Wichtigkeit der Herstellung einer vertrauensvollen Beziehung und das Verstehen des suizidalen Verhaltens als Notsignal hingewiesen werden.
- Bewusstmachung/Eruierung von Ressourcen.
- Weiterempfehlung/Überweisung: In der Regel löst sich eine Depression nach einer Krisenintervention nicht auf und weitere professionelle Hilfe wird notwendig. Krisenintervention hat die Aufgabe, Hilfe und Unterstützung bei diesem Schritt anzubieten.

Die Annahme und Akzeptanz der Depression und des depressiven Menschen sowie seine Wertschätzung steht ganz im Vordergrund. Auch die Zuverlässigkeit des Angebotes ist von Bedeutung, ebenso die Vermittlung von Hoffnung und die Herstellung eines gemeinsamen Krankheitsverständnisses.

Krisenintervention mit Angehörigen

Angehörige sind durch die depressive Erkrankung ihres Angehörigen erheblich belastet. Sie wollen helfen, fühlen sich dabei aber wenig erfolgreich und reagieren mit Ärger, Hoffnungslosigkeit, Schuldgefühlen und Erschöpfung. Männliche Ehepartner versuchen häufig, durch Ratschläge und aktives Tun die Situation zu ‚managen', während Frauen versuchen, den depressiven Partner zu besänftigen, von Verantwortung zu entlasten und sogar vor seinen eigenen Gefühlen zu schützen (Papp 1996). Diese Strategien sind aber wenig erfolgreich und können noch zu einer Verschlechterung beitragen. Tendenziell fühlen Frauen sich dann von ihren Männern in ihrer Depression nicht angenommen und können den Ratschlägen zur Problemlösung nicht nachkommen, Männer werden von Verantwortung und eigenen Gefühlen fern gehalten, so dass sich ihre Gefühle von Nutzlosigkeit und Leere noch verstärken können. Die eheliche Beziehung verschlechtert sich häufig unter einer länger anhaltenden Depression (Backenstraß 1998). Die Kinder Betroffener erleben eine Situation des Mangels und der Zurücksetzung.

In der Krisenintervention mit Angehörigen sollten folgende Punkte in Anlehnung an das Kompetenznetzwerk Depression (www.kompetenznetzwerk-depression.de) besprochen werden:

- Akzeptanz der Depression als Erkrankung.
- Bestätigung: es ist richtig, professionelle Hilfe in Anspruch zu nehmen.
- Geduld: Die Depression ist eine Erkrankung und keine Laune, daher ist Geduld geboten. Die Wiederherstellung braucht Zeit und die negative Sicht der Dinge verschwindet häufig mit dem Ende der Depression.
- Zurückhaltung mit Ratschlägen: Zum Beispiel ‚Zusammennehmen' löst die Depression nicht auf. Ratschläge können die Schuldgefühle der Betroffenen noch erhöhen.
- Keine Überforderung der Angehörigen: Hier ist nach Entlastungsstrategien für die Angehörigen zu suchen.

Lernfall ‚Menschen mit schwerwiegenden Beziehungsproblemen' – Beispiel Borderline-Persönlichkeitsstörung

Einleitung

Die Borderline-Persönlichkeitsstörung erfährt eine zunehmende gesellschaftliche Beachtung und Bekanntheit, parallel dazu wird die Häufigkeit als ansteigend eingeschätzt, insbesondere das Auftreten von selbstverletzendem Verhalten. Die Prävalenz-Rate bei dieser Störung liegt etwa bei 1,1 bis 4,6 % (Bevölkerungsstichprobe) und tritt bei Frauen häufiger als bei Männern auf (Fiedler 2005, S. 1021). Charakteristisch ist bei dieser Persönlichkeitsstörung die schwerwiegende Beziehungsproblematik. Menschen, die an einer Borderline-Störung leiden, erfahren sehr häufig krisenhafte Zustände. Diese können schon durch kleinste belastende Ereignisse ausgelöst werden und so dramatisch sein, dass sie auch bei Helfern Angst, Überforderung und Orientierungslosigkeit auslösen. Sie nutzen häufig telefonische Kriseneinrichtungen und stellen somit eine Untergruppe von wiederholten Nutzerinnen dar, einen Teil der so genannten Daueranrufer. Sie glauben, hier die adäquate, weil unkomplizierte und als Kontaktform wenig verbindliche Hilfe zu finden, sind entweder noch nicht oder nicht mehr in therapeutischer Behandlung, oder haben diese gerade aufgekündigt, verfügen nicht mehr über hilfreiche soziale Netze bzw. liegen mit Unterstützungspersonen im Streit.

Eine Persönlichkeitsstörung betrifft die ganze Person und es besteht keine bestimmte ab- und eingrenzbare und vorübergehende Symptomatik. Da Persönlichkeitsstörungen extreme Ausprägungen von Persönlichkeitseigenschaften sind, sehen sich diese Menschen nicht immer als gestört an. Sie leiden dann erst an den Folgen ihrer Störung, an Beziehungsproblemen, von denen sie häufig glauben, dass vor allem ihre Umwelt daran „Schuld" sei. Dies macht Hilfe schwierig, und es bedarf eines expliziten Aushandlungsprozesses, wo genau der Fokus der Hilfe liegen soll.

Menschen mit einer Borderline-Störung haben instabile Beziehungen, wobei die Interaktionspartner sich mit Idealisierungen und Abwertungen im Wechsel konfrontiert sehen. Depressionen, Angst und intensive Verlassenheitsgefühle belasten, Lebensziele und Identität sind unklar. Besonders beeindrucken selbstverletzendes Verhalten (v.a. bekannt als oberflächliche Schnittverletzungen), Suiziddrohungen und Suizidversuche. Selbstverletzungen sollen helfen, wenn Panik, Selbsthass und depressive Gefühle so übermächtig werden, dass der körperliche Schmerz als einzig mögliche Entlastung von inneren Spannungen empfunden wird. Sie haben aber auch einen kommunikativen Aspekt. Das innere Drama wird nach außen getragen und Hilfe eingefordert.

Fallbeispiel

Einstieg

Das Telefon im Krisendienst klingelt und ich melde mich mit dem Namen der Institution und meinem Namen. Einige Sekunden ist Stille am anderen Ende. Dann höre ich eine zarte Stimme: „Möchten Sie einen Hund geschenkt haben?"

Ich verneine dies und erkundige mich nach dem Hintergrund dieser Frage. Die Anruferin erzählt mit leidender Stimme, dass sie sich das Leben nehmen wolle und ihren Hund nicht unversorgt zurück lassen möchte. Sie fährt fort, sie habe sich heute schon mehrfach mit der Rasierklinge an den Unterarmen geschnitten. Ich frage sie nach dem Anlass. Am Tag zuvor habe sie Streit mit ihrem Therapeuten gehabt. Sie habe sehr große Hoffnungen in diesen Therapeuten gesetzt und nun habe sich gezeigt, dass auch dieser Mann ihr nicht helfen könne. Inhaltlich sei es bei dem Streit darum gegangen, dass der Therapeut gesagt habe, sie habe heute ein hübsches Kleid an. Für die Klientin war dies ein Beweis dafür, dass auch der Therapeut nur an Äußerlichkeiten interessiert sei und sie nicht als Person wahrnehme. Die Enttäuschung der Klientin ist nun so groß, dass sie alle Hoffnungen aufgegeben hat und nicht mehr weiterleben möchte.

Handlungsskizze

Schon nach dem ersten Satz war mir klar, dass es sich bei der Anruferin um Frau May handelt. Sie ruft seit einem halben Jahr regelmäßig im Krisendienst an. Die Gesprächseinstiege verlaufen meist in ähnlich dramatischer Weise. Aus verschiedenen Telefonaten von Frau May mit unterschiedlichen Beraterinnen war bekannt, dass bedeutsame Beziehungen von Frau May immer wieder in die Brüche gehen und sie darunter sehr leidet. Stets setzt sie große Hoffnungen in neue Beziehungen und glaubt fest daran, dass sich dann ihre Probleme lösen werden. Früher hatte sie kurze und intensive Liebesbeziehungen und enge, aber wenig dauerhafte Freundschaften, inzwischen ist sie fast nur noch in Helferbeziehungen eingebunden, wie zu Therapeutinnen, Einzelfallhelferinnen, Mitarbeiterinnen von Beratungsstellen und anderen Einrichtungen der psychiatrischen Versorgung. Frau May hat mehrere Klinikaufenthalte hinter sich. Zur psychiatrischen Klinik scheint sie ein ambivalentes Verhältnis zu haben, denn sie betont immer wieder, dass sie auf keinen Fall ins Krankenhaus möchte – auf der anderen Seite bringt sie sich wiederholt in Situationen, die zu einer stationären Aufnahme führen. Frau May hat bereits mehrere Suizidversuche unternommen; alle waren so angelegt, dass sie nicht lebensbedrohlich waren. Nur ein Mal hatte sie sich die Pulsadern so tief aufgeschnitten, dass sie sehr viel Blut verlor und erst im letzten Moment gerettet werden konnte.

Von ihrer Lebensgeschichte wissen wir aus den Telefonaten, dass sie in einem bürgerlichen Haushalt aufgewachsen ist: Ihr Vater war Richter und ihre Mutter Hausfrau. Ihre Mutter hat viel getrunken und sich den Wünschen ihres Mannes bedingungslos gefügt. Ihren Vater beschreibt Frau May als brutal. Was das für sie bedeutete, führt sie jedoch nicht aus. Beruflich hatte Frau May immer das Ziel, Anwältin zu werden. So habe sie auch ein Jurastudium begonnen, musste es trotz guter Leistungen jedoch abbrechen, weil sie, wie sie sagt, ‚zu aufsässig' gewesen sei. Die Professoren an der Universität hätten sie gezielt gemobbt. Sie habe dann einige Jahre als Verkäuferin in verschiedenen Bekleidungsgeschäften gearbeitet. Spätestens nach einigen Monaten wechselte sie jeweils die Arbeitsstelle. Jetzt arbeitet Frau May schon seit zehn Jahren nicht mehr. Zwischenzeitlich hatte sie eine Rehabilitationsmaßnahme vom Arbeitsamt aufgenommen, brach diese aber sehr schnell ab, weil ihr die Arbeit zu ‚primitiv' war.

Kommentar

Zu Beginn des Telefongespräches nehme ich eine starke Verärgerung in mir wahr, als ich höre, dass Frau May erneut am Telefon ist. Ihr Gesprächseinstieg ist dazu angelegt, mich sofort in höchste Aufregung zu versetzen. Dadurch fühle ich mich manipuliert und reagiere spontan mit Ärger und Ablehnung. Zugleich fällt mir die letzte Supervisionssitzung zu Frau May ein, die ich innerlich noch einmal Revue passieren lasse. In dieser Supervision hat sich gezeigt, dass Frau May bei den Beraterinnen ebenso starke wie unterschiedliche Emotionen auslöst. Mit den meist dramatischen Gesprächsverläufen bewirkt Frau May bei einigen Beraterinnen ängstliche Besorgnis. Einmal wurde die Feuerwehr zu ihr nach Hause geschickt, weil Frau May den Eindruck vermittelt hatte, sie würde verbluten. Dieser Teil der Mitarbeiter hat großes Verständnis für Frau Mays Lage, betont ihr Leiden und steht auf dem Standpunkt, man müsse ihr weiterhin mit einem Beratungsangebot zur Verfügung stehen. Der andere Teil der Mitarbeiterinnen nimmt nur die aggressive Komponente ihres Verhaltens wahr und besteht darauf, ihr deutliche Grenzen zu setzen und ihr keine Angebote mehr zu machen. Im weiteren Supervisionsgespräch wurde deutlich, dass die sich abzeichnende Spaltung des Teams auf Gegenübertragungsreaktionen beruht.

Mit diesen entweder nur fürsorglichen oder nur aggressiven Gefühlen spiegeln die Mitarbeiter die Gefühle der Klientin wieder, die ihre Umwelt ausschließlich gut und gewährend oder ausschließlich böse und versagend wahrnimmt. Das führt dazu, dass die Mitarbeiterinnen ebenfalls eine dieser extremen Positionen übernehmen und es so zu einer Spaltung des Teams kommen kann.

Ich vergegenwärtige mir diese Erkenntnis und damit lässt mein Ärger auf Frau May etwas nach: Ich kann auch wieder das Leiden sehen, das sich hinter ihrem manipulativen Verhalten verbirgt. Ich nehme mir vor, in dem Gespräch mit Frau May Grenzen zu setzen und mich nicht von ihr manipulieren zu lassen, z.B. mich nicht von dem dramatischen Appell beeindrucken zu lassen. Zugleich möchte ich ihr auch ein Kontaktangebot machen, ihre Sorgen ansprechen und die Gefährdung, die mit der Suizidankündigung verbunden sein kann, nicht übersehen bzw. bagatellisieren.

Intervention

„Frau May, ich möchte keinen Hund geschenkt haben. Ich fühle mich von der Suizidankündigung ganz schön unter Druck von Ihnen gesetzt. Ich habe den Eindruck, ich soll mir Sorgen um Sie machen."

„Sie werden schon sehen, dass es mein voller Ernst ist. Wenn mein Hund nicht wäre, wäre ich schon längst tot. Jetzt machen Sie mich hier auch noch fertig und das nennt sich nun Krisendienst."

Um die Situation nicht eskalieren zu lassen, lasse ich den Vorwurf vorerst auf sich beruhen. Ich spreche jetzt das inhaltliche Thema an, den Konflikt mit ihrem Therapeuten und lasse mir die vorgefallene Situation genauer schildern. Frau May erläutert ausführlich, wie begeistert sie anfangs von dem Therapeuten gewesen sei, sie habe sich umfassend von ihm verstanden gefühlt und ihm vollkommen vertraut. Nach der gestrigen Bemerkung sei für sie eine Welt zusammengebrochen, sie sei schwer gekränkt und enttäuscht. Ich drücke meine Empathie für die Klientin aus: Ich sage ihr, dass die Enttäuschung für mich sehr spürbar sei und dass ich wahrnehme, wie bedeutsam dieses Erlebnis gewesen sei. Ich teile ihr jedoch auch meine Deutung der Situation mit, dass ich erstaunt darüber sei, wie sie diese Bemerkung des Therapeuten aufgefasst habe und dass ich die Äußerung über das schöne Kleid als Kompliment aufgefasst hätte. Frau May hält mir daraufhin einen wütenden Vortrag über Männer im Allgemeinen und erzählt mir, dass sich noch nie ein Mann für sie als Person interessiert habe und alle Männer nur an ihrem Körper interessiert seien. „Sie scheinen sehr schlechte Erfahrungen gemacht zu haben," sage ich zu Frau May und spüre in dem Moment Mitgefühl. Ihre Einsamkeit wurde in diesem wütenden und zugleich verzweifelten Redefluss sehr deutlich. Ich frage sie dann, ob sie sich auch andere Interpretationsmöglichkeiten der Bemerkung des Therapeuten vorstellen könne.

„Nein", erwidert Frau May.

Ich beharre auf dem Thema und frage: „Was denken Sie denn darüber, dass ich es als Kompliment empfinde, gesagt zu bekommen, man habe ein schönes Kleid?"

„Na, Sie kennen den Therapeuten ja schließlich gar nicht, aber ich habe ihn durchschaut“, antwortet Frau May.

„Wie geht es Ihnen denn sonst mit Komplimenten?“

„Meistens sind Komplimente ja doch nur Heuchelei, da bin ich doch für Ehrlichkeit“, entgegnet Frau May.

An dieser Stelle überlege ich, ob in unserem Telefonat etwas Ähnliches wie mit dem Therapeuten passieren könnte. Ich entschließe mich, Frau May dies mitzuteilen. „Langsam habe ich Sorge, dass ich auch etwas sagen könnte, was Sie in den falschen Hals bekommen. Ich würde mich jetzt nicht trauen, Ihnen etwas Nettes zu sagen.“

An dieser Stelle merke ich, dass Frau May nachdenklich und etwas verlegen wird.

„Was gibt es denn Nettes über mich zu sagen?“, fragt Frau May. Ich antworte, dass mir das jetzt wirklich zu riskant sei, weil ich nicht eine weitere Person sein möchte, die von ihr als verlogen bewertet wird. Mit dieser Intervention habe ich den Konflikt in unsere Beziehung geholt und kann ihn sehr viel direkter bearbeiten. Frau May versucht daraufhin, mich zu beruhigen, indem sie mir sagt: „Mit Ihnen ist das doch etwas ganz anderes.“

Meine Sorge, genau wie der Therapeut abgewertet zu werden, habe ich ihr mitgeteilt, damit die Klientin eine Chance hat zu spüren, welchen Effekt ihre Haltung auf andere Menschen haben kann und dass sie sich damit um Komplimente und positive Wertschätzungen bringt. Da ich Frau May schon länger kenne, gehe ich davon aus, dass sie eine solche Intervention aushalten kann. Gegen Ende des Gespräches lasse ich mich dann doch noch überzeugen, ein Kompliment zu äußern und sage ihr, dass ich eine positive Entwicklung in ihrem Verhalten wahrnehme: „Vor einem halben Jahr hätten Sie nach so einem Streit wie am Anfang unseres Telefonates sofort den Hörer aufgelegt und dann wieder angerufen und mich beschimpft. Ich bin froh, dass Sie eine solche Spannung inzwischen besser aushalten können.“

Frau May freut sich verhalten. Abschließend komme ich noch einmal auf die Suizidankündigung zu sprechen und frage Frau May, ob sie noch daran denke, sich umzubringen. Frau May bemerkt, dass es ihr jetzt gerade besser ginge, betont aber, dass sie für die Zukunft für nichts garantieren könne. Ich sage ihr, dass ich für den Moment erst einmal erleichtert sei. Frau May fragt, wann ich wieder Dienst hätte und ich erkläre ihr, dass sie jederzeit in Krisensituationen anrufen könne, dass sie ja weiß, dass wir keine Verabredungen am Telefon treffen. Daraufhin wird Frau May wieder ärgerlich und stellt meine Professionalität in Frage und legt auf. Der Moment von Nähe, der zwischen uns entstanden ist, war für Frau May offensichtlich zu bedrohlich. Dies ist ein Phänomen, das häufig bei Menschen mit einer Borderline-Persönlichkeitsstörung zu beobachten ist: eine Unfähigkeit, sich „im Guten“ zu verabschieden. Hintergrund: Nähe zu anderen Menschen wird bei diesen Klientinnen sehr gefürchtet. Mit Nähe taucht die Angst vor Enttäuschung und Verlassenwerden auf, so dass er für die Klientinnen einfacher scheint, den Helfer selbst zu verlassen. Ich bin unzufrieden mit diesem Gesprächsende, tröste mich aber damit, dass diese Abschiede Teil von Frau Mays Störung sind. Ich sage mir, dass es trotzdem ein gutes Gespräch war und versuche damit, dem Impuls zu widerstehen, mich in Frau Mays Dynamik hineinziehen zu lassen und gleich das ganze Gespräch zu entwerten.

Interventionsprinzip ‚Umgang mit Grenzen'

In einer Krise wird Vertrautes in Frage gestellt und Grenzen werden durchlässig. Diese instabilisierten Grenzen nimmt ein Mensch in der Krise mehr oder weniger bewusst wahr und handelt dementsprechend. Er kommt in die Beratung und wirkt ‚grenzenlos'. Er spricht möglicherweise viel und schnell und findet keine Struktur. Er wird von Angst und anderen heftigen Gefühlen überflutet. Indem die Beraterin Grenzen vorgibt und strukturiert, kann die Klientin ihre eigenen Grenzen wiederfinden. Für die Beraterin ist dabei das Wahrnehmen der eigenen Grenzen (psychisch, institutionell, kräftemäßig, zeitlich etc.) wichtiges Instrument der Beratung. Es erfordert ständige Achtsamkeit, Erfahrung und Reflektion. Die Grenzen zu wahren, ist wichtig a) für die Beraterin selbst, da sonst schnell Überlastungserscheinungen kommt, und b) für die Klienten, da sonst eine Verstärkung der Symptomatik und der Krise folgen kann.

Bei Menschen mit Persönlichkeitsstörungen ist das Thema ‚Grenzen' zentral. Häufig haben diese Menschen in ihrer früheren Geschichte traumatische Erlebnisse massiver Grenzüberschreitungen durch Bezugspersonen erlebt, wie körperliche und seelische Misshandlungen und sexuellen Missbrauch. Die Ich-Grenzen sind dementsprechend brüchig. Einerseits gibt es Wünsche, mit anderen zu verschmelzen, andererseits wird dadurch die Angst mobilisiert, die ohnehin brüchigen Ich-Grenzen zu verlieren und die Ohnmacht und Vernichtungsangst wieder zu erleben. Der Berater kann in der Gegenübertragung in sich selbst ebenfalls die Spaltung in a) nur helfende, die eigenen Grenzen überschreitende, sorgende oder b) nur strikte, Grenzen setzende Impulse erleben. Diese Spaltung sowohl in der Person des Beraters als auch im Team sollte erkannt und überwunden werden. Für die Beraterin ist es also wichtig, klare Grenzen zu setzen und eine professionelle Distanz einzuhalten. Es gilt zu reflektieren, dass diese Grenzsetzung nicht aus einem aggressiven Impuls geschieht, um diese meist sehr anstrengenden Klienten loszuwerden. Die Grenzsetzung sollte in eine wertschätzende und kontaktaufnehmende Grundhaltung gegenüber der Klientin eingebettet sein. Diese hohe Anforderung an die Beraterin ist immer ein Balanceakt.

Die Arbeit an den Grenzen, hier speziell mit Menschen mit Borderline-Persönlichkeitsstörung, kann auf verschiedenen Ebenen stattfinden, je nachdem, welche Ansatzpunkte sich im Gespräch anbieten:

- *Zeitliche Begrenzung*: Die Ankündigung der Gesprächsdauer zu Beginn oder eine Ankündigung des nahenden Gesprächsendes hilft oft, das Gespräch auf *ein* Thema zu fokussieren. Dabei ist die eigene Befindlichkeit als Gegenübertragungsgefühl meist der beste Indikator für die ‚richtige' Gesprächszeit: Beginnt das Gespräch sich im Kreise zu drehen, beginnt man innerlich abzuschalten, ärgerlich zu werden oder sich zu langweilen, entsteht das Gefühl, weiteres Reden würde die Ergebnisse wieder ‚wegreden', sollte dies thematisiert werden, um dann ggf. bald zum Ende zu kommen.
- Ebenso sollte auf der *inhaltlichen Ebene* thematisch begrenzt werden: Statt dem Klienten ‚von Hölzchen auf Stöckchen' zu folgen, sollte in der Krisenintervention auf ein oder zwei zentrale Themen fokussiert werden.
- Auf der Ebene der *Interaktion* geht es darum, der Klientin die Verantwortung für ihr Leben und Handeln zurückzugeben und klar die Grenzen der beraterischen Hilfsmöglichkeiten deutlich zu machen.
- *Institutionelle Abgrenzung*: Es bleibt immer zu erwägen, ob dem Klienten in der Institution Krisendienst das passende Hilfsangebot gemacht werden kann. Möglicherweise wird im Gesprächsverlauf deutlich, dass jemand eine langfristige therapeutische Betreuung benötigt – eine Erwägung, die speziell bei Menschen mit Persönlichkeitsstörungen angezeigt ist.
- Eine *gefühlsmäßige Abgrenzung* der Beraterin trägt dazu bei, zwar die aggressiven und autoaggressiven Seiten der Klientin wahrzunehmen, sich jedoch nicht schockieren oder erpressen zu lassen von extremen Verhaltensweisen wie z.B. selbstverletzendem Verhalten. Zugleich hilft eine gefühlsmäßige Abgrenzung, für Not und Verzweiflung des Klienten empathisch zu bleiben.

Die emotionale Abgrenzung ist auch bei einem idealisierenden Verhalten der Klientin gegenüber der Helferin erforderlich. Durch die Idealisierung wird man zur guten, einzig hilfreichen Person mit der Gefahr eines übermäßigen Engagements, das in ein Nicht-Mehr-Können mündet und dann wiederum Enttäuschung produziert.

Um klare Grenzen setzen zu können, braucht man verbindliche Teamabsprachen über den Umgang mit einzelnen Klienten. Dazu gehört die Klarheit darüber, dass die Berater für Selbstverletzungen von Klienten nicht verantwortlich sind. Diese ethische Grundhaltung muss vom Team konsensuell abgesprochen sein, sonst lastet ein ständiger Druck auf den Beratern, der sie durch das Agieren der Klientinnen manipulierbar und anfällig für Spaltungen machen kann.

Literaturexkurs

Menschen mit einer Borderline-Persönlichkeitsstörung geraten sehr häufig in Krisen, finden wenig Unterstützung oder – sofern sie in Behandlung sind – sind in Gefahr, bei (vermeintlichen) Kränkungen den Kontakt zu ihren

Therapeutinnen schnell abzubrechen. Linehan (1996, S. 8) hebt die Krisenanfälligkeit dieser Gruppe hervor und benennt dafür folgende Auslöser: „Ein Muster häufiger belastender, negativer äußerer Ereignisse, Störungen und Hindernisse, von denen einige durch die dysfunktionale Lebensführung der Person verursacht sind, andere durch ein inadäquates soziales Umfeld und viele durch Schicksal oder Zufall".

Diagnostische Hinweise

Seit den 1980er Jahren besteht ein verstärktes Interesse an den diagnostischen Fragen und Behandlungskonzepten für Persönlichkeitsstörungen, zu denen auch die Borderline-Persönlichkeitsstörung zählt. Ursprünglich bedeutete der Name Borderline, dass sich der Mensch mit einer Borderline-Störung zwischen Neurose und Psychose bewegt, was aber nicht mehr als zutreffend angesehen werden kann.

Persönlichkeitsstörungen werden nach Fiedler (1995) als komplexe Beziehungsstörungen gesehen mit überdauernden, unflexiblen und sozial wenig angepassten Persönlichkeitsmerkmalen. Fiedler betont, dass das Verhalten dieser Personen in Bezug auf ihre Lerngeschichte als verständlich und sinnhaft anzusehen ist, aber im weiteren Lebenslauf als untauglicher Coping- und Selbsthilfeversuch zum Schutz der eigenen sozialen Verletzbarkeit zu bewerten ist.

Im DSM-IV[5] wird die Borderline-Persönlichkeitsstörung als ein Muster von Instabilität in zwischenmenschlichen Beziehungen und in den Affekten beschrieben. Hingegen spricht der ICD-10 von der emotional instabilen Persönlichkeitsstörung, die zwei Typen umfasst: den impulsiven Typ mit emotionaler Instabilität, mangelnder Impulskontrolle und einer Neigung, andere zu beschuldigen oder vordergründige Rationalisierungen für das eigene Verhalten anzubieten, sowie einen Borderline Typus, bei dem neben der emotionalen Instabilität das eigene Selbstbild, die Ziele und inneren Präferenzen unklar und gestört sind. Die Auffälligkeiten dieses impulsiven Typ finden sich im DSM-IV in der Beschreibung der intermittierend explosiven Störung wieder (Fiedler 2005). Die emotionale instabile Persönlichkeitsstörung zeigt zusammen gesehen folgende Merkmale: Angst vor dem Verlassenwerden (real oder imaginär), instabile und intensive zwischenmenschliche Beziehungen mit einem Wechsel zwischen Überidealisierung und Abwertung, Identitätsstörung (verzerrtes oder instabiles Selbstbild), Impulsivität mit selbstschädigendem Verhalten, wiederholte Suiziddrohungen und Versuche sowie selbstverstümmelnde Verhaltensweisen, ausgeprägte Stimmungsschwankungen, chronisches Gefühl von Leere, übermäßig starke Wut oder Unfähigkeit, diese zu

5 DSM-IV: ‚Diagnostic and Statistical Manual of Mental Disorders': von der US-amerikanischen Psychiater-Vereinigung eingeführtes Diagnose-System.

kontrollieren und vorübergehende, stressabhängige schwere dissoziative Symptome oder paranoide Wahnvorstellungen.

Einige der hier aufgeführten Charakteristika sind auch bei Frau May im Fallbeispiel festzustellen. In solchen Klassifikationen werden jedoch nicht die Ressourcen erwähnt, über die natürlich auch jede der so beschriebenen Personen verfügt und die auch einen Anknüpfungspunkt für Veränderungen darstellen. Frau May sucht trotz vieler Enttäuschungen noch nach Hilfe und ist auch fähig, diese in engen Grenzen anzunehmen. Sie hat sich mit ihrem Engagement für ihren Hund einen Halt im Leben geschaffen. Auch verfügt sie über eine hohe Intelligenz, um nur einiges hervorzuheben.

Erklärungsansätze

Unterschiedliche wissenschaftliche Richtungen fokussieren verschiedene Aspekte zu den Ursachen der Borderline-Persönlichkeitsstörung. Es ist aber inzwischen weitgehend Konsens, von einem bio-psycho-sozialen Modell auszugehen. Das Diathese-Stress-Modell zur Erklärung von Persönlichkeitsstörungen nimmt z. B. diese Modellvorgaben auf und fokussiert auf genetische und biologische Prädispositionen, Selbstschutzreaktionen, mangelnden sozialen Rückhalt sowie psychosoziale Voraussetzungen wie dysfunktionale Bindungsstile der Eltern und ungünstige familiäre, erzieherische und soziale Einflüsse auf die frühkindliche Entwicklung, um eine Vulnerabilität zu erklären (Fiedler 2005).

Die Rolle früher inadäquater Beziehungserfahrungen und ein Übermaß an erfahrener Aggression mit der Folge einer gestörten Identitätsentwicklung führt die Objektbeziehungstheorie an (Kernberg 1993). Der psychische Abwehr- und Schutzmechanismus der Spaltung wird hervorgehoben. Auch Frau May teilt Menschen/Helfer in extrem gute und böse auf und schwankt zwischen diesen Bewertungen. Sichtbar wird es in ihrer Einschätzung ihres Psychotherapeuten und in der Spaltung des Krisendienst-Teams, aber auch bei ihrem wenig integrierten Selbstbild. Linehan (ebd.) hebt auch hervor, dass Patienten mit Borderline-Persönlichkeitsstörung dazu tendieren, ein Schwarz-Weiß-Denken zu praktizieren, d. h. universell zu denken. Für diese gibt es nur eine Wahrheit, die zu vielen Alltagsschwierigkeiten führt.

Lerntheoretiker thematisieren die Bedeutung von kognitiv-interpersonellen Kreisläufen für die Aufrechterhaltung der Borderline-Persönlichkeitsstörung. Bei Frau May erkennen wir dieses Muster in der verzerrten Wahrnehmung in Hinblick auf ihren Therapeuten verbunden mit mangelnder Auseinandersetzungsbereitschaft. Damit bringt sie sich um eine Korrektur ihrer Einschätzung.

Schwierigkeiten im Umgang mit Menschen mit einer Borderline-Persönlichkeitsstörung im Kontext von Krisenarbeit

Kriseneinrichtungen sind in ihrem Selbstverständnis zeitlich begrenzte Hilfeangebote. Aber gerade diese werden wiederholt von Daueranrufern in Anspruch genommen. Dies liegt in der Niedrigschwelligkeit solcher Einrichtungen begründet (siehe Theoriekapitel). Die leichte telefonische Erreichbarkeit, im Kontakt entgegenkommende Mitarbeiterinnen, das Präsentieren einer vagen ‚Eintrittskarte' („Ich habe eine Krise!") und die Möglichkeit, schnell und ohne weitreichende Konsequenzen den Kontakt abbrechen (den Telefonhörer aufzulegen) bzw. aggressiv werden zu können, machen Kriseneinrichtungen für diese Klientel attraktiv. Kriseneinrichtungen gehen sehr unterschiedlich damit um. Als Gefahr wird gesehen, dass die Mitarbeiter ein Burnout-Syndrom entwickeln und die Klienten vom Krisendienst abhängig werden, zwar kurzfristig ‚auftanken', langfristig ihnen so aber nicht geholfen wird.

Menschen mit einer Borderline-Persönlichkeitsstörung werden sowohl als Herausforderung für die Helferin erlebt, häufig aber auch als ‚Alptraum' eines Psychotherapeuten gehandelt (vgl. die Glosse von Kellermann in Davison/Neale 1996, S. 302). Daher mutet es sympathisch an, wenn Linehan, eine für die Borderline-Therapie sehr renommierte amerikanische Psychotherapeutin, äußert: „I love Borderline Individuals!" (Petersen-Ostroga in Giernalczyk 1998, S. 85). Die Schwierigkeiten für Helfer berühren vor allem die Kontaktebene und sind damit grundlegend. Kilian (ebd.) spricht in der Diktion der systemischen Therapie von einer ‚Einladung' dieser Klientinnen zum Mitagieren (die Ankündigung von selbstverletzendem Verhalten führt zur Überreaktion), zur Einladung zur Spaltung der beteiligten Helfer (siehe Fallbeispiel), zur Einladung zur Langzeittherapie (in der Entwicklung Dauerklientin zu werden) und zur Einladung zur Kontextausblendung (Zusammenhänge zwischen z. B. ‚Ritzen', d. h. sich selbst zu verletzen, und dem Versuch, bestimmte Wünsche durchzusetzen, möchten diese Klientinnen nicht deutlich werden lassen). Natürlich gilt es, mit den Einladungen konstruktiv umzugehen. Eine Einladung z. B. die des Mitagierens über eine begrenzte Zeit anzunehmen, kann insofern erkenntnisreich sein, da der Berater mehr über den Klienten erfährt, aber nur dann, wenn sie auch als solche reflektiert wird.

Menschen mit einer Borderline-Persönlichkeitsstörung werden als wenig veränderungsfähig eingestuft, und wenn ihnen dennoch eine Chance eingeräumt wird, dann nur im Kontext von längerfristigen Therapien. So stellt sich hier besonders die Frage, welche Ziele im Rahmen von Kriseneinrichtungen und Krisenarbeit zu verfolgen sind. Darauf soll im Folgenden eingegangen werden.

Interventionsziele und Aufgaben im Kontext von Krisenintervention

- Wertschätzender Kontakt unter Einhaltung von notwendigen Grenzen: Dies ist bereits erläutert worden. Menschen mit Borderline-Persönlichkeitsstörung haben ein sie beschädigendes Umfeld in ihrer Vorgeschichte erfahren und bedürfen des besonderen Verständnisses für ihre vielfachen Schwierigkeiten in Beziehungen. Der Aufbau und das Halten eines tragfähigen Kontaktes sind wesentlich. Er soll als Ressource im Beratungsprozess dienen.
- Umgang mit den inflexiblen kognitiven Mustern: Linehan favorisiert eine dialektische (flexible, Widersprüche balancierende) Haltung, ein ‚Sowohl als Auch', die den universellen Denkmustern, einem ‚Entweder – Oder' der Klienten, entgegengesetzt ist. Wichtig ist hier ihr Verständnis, dass eine Veränderung nur möglich ist, wenn das aktuelle problematische Verhalten in seiner Sinnhaftigkeit verstanden und der Klientin auch vermittelt wird.
- Der Umgang mit suizidalen Gedanken, Suizidankündigungen, Suizidversuchen und Selbstverletzungen ist ein zentraler Diskussionspunkt. Keinesfalls ist dieses Problem zu übergehen, sondern bedarf der Bearbeitung und Thematisierung. Die Suizidalität und Selbstverletzung wird ernst genommen als Ausdruck subjektiver Not und einer Problemlösungsstrategie, zu der es jedoch Alternativen gibt. Die Verantwortung verbleibt beim Klienten, um Manipulationen nicht wirksam werden zu lassen. Wichtig ist es, im Kontakt zu bleiben.
- Punktuelle Bearbeitung von Krisen im ‚Hier und Jetzt' und die Kontextualisierung von Leiden, Krisen und Problemen sind angezeigt. Es sollen die Probleme identifiziert und in ihre situativen Zusammenhänge eingeordnet werden. Auch ist der Zusammenhang von Verhaltensweisen und Gefühlen herzustellen (Giernalczyk 1998).
- Zu erwartende Feindseligkeiten der Klientin sind weder mit Kritik, Abweisung, Abbruch oder Vermeidung zu beantworten, sondern wieder zu kontextualisieren.
- Es ist eine gemeinsame Haltung im Team herzustellen. Dies ist unbedingt notwendig, um Spaltungen zu vermeiden. In diesem Zusammenhang ist auch die Wahrnehmung der eigenen Gefühle der Klientin gegenüber immer im Blick zu behalten.
- Die Zurückführung in psychotherapeutische Behandlung oder der Versuch, Klientinnen zu längerfristiger Hilfe wie Psychotherapie oder Beratung zu motivieren, erscheint dringlich.
- Da die Fähigkeit, eigene positive Merkmale bei sich selbst wahrzunehmen und zu nutzen, häufig bei ihnen wenig entwickelt ist, sollten vorhandene Ressourcen aktiviert werden. Renneberg und Fiedler (2001) schlagen vor, die häufig anzutreffende Spontaneität dieser Klienten im Hilfeprozess zu nutzen, ebenso auch ihre sehr gut ausgeprägte interper-

sonelle Wahrnehmung. Darüber hinaus können Probleme wie Unterwerfung und Aggression als wichtige Überlebensstrategien wertgeschätzt werden.

Lernfall ‚Angehörige eines Alkoholkranken in Sorge'

Einleitung

Angehörige sind nach wie vor eine vernachlässigte Gruppe in der psychosozialen Versorgung, obwohl sie öffentlich auf ihre Nöte aufmerksam machen, sich in Selbsthilfegruppen zusammenschließen und auch Krisendienste in Anspruch nehmen. Sie suchen Hilfeeinrichtungen auf, weil sie nicht wissen, wie die Schwierigkeiten ihrer Familienmitglieder einzuschätzen sind, was sie selbst noch tun können und wo es adäquate Hilfe gibt. Dabei sind sie oft selbst am Ende ihrer Kräfte, tun sich aber schwer, ihren eigenen Hilfe- und Entlastungsbedarf zu formulieren. Die Problemlagen Angehöriger unterscheiden sich natürlich in Abhängigkeit vom Krankheitsbild oder der Störung ihres betroffenen Angehörigen, vieles gilt jedoch generell für die Situation Angehöriger. Am Beispiel der großen Gruppe der Angehörigen Alkoholkranker werden viele Probleme Angehöriger generell deutlich, da Alkoholabhängigkeit und -missbrauch immer die gesamte Familie betrifft.

In Familien mit einem suchtkranken Mitglied verändern sich die Beziehungen über die Zeit dramatisch. Dabei ist zu bedenken, dass sich eine Alkoholabhängigkeit über 10 bis 15 Jahren entwickelt, also über einen langen Zeitraum. Die Partnerschaftsbeziehung wird schlechter, eine negative Familienatmosphäre belastet den Alltag, und meist ist ein höheres Ausmaß an Gewalterfahrungen der Angehörigen festzustellen (Klein/Zobel 1999). Kinder werden in ihrer emotionalen und sozialen Selbständigkeit behindert und haben später als Erwachsene ein erhöhtes Suchtrisiko (Dilger 1997). Insgesamt grenzt sich eine Familie nach außen mehr ab oder wird isoliert, womit sie wichtige soziale Unterstützung verliert. Zukunftspläne werden verunmöglicht und Trennungen werden wahrscheinlicher bzw. erscheinen für die Partnerin und ihre Kinder aus Selbstschutz oft unausweichlich, wenn der Suchtkranke keine Hilfe in Anspruch nimmt. Andererseits kann die Familie ihn auf seinem Weg in die Abstinenz unterstützen, wenn der Suchtkranke dazu bereit ist und adäquate Hilfen annimmt. Wenn die Familienmitglieder selber professionelle Hilfe suchen, sind sie noch besser in der Lage, ihre suchtkranken Angehörigen zu unterstützen.

Fallbeispiel

Einstieg

Am Telefon des Krisendienstes: „Guten Tag, mein Name ist Frank, ich habe ihre Telefonnummer von einer befreundeten Psychotherapeutin bekommen. Ich brauche dringend Hilfe, ich bin nervlich am Ende, glauben sie mir, sonst würde ich nicht bei Ihnen anrufen."

„Selbstverständlich glaube ich Ihnen, Frau Frank, erzählen Sie mir in Ruhe, warum Sie mit Ihren Nerven am Ende sind."

„Mein Mann ist jetzt gerade wieder abgehauen und ich weiß schon, wie es sein wird, wenn er nach Hause kommt. Er wird betrunken sein, dann wird er sich mit unserem Sohn streiten – der ist jetzt 15 Jahre alt – und stundenlang lautstark seine Jazzmusik hören. Gott sei dank, dass Wochenende ist, sonst könnte er morgen wieder nicht zur Arbeit gehen. Irgendwann wird er seine Arbeitsstelle verlieren. Wissen Sie, mein Mann ist Journalist und er hat einen wirklich anstrengenden Job. Immer Hektik und immer der Druck, dass am nächsten Tag ein Artikel stehen muss. Er sagt, er braucht den Alkohol, um kreativ zu sein. Aber in den letzten Jahren hat er es überhaupt nicht mehr im Griff, es wird immer schlimmer mit dem Trinken. Ich habe wirklich alles getan, um ihm zu helfen, ich habe ihm das Leben zu Hause so einfach wie möglich gemacht. Wissen Sie, ich bin Schriftstellerin, ich kann es mir erlauben, meine Zeit frei einzuteilen. Ich habe sogar meine Lesereisen abgesagt, obwohl es für mich beruflich sehr wichtig gewesen wäre, aber wenn ich nicht hier bin, geht alles drunter und drüber. Dann gehen Tonio, mein Sohn und mein Mann aufeinander los. Mit Worten. Der Tonio respektiert seinen Vater überhaupt nicht mehr wegen der Trinkerei. Ich versuche dann immer zu vermitteln, aber langsam kann ich auch nicht mehr. Vor drei Wochen dachte ich wieder mal, jetzt wird alles besser. Martin hat gesagt, dass er ein Problem hat und wollte endgültig aufhören mit dem Trinken. Er hat gesagt, dass er es alleine schafft. Wir haben allen Alkohol weggeschüttet und ich habe zu ihm gesagt, dass ich auch keinen Alkohol mehr trinken werde. Es hat dann tatsächlich auch drei Wochen funktioniert. Ich dachte, diesmal würden wir es schaffen, dass er wirklich aufhört. Heute Abend ist Martin nach Hause gekommen, hat irgendeinen Streit wegen einer Kleinigkeit provoziert und ist dann aus dem Haus gegangen. Ich habe später in dem Weinlokal angerufen, in das er und seine Journalistenkollegen häufig gehen. Der Wirt hat mir gesagt, dass Martin dort ist, na ja, den Rest kann ich mir jetzt ausmalen. Wie kann ich denn meinem Mann bloß helfen?"

Handlungsskizze

Frau Frank und ihr Mann sind seit über zehn Jahren verheiratet, vorher waren sie schon sieben Jahre ein Paar. Herr Frank ist erfolgreicher Journalist bei einer großen Tageszeitung. Frau Frank hat, als ihr Sohn noch klein und sie selbst in Elternzeit war, mit dem Schreiben angefangen. Seitdem hat sie drei Romane und mehrere Kurzgeschichten veröffentlicht. Wie Frau Frank berichtet, hat ihr Mann schon immer recht viel getrunken, ohne dass es für sie ein Problem war. In der Journalistenbranche wird viel Alkohol konsumiert. Beide Eheleute sind oft zu Partys gegangen und haben viele Freunde. Alkohol gehörte zu diesem geselligen Leben dazu, alle tranken mehr oder weniger viel Alkohol. So hat sich der Alkoholismus von Herrn Frank schleichend entwickelt. Anfangs dachte Frau Frank noch, ihr Mann würde in einem normalen Ausmaß trinken. Sie ist erst skeptisch geworden, als sie gemerkt hat, dass er schon manchmal mittags trank, um überhaupt arbeiten zu können. Er arbeitete immer öfter zu Hause und ging nur in die Redaktion, um sich die neuesten Informationen zu holen. Er sagte, er habe zu Hause mehr Ruhe. Frau Frank hat dann aber gemerkt, dass immer eine Flasche Wein in seinem Arbeitszimmer stand und ihr Mann zudem noch heimlich zum Schrank ging und sich einen Wodka eingoss. Seit ca. drei Jahren ist Herrn Franks Alkoholabhängigkeit nicht mehr zu leugnen und verschlimmert sich kontinuierlich, so dass er inzwischen erhebliche Leistungseinbußen hat. In diesen drei Jahren verwendete Frau Frank ihre gesamte Energie darauf, einerseits ihren Mann vom Trinken abzubringen und andererseits den Schaden zu begrenzen. Sie entschuldigt ihn bei anderen, wenn er sich im Rausch schlecht benommen hat. Sie liest inzwischen einen Großteil seiner Artikel Korrektur und überarbeitet seine teilweise chaotischen Entwürfe mit viel Aufwand, weil er sich nicht mehr konzentrieren kann. Sie bringt ihn von Partys nach Hause, um drohende Blamagen zu vermeiden. Frau Frank redet auf ihren Mann ein, dass er nicht mehr trinken soll und sie versucht, seinen Alkoholkonsum zu kontrollieren, indem sie Flaschen leert. Meist lässt er sich das nicht gefallen. Seit einiger Zeit spitzen sich die familiären Konflikte zu, da Tonio seinen Vater zunehmend kritisiert und ihm seine Verachtung zeigt. Immer öfter kommt es zu Szenen mit gegenseitigem Anschreien. Tonio übernachtet immer häufiger bei Freunden und meidet seine Familie. Frau Frank hat ein schlechtes Gewissen, weil sie ihrem Sohn ein schönes Zuhause bieten will, aber auch mit ihrem Mann solidarisch sein möchte. Sie ist nun am Ende ihrer Kräfte angelangt, aufgerieben vom Kampf gegen den Alkoholismus ihres Mannes und erschöpft von ihren ständigen Bemühungen, den häuslichen Frieden aufrechtzuerhalten. Ihre eigene Arbeit hat Frau Frank darüber völlig vernachlässigt.

Kommentar

Insgesamt, so denke ich, wird es darum gehen die Klientin zu entlasten. Die Themen ‚Verantwortung loslassen' und ‚Grenzen setzen' spielen dabei eine wesentliche Rolle. Diese Themen treten häufig bei Angehörigen von Alkoholkranken auf und bei Frau Frank wird dies schnell deutlich. Sie hat sich so stark mit ihrem Mann und seinem Alkoholismus identifiziert, dass sie manchmal von ‚wir' spricht: „Wir schaffen das, mit dem Trinken aufzuhören". Ihr dies bewusst zu machen, könnte ein erster wichtiger Schritt sein, um sie von dem Verantwortungsdruck zu entlasten.

Während Frau Frank von ihrer Situation erzählt, habe ich als Beraterin Mühe, den nötigen Abstand zu behalten. Frau Frank ist so identifiziert mit dem Problem ihres Mannes und der verantwortlichen Rolle, die sie für ihre Familie und die ganze Situation übernommen hat, dass auch ich als Beraterin die Distanz verliere. Ich merke dies daran, dass ich mich zwischendurch verantwortlich dafür fühle, Frau Frank aus ihrer Situation zu befreien. Ich vermute deshalb, dass sich Frau Frank oft ähnlich gegenüber ihrem Mann fühlt. Meine Aufgabe sehe ich gerade darin, mich *nicht* verantwortlich zu fühlen und die Intervention so zu gestalten, dass die Verantwortung für Frau Franks Leben bei ihr selbst bleibt. Für mich ist es wichtig, Frau Frank als meine Klientin zu sehen und nicht ihren Mann, obwohl sie immer wieder appelliert, ich möchte ihr doch sagen, wie man ihrem Mann helfen könne. Aus meiner Sicht ist Frau Frank in einer Notlage, die der ihres Mannes nicht nachsteht. Ich nehme mir vor, ihr im Verlauf des Gespräches mitzuteilen, wie schwer ihre Situation ist. Sie wirkt auf mich so, als ob sie es sich abgewöhnt hätte, auf sich selber zu achten. Ich werde also Fragen in diese Richtung stellen und versuchen, mit ihr daran zu arbeiten, dass sie ihre Aufmerksamkeit mehr auf sich lenkt. Zugleich frage ich mich, ob sie nicht völlig zusammenbricht, wenn sie in ihrem Aktionismus innehält und in sich hineinhorcht.

Ein weiterer Fokus könnte es sein, Frau Franks momentane Aufmerksamkeit auf andere, eventuell noch funktionierende Lebensbereiche zu richten und damit die Fixierung auf die Probleme ihres Mannes zu lösen. Dies bewirkt häufig eine Erleichterung und Weitung der momentanen Einengung.

Intervention

Als Erstes möchte ich erreichen, dass Frau Frank sich mit ihrer eigenen Belastung auseinandersetzt.

„Frau Frank, Sie fragen, wie Sie und ich Ihrem Mann helfen können. Mich beschäftigt aber im Moment mehr, wie ich *Ihnen* helfen kann. Ich glaube nämlich, dass Sie auch Hilfe benötigen. So, wie ich Sie verstanden habe, kämpfen Sie schon seit Jahren darum, dass Ihr Mann mit dem Trinken aufhört und versuchen ständig, Konflikte nicht eskalieren zu lassen. Ich wundere mich wirklich, wo Sie die Kraft für all das hernehmen. Denken Sie denn überhaupt manchmal auch an sich selbst?"

„Ach, wissen Sie, an mich denke ich schon lange nicht mehr, aber wenn mein Mann mit dem Trinken aufhören würde, dann ginge es mir auch besser."

„Frau Frank, können Sie sich vorstellen, dass genau darin das Problem für Sie liegen könnte, dass Sie sich zu viel um Ihren Mann kümmern und nicht zu wenig?"

„Wenn ich das nicht mehr tun würde, dann würde hier alles zusammenbrechen.“

„Wie sähe das denn aus, wenn alles zusammenbrechen würde, was sind denn Ihre schlimmsten Befürchtungen?“

„Mein Mann würde sicher innerhalb kürzester Zeit seine Arbeit verlieren und das wäre das endgültige Aus für ihn. Was dann zwischen meinem Mann und meinem Sohn passieren würde, das mag ich mir gar nicht ausmalen. Irgendwann würden sie sich bestimmt prügeln oder mein Sohn würde gar nicht mehr nach Hause kommen.“

„Und was passiert dann, wenn dies alles eingetreten ist?“

„Ich könnte das nicht aushalten, wenn alles, was mir wichtig ist, kaputtgehen würde. Ich liebe doch meine Familie.“

Im Folgenden malt Frau Frank sich mit meiner Unterstützung aus, wie es wäre, wenn ihr Mann es nicht schafft, mit dem Trinken aufzuhören und sie sich trennen müssten. Dies erweist sich als eine schmerzhafte Vorstellung für Frau Frank. Es wird deutlich, dass sie ihre gesamte Energie investiert, um diese Entwicklung zu vermeiden. Sichtbar wird auch, dass Frau Frank die gesamte Verantwortung für die familiäre Situation allein übernommen hat. Ich thematisiere außerdem ihre Aussage, ihre Familie sei alles, was für sie wichtig ist und frage sie, ob es nicht noch andere Lebensbereiche gibt, die für sie eine Bedeutung haben. Frau Frank sagt, dass das Schreiben für sie immer wichtig war und dass auch die Beziehung zu ihren eigenen Eltern für sie von Bedeutung ist. Beim Erzählen wird deutlich, dass es noch einige andere Interessen und bedeutsame Dinge im Leben von Frau Frank gibt, dass dies aber alles in den Hintergrund gerückt ist. Es ist auch im Gespräch deutlich zu spüren, dass sie zu diesen Ressourcen derzeit keinen Zugang finden kann. Ich frage Frau Frank, wie erfolgreich ihre bisherige Strategie war, und ob sie glaubt, dass sie ihren Mann durch weitere Anstrengungen vom Trinken abhalten kann.

„Im Grunde kann ich meinen Mann nicht davon abhalten, weiter zu trinken, dass weiß ich ja auch. Bisher habe ich aber zumindest die schlimmsten Katastrophen verhindert.“ Frau Frank fängt an zu weinen: „Ich kann ihn doch nicht einfach zugrunde gehen lassen.“

Empathie und Aufklärung

Ich äußere meine Wertschätzung für Frau Franks Bemühen, ihrem Mann zu helfen. Ich erzähle ihr auch davon, dass es vielen Partnerinnen von Alkoholikern so geht wie ihr, aber dass die Erfahrungen zeigen, dass Menschen mit einer Alkoholabhängigkeit letztlich selber die Entscheidung treffen müssen, mit dem Trinken aufzuhören. Sie selbst hat nur Einfluss darauf, ob sie die jetzige Situation weiter ertragen oder andere Wege einschlagen möchte. Dadurch, dass sie die Folgen des Alkoholismus abmildert, zögert sie einen

Wendepunkt eventuell sogar noch hinaus. Ich erkläre ihr, dass Unterstützungsangebote zwar wichtig sind, aber dass Menschen mit einer Alkoholproblematik auch einen gewissen Druck brauchen, um etwas zu verändern.

Abgrenzung als Aufgabe

Ich bespreche mit Frau Frank, wo die Grenzen ihrer Hilfsmöglichkeiten sind, wo ihr Einfluss aufhört. Ich gebe ihr den Raum, ihre Hilflosigkeit auszudrücken.

„Aber was ist denn, wenn er niemals die Kurve kriegt?"

„Ja, Frau Frank, dass er die Kurve kriegt, wie Sie sagen, dafür gibt es keine Garantie, und ich kann Sie sehr gut verstehen, wenn Sie davon erzählen, wie schmerzlich es ist, zuschauen zu müssen, wenn sich jemand selber ruiniert. Trotzdem ist es wichtig, dass Sie Ihrem Mann zeigen, dass Sie nicht alles mitmachen und dass Ihre Fürsorge auch Grenzen hat."

„Vielleicht haben Sie Recht, aber ich glaube, dann bricht mir das Herz."

„Was glauben Sie, was Ihr Sohn dazu sagen würde, wenn Sie auch mal eine Grenze setzen würden?"

„Der sagt ja sowieso schon immer, dass Martin unsere ganze Familie kaputtmachen würde, und er beschwert sich auch, dass ich alles mitmache. Ich glaube, Tonio würde es richtig finden, wenn ich nicht mehr alles mitmache."

„Ich glaube auch, dass es wichtig für Ihren Sohn ist, dass er erlebt, dass Sie nicht alles erdulden, um den Familienfrieden zu erhalten. Der Versuch ihren Mann vom Trinken abzuhalten, ist von vornherein zum Scheitern verurteilt. Vielleicht kann Ihr Mann eher wieder Verantwortung für sich übernehmen, wenn Sie ihm dahingehend ein Vorbild sind."

Ich sage Frau Frank noch, dass dies eine sehr schwierige Aufgabe ist und dass ich es von außen natürlich leicht habe, so etwas zu empfehlen, aber dass ich durchaus sehe, was das für sie bedeutet.

Weitere Hilfsangebote

Ich lege Frau Frank nahe, eine Angehörigengruppe zu besuchen. Ich erkläre ihr den Nutzen einer solchen Gruppe und suche für sie Adressen heraus. Ich versuche, ihre Schuld- und Schamgefühle zu verringern, indem ich ihr sage, dass ihr Problem eines ist, das alle Angehörigen Suchtkranker erfahren und dass es deshalb hilfreich sein kann, sich gegenseitig zu unterstützen und Erfahrungen auszutauschen. Ich informiere Frau Frank, dass die Angehörigengruppe in einer Beratungsstelle für Alkoholkranke stattfindet und dass sie sich dort von einer Mitarbeiterin beraten lassen kann. Weitere Angehörigengruppen finden bei Trägern von Selbsthilfegruppen statt, z.B. den Anonymen Alkoholikern. Frau Frank notiert sich die Adressen und wird über die Angebote nachdenken. Die Vorstellung, mit anderen Betroffenen reden zu können, erleichtert sie. Sie möchte sich jedoch erst einmal alles durch den Kopf gehen lassen. Wir beenden das Gespräch. Frau Frank sagt mir noch, dass es ihr gut getan hat, über das Problem mit einer neutralen Person zu reden.

Interventionsprinzip ‚Entlastung ermöglichen'

Entlastung als ein wesentliches Element in der Krisenintervention wird von vielen Experten genannt (Sonneck 1997, Heim 2000, Ciompi 2000). Wenig beschrieben ist jedoch, was Entlastung genau bedeutet und wie man Klientinnen dabei unterstützen kann. Entlastung kann auf unterschiedlichen Ebenen stattfinden: auf der Ebene der finanziellen Entlastung, der zeitlichen Entlastung, der Entlastung von Aufgaben und der emotionalen Entlastung. Entlastung folgt immer auf eine Belastung, dass heißt, dass es ein ‚Zuviel' von etwas gibt im Verhältnis zu den vorhandenen Ressourcen: Zu viele Ausgaben im Verhältnis zu den finanziellen Ressourcen, zu viel Arbeit im Verhältnis zu den zeitlichen Ressourcen oder zu viele zu starke Gefühle im Verhältnis zu den Bewältigungskapazitäten. Entlastung bedeutet, dieses ‚Zuviel' an Belastungen wieder in ein ausgewogenes Verhältnis zu den Ressourcen zu bringen. In der Krisenintervention befassen wir uns vorrangig mit der emotionalen Entlastung, wir wollen emotionale Entlastung ermöglichen. In akuten Krisensituationen entsteht häufig ein großer emotionaler Druck: Angst, Wut, Scham und Trauer überwältigen die Klienten manchmal so stark, dass sie das Gefühl haben, jegliche Kontrolle über sich zu verlieren, mit der Folge eines noch stärkeren Angsterlebens. Auch die Sorge um Angehörige kann eine erhebliche Belastung bewirken und mit großer Hilflosigkeit verbunden sein. In solchen Situationen sollten Interventionen, die eine emotionale Entlastung bewirken, im Vordergrund stehen, auch um Handlungsfähigkeit und Problemlösekompetenz wieder herzustellen. Wie kann diese emotionale Entlastung aussehen?

- Schon am Anfang des Gespräches ist es wichtig, Ruhe in eine möglicherweise hoch angespannte Situation zu bringen, sich mit Namen und Funktion vorzustellen, den Klientinnen Sitzmöglichkeiten und etwas zu trinken anzubieten und das Setting zu erklären (Wie viel Zeit steht zu Verfügung, in welchem Raum wird das Gespräch stattfinden und wer ist beteiligt?). Das kann unter Umständen schon zu einer ersten Entspannung und Entlastung führen.
- Das emphatische Zuhören und Ermutigen zum Wahrnehmen und Ausdrücken der Gefühle ist ein Hauptfaktor, der Klienten entlastet. Das Sprechen über die Probleme hat schon an sich eine entlastende Funktion. Die Klientinnen sollten genügend Raum bekommen, um ihren Gefühlen wie Angst, Wut, Scham und Trauer Ausdruck geben zu können. Der Berater kann ‚Resonanzboden' für die Gefühle der Klienten sein, wodurch diese entlastet werden, weil die Last gemeinsam getragen wird.

- Eine weitere Methode, die eher auf der kognitiven Ebene ansetzt, ist das Sortieren von Problemen. Menschen in Krisensituationen fühlen sich häufig überfordert von ihren Problemen und haben das Gefühl, alles ist zu viel und unüberschaubar. Das Erstellen einer Prioritätenliste und das selektive Anpacken der vorrangigsten Aufgaben kann Klientinnen Halt geben. Beispielsweise können Handlungsoptionen durchgesprochen und unterteilt werden in Aktivitäten, die sofort machbar sind, in einigen Tagen und in ferner Zukunft. Eine weitere Variante ist, Belastungen zu analysieren: Was ist der Krisenanlass? Wie sind die Auswirkungen? Welche Handlungsmöglichkeiten gibt es? Dies alles sind strukturgebende Interventionen, die Klienten etwas von der subjektiv verlorenen Kontrolle wiedergeben können.

In unserem Fallbeispiel entlastet sich die Klientin durch das Sprechen über ihre Probleme und die damit zusammenhängenden belastenden Emotionen. Die Klientin befindet sich in einer chronisch belastenden Lebenssituation. Dadurch hat sich bei ihr viel Druck aufgebaut. An diesem Fall wird deutlich, dass sich Entlastung und Konfrontation nicht unbedingt ausschließen oder widersprechen. Einerseits gibt es eine Entlastung durch das emphatische Zuhören und Verstehen durch die Beraterin und andererseits konfrontiert die Beraterin die Klientin damit, dass ihre bisherigen Bewältigungsstrategien nicht zum Erfolg führen. Dies ist sehr schmerzlich für die Klientin, weil sie dadurch gezwungen ist, auch über eine Trennung von ihrem Mann nachzudenken und mit ihrer Verantwortung für ihren Sohn konfrontiert ist. Dies kann zunächst belastend sein, längerfristig kann es aber eine Entlastung bedeuten, z.B. von der Verantwortung für das Leben des Ehemannes.

Manchmal können entlastende Interventionen auch negative Auswirkungen haben, nämlich wenn sie eine Stagnation stützen. Es gibt Klienten, die sich in Beratungsgesprächen entlasten und dabei Kraft sammeln, um an destruktiven Verhaltensweisen nichts ändern zu müssen. In diesen Situationen können Konfrontationen die Veränderungsmotivation stärken.

Am Schluss der Beratung im Fallbeispiel empfiehlt die Beraterin der Klientin eine Angehörigengruppe. Ein Ziel von Selbsthilfegruppen ist die Entlastung der Betroffenen: Entlastung findet durch vermehrte Information über die Problematik statt, was den Betroffenen mehr Kontrolle ermöglicht und Handlungsspielräume erweitert. Zugleich findet Entlastung über den sozialen Vergleich statt: die Klientinnen erleben in der Gruppe, dass sie nicht allein mit ihren Schwierigkeiten sind.

Literaturexkurs

Im vorliegenden Fallbeispiel ist die Angehörige die Klientin des Krisendienstes, so dass sie selbst im Mittelpunkt steht. Sollte der Betroffene, d.h. der missbrauchende oder abhängige Partner selbst Nutzer einer Kriseneinrichtung werden, was auch häufiger der Fall ist, so verändern sich die Aufgaben. In beiden Fällen ist Basiswissen zum Alkoholismus – wie im Folgenden ausgeführt – gefordert.

Basiswissen zur Alkoholabhängigkeit

Alkoholmissbrauch und Alkoholabhängigkeit sind ein großes gesellschaftliches Problem in den westlichen Industrienationen. So gibt es z.B. in Berlin im Jahr 2002 etwa 200 000 Alkoholiker, 10 000 Medikamentenabhängige und 8 000 Drogensüchtige (Der Tagesspiegel, 28.4.02). Folgende Daten verdeutlichen das Ausmaß der Problematik:

Riskanter Konsum, insgesamt:	9,5 Mio.
davon missbräuchlicher Konsum:	2,7 Mio.
davon abhängiger Konsum:	1,6 Mio.
(Altersgruppen 18-59 Jahre)	

(Quelle: Deutsche Hauptstelle gegen die Suchtgefahren, 2006)

Von den Abhängigen sind etwa zwei Drittel Männer und ein Drittel Frauen. Jährlich sterben ca. 42 000 Personen, deren Tod direkt in Verbindung mit Alkohol steht. Die Kosten alkoholbezogener Krankheiten sind immens (24,4 Mrd. Euro im Jahr 2002). Die Anerkennung der Alkoholabhängigkeit als Krankheit erfolgte 1968 in der BRD durch ein Urteil des Bundessozialgerichts, infolgedessen die Kosten der Behandlung von den Versicherungsträgern übernommen werden müssen. Es gibt ein breites Angebot unterschiedlichster ambulanter und stationärer Einrichtungen mit den Aufgaben von Prävention, Entgiftung, Beratung- und Krisenintervention, Psychotherapie und Nachsorge sowie Angebote von Selbsthilfegruppen.

Es wird zwischen riskantem, missbräuchlichem und abhängigem Konsum unterschieden:

- Riskanter oder schädlicher Alkoholkonsum liegt bei 20 Gramm Reinalkohol bei Frauen und bei 30 bis 40 Gramm bei Männern pro Tag.
- Missbräuchlicher Alkoholkonsum wird für das Individuum dann problematisch, wenn es selbst ihn so empfindet, negative körperliche Folgen auftreten und drohen, schwere psychische Probleme entstehen oder sich eine Abhängigkeit entwickelt (vgl. Simon/Tauscher/Gessler 1997, S. 174).
- Abhängigkeit ist durch Kontrollverlust, Toleranzentwicklung, psychische und physische Abhängigkeit sowie Interessenabsorption vom Alkohol und gesellschaftlichem Abstieg definiert. Der Kontrollverlust oder das ‚Nicht-mehr-aufhören-können' wird als wesentliches Merkmal einer Sucht betrachtet. Toleranzentwicklung bedeutet, dass die Wirkung des Suchtmittels allmählich nachlässt, da sich der Körper an das Suchtmittel gewöhnt und es so zu einer Dosissteigerung kommt oder die Intervalle des Konsums sich verkürzen. Es treten Entzugserscheinungen auf, die

heute medizinisch in relativ kurzer Zeit bewältigt werden. Die psychische Abhängigkeit ist anhaltender und schwieriger zu bewältigen. Es findet eine Zentrierung auf das Suchtmittel statt, verbunden mit gesellschaftlicher Ablehnung und sozialem Abstieg (Focus-Institut für Suchtprävention 2000).

Zur Entstehung der Alkoholabhängigkeit

Bei der Suchtentwicklung spielen immer verschiedene Faktoren zusammen, diese bewegen sich im ‚Ursachen-Dreieck' von Suchtmittel, Individuum und Gesellschaft, einseitige Schuldzuweisungen sind also unzulässig. Die Entwicklung zur Abhängigkeit kann sich – wie hier im Fallbeispiel – im Kontext von sozialen Gelegenheiten, einer dem Alkohol gegenüber permissiv eingestellten Gesellschaft, in der Toleranzentwicklung, in der Überzeugung, dass Alkohol zur Arbeitsfähigkeit beitragen kann, vollziehen. Dem Alkohol wird eine Wirkung beim Stressabbau (Spannungs-Reduktionshypothese) als auch bei der Leistungssteigerung (Erregungssteigerungshypothese) nachgesagt. Alkohol als Mittel zur Erhaltung der Arbeitsfähigkeit (am Anfang des Prozesses) kann durchaus eine Rolle spielen, aber ohne eine gedachte Vulnerabilität der Person (gesehen als Angst, Depressivität, Distanzierungsunfähigkeit) ist eine Abhängigkeit nicht erklärbar (Puls 1992).

Das Konzept der Co-Abhängigkeit

Der Begriff und das Konzept der Co-Abhängigkeit entwickelte sich im Kontext der amerikanischen Selbsthilfebewegung der Anonymen Alkoholiker (AA) und wurde zunächst als Co-Alkoholismus bekannt. Es beschrieb die Familienangehörigen, zumeist Frauen von Alkoholikern, weitete sich aber auch auf andere Angehörige von Personen mit substanzgebundenen und nicht-substanzgebundenen Abhängigkeiten aus. Das Konzept beschreibt Merkmale von Selbstverleugnung, Überverantwortlichkeit und Kontrollbedürfnis (hier den Alkoholkonsum zu kontrollieren) sowie Verleugnung der Realität, die in diesen Beziehungen und betroffenen Familien gegenüber dem Abhängigen gezeigt wird. Mit diesen Haltungen aber schaffen sie es nicht, den Abhängigen von seiner Sucht zu befreien, sondern diese wird dadurch noch aufrechterhalten.

Cermak (1986) spricht von Co-Abhängigkeit dann, wenn der Angehörige mindestens zwei Jahre lang in einer engen Beziehung mit einem aktiv drogenmissbrauchenden Menschen, ohne fremde Unterstützung zu suchen, lebt. Es wird davon ausgegangen, dass es dem gesunden Menschen unerträglich ist, eine längerfristige Beziehung mit einem Suchtkranken aufrechtzuerhalten, weil er sonst sein Selbst und seine Entwicklung opfern würde. Das Coabhängige Verhalten wird unter verschiedenen Gesichtspunkten diskutiert:

- Als Persönlichkeitsmerkmal bis hin zur Persönlichkeitsstörung. Hier bekommt es das Etikett der Krankheit und wird erklärt durch mangelndes

Selbstwertgefühl, mangelnde Abgrenzungsfähigkeit, Angst vor Trennung u. a.

- Als ursprünglich normale Reaktion auf eine abnormale Situation (Wegscheider 1988), beschrieben als einen Veränderungsprozess, den die Familien, aber auch Vorgesetze in Betrieben durchmachen (Hallmaier 1999) mit der Beschützer- und Erklärungsphase, der Kontrollphase und der Anklagephase mit sich aufbauenden Teufelskreisen. Auch Vorgesetzte sind in Gefahr, diese Phasen immer wieder zu durchlaufen und nicht rechtzeitig den alkoholmissbrauchenden bzw. abhängigen Arbeitnehmer mit den damit verbundenen arbeitsbezogenen Folgen zu konfrontieren und auf professionelle Hilfeangebote hinzuweisen bzw. mit derartigen Einrichtungen zusammenzuarbeiten.
- Co-Abhängigkeit wird auch als Ausdruck einer weiblichen Sozialisation gesehen, da Mädchen lernen, eine fürsorgliche Haltung einzunehmen, ihr Selbstwertgefühl nicht durch eine autonome Selbstverwirklichung zu erhalten, sondern dadurch, dass sie beliebt sind, sich um andere kümmern und fürsorglich sind. Das bewirkt, dass sie sich schlechter abgrenzen und Distanz halten können und ihre Bedürfnisse zurücknehmen, um die Beziehung nicht zu gefährden. Gesellschaftliche Rollenverhaltenserwartungen fördern somit abhängiges Verhalten und machen Co-Abhängigkeit (Mees/Soschynski 1999).
- Co-Abhängigkeit wird auch unter dem Aspekt diskutiert, dass der Alkohol als Symptom gesehen wird, das die Homöostase in der Familie erhält und es dadurch nicht zu einer Veränderung kommt.

Das Konzept der Co-Abhängigkeit wird – wie man aus dieser Übersicht entnehmen kann – einer unterschiedlichen Bewertung unterzogen, einerseits als ein Konzept mit vielen negativen Implikationen, die den Angehörigen weiter stigmatisieren und zur Verminderung seines Selbstwertes beitragen und andererseits als ein hilfreiches Konzept, das Hinweise dafür gibt, wie Angehörige und Vorgesetzte sich aus den Teufelskreisen befreien können, nämlich nicht mehr zu versuchen, den Alkoholiker zu schützen, zu kontrollieren oder anzuklagen, sondern andere Wege einzuschlagen. Angehörige nehmen dann eigene Bedürfnisse wieder ernst bzw. Vorgesetzte verlieren die betrieblichen Belange nicht aus den Augen und beziehen frühzeitig professionelle Hilfe ein.

Zur Behandlungsbereitschaft Alkoholabhängiger

Angebote suchtspezifischer Hilfen werden in Deutschland an vielen Orten vorgehalten. Dennoch werden sie nicht entsprechend genutzt. In einer repräsentativen Befragung wurde bei Alkoholmissbrauchern eine nur sehr geringe Inanspruchnahme suchtspezifischer Hilfen verzeichnet und von den Personen, die im Laufe ihres Lebens eine Alkoholabhängigkeit gehabt haben, hatten 59,9 % keine derartigen professionellen Hilfen in Anspruch genommen. Von denen, die sich Hilfe geholt hatten, nahmen nur 26,8 % weitergehende Hilfen in Anspruch (Rumpf u. a. 2000).

Die Vorstellung, jemand muss nur genug leiden, dann wird er sich Hilfe holen, darf als zu einfach angesehen werden. Die Behandlungsbereitschaft ergibt sich nicht nur aus dem Leidensdruck – manchmal ist es sogar motivierender zu wissen, was man noch verlieren kann, als auf das hingewiesen zu werden, was man durch die Sucht bereits verloren hat – sondern je nach Autoren muss noch mehr hinzukommen wie Akzeptanz der Erkrankung, Unzufriedenheit mit der jetzigen Situation, Änderungswunsch, Hilfewunsch, ein adäquates Krankheitskonzept, Erfolgserwartung, nicht zu ausgeprägte Therapieangst bzw. eine günstige Nutzen-Kostenabwägung (Petry 1993).

Die Behandlungsmotivation muss als etwas Dynamisches angesehen werden, die es gilt, in Beratungs- und Therapiesituationen zu entwickeln.

Krisenintervention

Viele Angehörige kommen mit der Vorstellung zur Krisenberatung, nicht Hilfe für sich zu suchen, sondern sie wollen ihrem Angehörigen helfen. Sie selbst, ihre Belastung und ihre Verstricktheit in den Mittelpunkt zu stellen, kann für Angehörige zunächst verwirrend oder zu mindestens überraschend sein. Sie selbst übersehen, welch große Veränderungen, Bedrohung und Belastung die Alkoholabhängigkeit des Partners für sie darstellt und wie viel Verantwortung sie schon für den Anderen übernommen haben. Wichtig ist es, hier die Balance zwischen deren Erwartung, Hilfe nicht für sich, sondern für ihren Angehörigen zu holen und der diskrepanten Erfahrung, selbst im Mittelpunkt zu stehen, zu halten. Im Fallbeispiel wird diese Wendung weg vom Betroffenen hin zum Angehörigen von der Krisenberaterin explizit thematisiert. Dies gelingt aber nicht, ohne zugleich die Hilfeanstrengungen und den täglichen Einsatz für das alkoholabhängige Familienmitglied zu würdigen und auch deren Fragen, die den alkoholabhängigen Partner betreffen, zu beantworten. Es gilt ihm aber auch deutlich zu machen, dass er die Abhängigkeit des Partners nicht kontrollieren oder ihn kurieren kann. Der Betroffene sollte nicht die Probleme des Partners ausbügeln oder vertuschen, indem er ihn z.B. beim Arbeitgeber entschuldigt. Das wichtigste aber ist, dass der Angehörige sich selbst Grenzen setzt, was er noch aushalten kann und will und dass er sich Hilfe und Unterstützung für sich selbst sucht z.B. bei einer Selbsthilfegruppe für Angehörige.

Die Entwicklung einer Behandlungsmotivation ist ein Prozess, in dem die Eigenverantwortlichkeit des Betroffenen zentral ist. Kriseneinrichtungen haben einen wichtigen Platz in diesem Prozess, können eine motivierende Gesprächsführung einsetzen (Rollnick 1999), sind aber auch auf die Vermittlung an weiterführende Einrichtungen angewiesen. Deshalb sollten Betroffene und Angehörige auf erreichbare Einrichtungen hingewiesen und das Hilfenetz in seinen unterschiedlichen Aufgaben erläutert werden. Zum Beispiel über die DHS (Deutsche Hauptstelle gegen die Suchtgefahren, www.dhs.de) können geeignete Hilfeeinrichtungen am Wohnort eruiert werden.

Lernfall ‚Angst im Kontext einer Paarkrise'

Einleitung

In den letzten Jahrzehnten haben Krisen in Partnerschaften zugenommen und damit ist auch die Bereitschaft, professionelle Hilfe in Anspruch zunehmen, gestiegen. Dies kann erklärt werden mit wachsenden Erwartungen an Partnerschaft mit dem Ideal einer lebenslangen erfüllten und gleichberechtigten Partnerschaft. Dabei kann nicht auf traditionelle Formen der Beziehungsgestaltung zurückgegriffen werden, sondern die Gestaltung ist jedem Paar neu aufgeben. Die Folge ist häufig eine Überforderung. Aber auch traditionelle Eheformen geraten in Krisen, meist dann, wenn die Kinder aus dem Haus gehen und die Neudefinition der Partnerschaft nicht gelingt.

Konkrete Anlässe für Konflikte und Belastungen scheinen unbegrenzt zu sein und entzünden sich z.B. durch eine ständig kritische Haltung dem Partner gegenüber, unterschiedliche Bedürfnisse in Bezug auf Nähe und Distanz, unberechtigte Forderungen, Ablehnungen und Zurückweisungen, Meinungsverschiedenheiten, problematische Machtverhältnisse. Aber auch äußere Ereignisse, die in die Beziehung eingreifen und mit Belastungen verbunden sind, können Überforderungen verursachen. Ungelöste Partnerschaftskonflikte können sich als Kommunikationsprobleme zeigen, schließlich zur Trennung führen oder in eine Krankheit münden.

Konflikte und Krisen können aber auch konstruktiv verlaufen, sofern sie ausgetragen werden und der dabei entstandene Stress adäquat bewältigt wird. Dabei verstärkt sich die Intimität zwischen den Partnern und beim Austragen von Konflikten lernt sich das Paar besser kennen. Das Bewusstsein, bei Problemen füreinander da zu sein und sich aufeinander verlassen zu können, stärkt das Vertrauen in die Paarbeziehung und erhöht das Wir-Gefühl. Unzufriedenheit mit der Partnerschaft entsteht eher durch vermiedene Konflikte (Brehm 2002).

Zu Krisen können sich Belastungen in Paarbeziehungen entwickeln, wenn die Fähigkeit zu einem dyadischen Coping (ein Coping, an dem zwei Personen beteiligt sind) fehlt, bei mangelnden Ressourcen und/oder der Überzeugung, dass kein Ausweg möglich scheint. Das Paar im folgenden Fallbeispiel – hier ein lesbisches Paar – sieht für einen dringend zur Lösung anstehenden Konflikt keinen Ausweg und gerät deshalb in eine Krise.

Fallbeispiel

Einstieg

Es klingelt an der Tür des Krisendienstes, zwei Frauen warten davor und gucken sich ängstlich um. Es hat den Anschein, als hätten sie Angst, beim Besuch des Krisendienstes gesehen zu werden. Ich stelle mich vor und bitte die beiden einzutreten.

„Wir kommen wegen meiner Freundin. Müssen wir unseren Namen sagen?“, fragt mich die Frau, die zuerst eintritt.

„Nein, das müssen Sie nicht. Sie können gerne anonym bleiben. Für mich wäre es aber einfacher, wenn ich weiß, wie ich Sie ansprechen kann.“

„Wir können ja unsere Vornamen sagen“, entgegnet die Klientin etwas zögerlich und zeigt auf ihre Freundin, eine etwa 30-jährige dunkelgrau gekleidete Frau. „Das ist Andrea und ich bin Susanne.“

„In Ordnung, dann sieze ich Sie und nenne Sie beim Vornamen.“

Ich wende mich Andrea zu, die sich immer noch im Hintergrund hält und frage, ob wir erst einmal alleine sprechen sollen, da es ja um ihr Problem geht.

Obwohl ich Andrea angesprochen habe, antwortet Susanne: „Andrea hat mich gebeten, dass ich mitkomme und – na ja – das Problem hat in gewisser Weise auch mit mir zu tun.“

Andrea nickt. Sie möchte vermutlich auch, dass ihre Freundin dabei ist.

Die kurze Begrüßungsszene verwirrt mich, die Situation scheint verwickelt zu sein. Ich habe das Gefühl, dass hier ein zweiter Blickwinkel hilfreich wäre und beschließe, meine Kollegin hinzuzuziehen.

Als ich den beiden Frauen sage, dass wir das Gespräch zu viert führen werden, bemerke ich, dass Andrea ängstlich guckt. Deshalb erkläre ich ihr, dass es bei zwei Klientinnen durchaus üblich ist, auch mit zwei Beraterinnen zu arbeiten und dass wir ihnen möglicherweise so besser helfen können. Ich biete den Klientinnen einen Tee an, was sie ablehnen und hole meine Kollegin dazu, der ich vorher kurz die Situation schildere.

Meine Kollegin stellt sich vor, danach eröffne ich das Gespräch: „Sie können uns jetzt in Ruhe von Ihrem Problem erzählen. Später werde ich mit meiner Kollegin zwischendurch hinausgehen, die Situation besprechen und überlegen, wie wir Ihnen am besten helfen können.“

Susanne erzählt: „Ja also, die Situation ist die, meine Freundin hat sehr große Angst. Sie traut sich kaum noch, aus dem Haus zu gehen. Wissen Sie, wir wohnen nämlich zusammen und ich übernehme ja schon viel. Aber jetzt muss ich auf einen Lehrgang gehen und seit wir das wissen, wird es immer schlimmer.“

Ich spreche Andrea direkt an und frage, wie sich die Angst äußert und wann sie auftritt.

Sie antwortet stockend. „Na ja, wenn ich auf der Straße oder beim Einkaufen bin, kommt es ganz plötzlich. Ich bekomme Schweißausbrüche und Herzklopfen und habe furchtbare Angst, dass etwas Schlimmes passiert, dass ich sterbe, einen Herzinfarkt bekomme oder so. Jetzt traue ich mich überhaupt nicht mehr aus dem Haus. Mein Hausarzt hat gesagt, es sei eine Angststörung. Er hat nichts Körperliches gefunden. Ich habe schon alle möglichen Untersuchungen gemacht."

Meine Kollegin fragt: „Sind Sie denn berufstätig?"

„Ja, ich bin Sachbearbeiterin bei einer Versicherung. Zurzeit bin ich krankgeschrieben, seit drei Wochen schon. Vorher konnte ich wenigstens noch arbeiten gehen, aber jetzt traue ich mich nicht mal mehr zur Arbeit. Dabei habe ich dort noch nie so einen Anfall bekommen. Aber seit ich weiß, dass Susanne auf den Lehrgang fährt, habe ich noch viel mehr Angst, und ich will auf keinen Fall auf der Arbeit so einen Anfall bekommen. Das könnte ich wirklich nicht aushalten, wenn alle Bescheid wüssten. Jetzt sind wir hergekommen, weil das ja wirklich nicht so weiter geht."

Susanne nickt bestätigend.

„Sind Sie beide ein Paar?" frage ich die Klientinnen. Die Frauen verstummen und sehen sich verunsichert an.

„Ich sehe, dass es für Sie schwierig ist, über Ihre Beziehung zu sprechen, aber vielleicht ist Ihre Beziehung ja wichtig, um Ihr Problem mit der Angst zu verstehen", sagt meine Kollegin.

Susanne antwortet wütend: „Wenn Sie glauben, dass Andrea ihre Probleme nur hat, weil wir lesbisch leben, haben Sie sich geirrt und dann können wir auch gleich wieder gehen."

„Nein, so war das nicht gemeint. Ich denke nur, dass es einen Unterschied macht, ob Sie ein Paar sind oder nicht." Meine Kollegin wendet sich Andrea zu, die den Kopf eingezogen hat. „Wenn Sie Angst haben, dass Susanne auf diesen Lehrgang fährt, hat dies einfach eine andere Bedeutung, wenn sie Ihre Lebenspartnerin ist, als wenn sie eine Mitbewohnerin ist. Es spielt für uns keine Rolle, ob es sich dabei um ein homosexuelles oder heterosexuelles Paar handelt."

Handlungsskizze

Andrea und Susanne haben seit sieben Jahren eine Liebesbeziehung, seit fünf Jahren leben sie in einer gemeinsamen Wohnung. Andrea hatte ihre erste Panikattacke vor zweieinhalb Jahren. Sie war darüber sehr erschrocken und vermutete anfangs eine somatische Ursache. Auf die Frage, was sonst vor zweieinhalb Jahren los gewesen sei, ist Andrea nichts eingefallen. Sie habe schon oft erfolglos darüber nachgedacht. Andrea ist mit ihren Beschwerden schließlich zum Hausarzt gegangen, der nach eingehender Untersuchung eine Angststörung vermutete und sie zu einem Psychiater überwies. Andrea war darüber erst empört, weil sie, wie sie sagt, ‚nicht verrückt ist'. Sie hat den Termin dennoch wahrgenommen. Der Psychiater hat ihr eine Verhaltenstherapie nahegelegt und ihr einen Kollegen empfohlen. Zu diesem Verhaltenstherapeuten ist Andrea gegangen und nahm bei ihm fünf Sitzungen wahr. Sie hat sich dabei stark unter Druck gefühlt, weil der Therapeut nach den Anlässen gefragt hat, in denen sie diese Panikattacken bekommt. Er hat viel von ihrem Alltagsleben erfragt. Andrea war in den Therapiestunden ständig damit beschäftigt, ihre Liebesbeziehung auszuklammern, was ihr immer schwerer fiel. Sie hat die Therapie schließlich abgebrochen, weil sie fürchtete, sich in Lügen zu verstricken. Ihre größte Angst war, dass alles herauskäme: Dass andere Menschen von ihrer Beziehung mit einer Frau erfahren könnten. Susanne hat Andrea in der ganzen Zeit der Angsterkrankung unterstützt. Sie hat fast alle Pflichten übernommen, die damit verbunden waren, das Haus zu verlassen, zum Beispiel Behördengänge. Auch hat sie Andrea bei Einkäufen begleitet, weil diese immer öfter unter Panikattacken in der Öffentlichkeit litt. Als Paar leben Susanne und Andrea relativ isoliert. Andrea hat eine alte Freundin, die aber in einer anderen Stadt lebt. In ihrer Anstellung als Sachbearbeiterin einer Versicherungsgesellschaft fühlt sich Andrea wohl, auch wenn sie immer wieder Angst hat, die Kollegen und Kolleginnen könnten von ihrer Homosexualität erfahren.

Die Eltern der beiden Frauen glauben, dass ihre jeweilige Tochter in einer Wohngemeinschaft lebt. Susanne arbeitet in der Schreinerei ihres Vaters, in der sie und eine Auszubildende die einzigen Angestellten sind. Susannes Vater trägt sich mit dem Gedanken, sich bald aus dem Geschäft zurückzuziehen. Deshalb möchte sich Susanne auf die Meisterprüfung vorbereiten. Um an einem Lehrgang teilzunehmen, muss sie für eine Woche in eine andere Stadt fahren. Andrea hat, seit sie davon weiß, noch größere Angst und wagt sich kaum mehr auf die Straße.

Die Frauen haben sich in der Vergangenheit den jeweiligen Vorstellungen der Partnerin weitgehend unterworfen: Andrea hat am Anfang der Beziehung viele ihrer Freunde und Freundinnen aufgegeben, weil Susanne diese ‚Skat-Freunde' nicht leiden konnte. Susanne war früher Mitglied eines Wildwasser- Kanuvereins und hat das Hobby aufgegeben, weil Andrea diesen Sport zu gefährlich fand und sich immer Sorgen gemacht hat, ihrer Freundin könnte etwas passieren. Somit haben beide viel von ihren eigenen Interessen für die Beziehung aufgegeben.

Susanne erscheint zunächst als die Stärkere in der Beziehung, die Andrea hilft, die immer viele Probleme hatte. Der erwähnte Lehrgang ist das erste Projekt, auf dem Susanne entschieden besteht. Sie will daran teilnehmen, selbst wenn es Andrea Angst macht. In Folge dessen ist Andreas Angst schlimmer geworden. Beide Frauen sind verzweifelt. Sie wissen nicht, wie sie die Situation lösen sollen. Sie sind sich darin einig, dass die Beziehung vollkommen glücklich wäre, wenn nur dieses Angstproblem nicht bestehen würde.

Kommentar

Nach 40 Minuten Gespräch bitten wir die Klientinnen, auf uns zu warten, während wir uns besprechen. Meine Kollegin und ich ziehen uns in einen anderen Raum des Krisendienstes zurück. Ich äußere meine Einschätzung, dass Andreas Panikattacken in Zusammenhang mit der Paarbeziehung stehen. Meine Kollegin stimmt dem sofort zu und sagt, dass sie die Atmosphäre während des Gesprächs als bedrückend empfunden habe, sie hatte das Gefühl von Enge. Ich erzähle meiner Kollegin, dass ich den Impuls hatte, Andrea vor der Überfürsorglichkeit ihrer Lebensgefährtin zu schützen, verbunden mit dem Bedürfnis, Andreas Stärken aufzuspüren. Meine Kollegin hatte einen ganz anderen Eindruck. Sie erlebt Andrea als latent aggressiv und erpresserisch. Im Vordergrund sieht sie den Aspekt, dass Andrea ihre Lebensgefährtin mit ihren Panikattacken einschränken will. Wir halten diese unterschiedlichen Wahrnehmungen fest und gehen davon aus, dass die verschiedenen Blickwinkel eine Bedeutung in der Paardynamik der Frauen haben. Inwiefern dies für unsere Intervention von Bedeutung sein wird, bleibt abzuwarten. Zunächst ist es wichtig zu erkennen, dass man die Dynamik von unterschiedlichen Seiten betrachten kann, und ich bin froh, meine Kollegin in das Gespräch geholt zu haben. Es fällt mir aber auch ein, dass jede psychische Störung, die Einfluss auf den Partner hat, zu einer Symbiose beitragen kann. So ist manchmal nicht zu entscheiden, was zuerst da war, die Paardynamik oder die Störung; sinnvoller ist es dann, die wechselseitige Bedingtheit zu bedenken.

Wir überlegen nun, welche Unterstützung die beiden Frauen brauchen, um einen Weg aus ihrer schwierigen Lage zu finden. Ich denke, dass der Kontext der Paarbeziehung auf jeden Fall einbezogen werden sollte. Ich sehe es als unsere Aufgabe, den Klientinnen unseren Eindruck zu vermitteln, dass Andreas Angst nicht isoliert zu betrachten ist. Meine Kollegin wirft die Frage auf, wie wir dies vermitteln können, ohne den Widerstand des Paares zu sehr auf uns zu ziehen, zumal Susanne anfangs verärgert reagiert hat, als wir die Paarbeziehung angesprochen haben. Wir beschließen, das Risiko einzugehen, weil wir sonst unseren Klientinnen nicht helfen können. Wir diskutieren nochmals die symbiotische Gestaltung der Beziehung, die einer Lösung im Wege steht und die Angst aufrechterhält. Die Enge wird verstärkt durch das nicht vollzogene Coming Out. Das resultierende Spannungsfeld könnte auch den Hintergrund für Andreas Angst bilden. Es ist jedoch wichtig, im Bewusstsein zu behalten, dass dies alles Hypothesen sind:

Es ist wichtig, eine Hypothese wieder aufgeben zu können, sobald sich im Gespräch etwas Neues oder dem Widersprechendes ergibt.

Zum Schluss definieren wir das Ziel unserer Intervention: zum einen mit den Klientinnen eine Lösung für die Zeit des Lehrgangs zu finden und zum anderen ihnen zu empfehlen, auch längerfristig Hilfe für ihr Problem einzuholen.

Intervention

Meine Kollegin sagt zu den beiden Klientinnen: „Wir haben uns darüber unterhalten, wie wir Ihnen bei ihrem Problem helfen können. Wir hatten den Eindruck, soweit wir das in unserem kurzen Gespräch vorhin beurteilen können, dass Sie eine sehr verbindliche und stützende Beziehung haben. Sie beide erleben die Panikattacken von Andrea als gemeinsames Problem und ich denke, Sie haben Recht. Einerseits sind Sie beide betroffen, weil es für Susanne jetzt schwierig ist, zu dem Lehrgang zu fahren und andererseits mussten Sie durch die Angst von Andrea sehr nah zusammenrücken, um ihren gemeinsamen Alltag zu bewältigen. Sie haben in den letzten Jahren wirklich viel bewältigt, aber ich denke auch, dass Sie sich sehr allein durchgekämpft haben und ich finde es gut, dass Sie jetzt Hilfe gesucht haben."

Susanne: „Ja, das stimmt, wir waren wirklich sehr allein damit und ich kann jetzt auch langsam nicht mehr – immer diese Verantwortung für uns beide."

Andrea: „So ist es ja nun auch wieder nicht, dass du alle Verantwortung übernommen hast. Zu Hause habe ich ja einen großen Teil übernommen."

Susanne: „Ja, das stimmt."

Ich: „Es ist jedenfalls so, dass Sie durch Andreas Angst – vielleicht auch schon vorher – sehr eng zusammengerückt sind. Andrea, ich kann mir vorstellen, dass es sich oft nicht gut anfühlt, so abhängig von Susanne zu sein, genauso wie es für Susanne manchmal sicher eine Belastung ist, für vieles alleine verantwortlich zu sein."

Beide Frauen nicken.

Meine Kollegin: „Dass Sie beide mit niemandem über Ihre Beziehung reden, macht die Situation nicht einfacher. Da fühlen Sie sich doch sicher manchmal sehr isoliert."

Andrea: „Ich finde, dass es niemanden etwas angeht, welche Beziehung wir miteinander haben."

Susanne sagt daraufhin, dass es für sie manchmal schon traurig sei, dass es niemanden gäbe, der an der Beziehung Anteil nimmt. Sie deutet vorsichtig an, dass ihr die Beziehung zu Andrea manchmal nicht ausreicht und sie gerne auch Freundschaften pflegen würde. Ich bestätige Susanne in ihren Wünschen, sich auch außerhalb der Beziehung zu orientieren. Zugleich betone ich, dass dies ja kein Angriff auf die Paarbeziehung sei. Ich stelle fest, dass es für eine Paarbeziehung sogar notwendig sei, nicht vollkommen isoliert zu leben. Ich erzähle den Frauen von meinen Erfahrungen mit anderen Beziehungen, in denen sich Paare aus unterschiedlichen Gründen von ihrer Umwelt abschotten. Ich weise darauf hin, dass in solchen Fällen oft starke Abhängigkeiten entstehen, dass Konflikte schwerer auszutragen sind und dass es häufig auch Probleme im Bereich der Sexualität gibt, weil der Bezug zu eng ist und nicht ausreichend Abstand bietet. Ich wähle diesen Weg der indirekten Kommunikation, weil ich vermute, dass es die Klientinnen als bedrohlich empfinden, wenn ich sie direkt auf ihre Beziehung anspreche. So können sie sich meine Einschätzungen einfach anhören und dann selbst entscheiden, ob sie etwas davon aufnehmen oder nicht.

Plötzlich fängt Andrea an zu weinen: „Susanne ist doch alles, was ich habe, was soll ich bloß machen ohne sie?"

Susanne: „Aber ich bin doch auch für dich da, ich will dich doch nicht verlassen. Das Einzige, was ich möchte, ist doch nur, auf diesen Lehrgang zu fahren. Der ist einfach so wichtig für meine Zukunft."

Meine Kollegin: „Ich finde, wir sollten jetzt mal alle gemeinsam überlegen, wie Sie die Situation mit dem Lehrgang bewältigen können. Andrea, erzählen Sie doch bitte genauer, wovor Sie Angst haben und was Ihre Befürchtungen sind."

Andrea putzt sich die Nase und spricht dann ins Taschentuch: „Also, ich bekomme einfach die totale Panik bei dem Gedanken, dass Susanne nicht da ist. Ich fühle mich einfach total allein und verlassen."

Ich fordere Andrea auf, ihren konkreten Tagesablauf einmal zu beschreiben und herauszufinden, bei welchen Situationen sie ohne Susanne nicht auskommt. Andrea schildert, dass sie jeden Tag mit dem Fahrrad zur Arbeit fahre, dass sie dabei in der Regel auch keine Probleme habe. In den Supermarkt könne sie nicht gehen und sie habe auch Angst in öffentlichen Verkehrsmitteln. Allein U-Bahn-Fahren ginge eigentlich überhaupt nicht. Wenn Susanne dabei ist, seien diese Tätigkeiten kein Problem.

Ich frage nach, ob sie in dieser Woche, wenn Susanne auf dem Lehrgang ist, mit den öffentlichen Verkehrsmitteln fahren müsse.

Andrea: „Nein, das muss ich nicht unbedingt, aber ich fühle mich so verloren. Wenn etwas Unvorhergesehenes passiert, kann ich mich nicht einfach in die U-Bahn setzen und schnell nach Hause fahren – das geht eben nur mit Susanne zusammen. Und wenn ich auf der Arbeit eine Panikattacke bekomme, kann ich Susanne nicht anrufen. Sonst konnte ich immer sicher sein, dass sie sofort kommt, wenn was passieren würde."

Meine Kollegin: „Auch wenn Susanne da ist, können Sie sich nicht einfach in die U-Bahn setzen, wenn etwas passiert. Oder wenn Susanne z.B. einen Unfall hat."

Andrea fängt wieder an zu weinen. Ich empfand meine Kollegin sehr konfrontativ gegenüber Andrea und beschließe, mich ihr zuzuwenden und sie zu stärken: „Andrea, ich denke, Sie sind wirklich in einer schwierigen Situation. Aber meine Vermutung ist, dass Sie mehr können, als Sie sich zutrauen. Ich glaube, dass Sie vieles in den letzten Jahren einfach verlernt haben und dass diese Situation jetzt auch eine Chance sein kann, sich aus der Angst zu befreien. Mich würde interessieren, was Sie brauchen, um sich in dieser Woche ohne Susanne sicherer zu fühlen."

Andrea weint weiter und Susanne antwortet: „Also, ich denke, wir könnten …"

Ich unterbreche: „Entschuldigen Sie, Susanne, aber ich finde wichtig, dass Andrea selbst sagt, was sie braucht, um sich sicherer zu fühlen."

Andrea schluchzt: „Sicher würde ich mich fühlen, wenn Susanne nicht wegfahren würde."

Susanne trotzig: „Ich werde aber fahren."

Ich fordere Andrea nochmals auf zu überlegen, was sie unterstützen könnte.

Andrea: „Ich glaube, ich sollte mich gesund schreiben lassen und jetzt schon versuchen, zur Arbeit zu gehen. Denn wenn ich die ganze Zeit zu Hause bleibe, während Susanne weg ist, drehe ich durch. Und wenn Susanne vorher für mich einkaufen gehen würde, wäre das eine Hilfe."

Meine Kollegin: „Das klingt doch ganz gut, das wäre bestimmt machbar, oder Susanne?"

Ich: „Ja, Susanne. Ich habe Sie vorhin unterbrochen. Sagen Sie doch jetzt mal, was Sie dazu denken."

Susanne: „Natürlich würde ich vorher einkaufen gehen, und ich würde natürlich auch jeden Tag anrufen."

Ich frage nach, ob es eine Person gibt, die die beiden in die Situation einweihen könnten, eine Person, zu der sie beide Vertrauen haben.

Susanne: „Am ehesten könnte ich mir noch Andreas Schwester vorstellen. Die ahnt wohl sowieso schon, dass wir eine Beziehung haben."

Andrea: „Aber wenn sie es dann meinen Eltern erzählt?"

Susanne: „Ich glaube nicht, dass sie das tun würde."

Ich: „Ich würde Ihnen empfehlen, in dieser Hinsicht mal ein Risiko einzugehen. Vielleicht machen Sie ja auch Erfahrungen, die Sie ermutigen, weitere Menschen einzuweihen."

Andrea: „Und was ist, wenn ich doch zusammenbreche, wenn Susanne weg ist?"

Meine Kollegin: „Wie sieht das genau aus, wenn Sie zusammenbrechen?“

Andrea: „Ich bekomme wieder so eine Panikattacke und dann falle ich um oder mit meinem Herzen ist was.“

Meine Kollegin: „Haben Sie Angst, einen Herzinfarkt zu bekommen?“

Andrea blickt sichtlich verlegen zur Seite: „Nein, nicht wirklich, der Arzt und der Verhaltenstherapeut haben mir ja schon erklärt, dass es nicht gefährlich ist. Aber ich habe trotzdem solche Angst.“

Ich unterstütze Andrea, indem ich sage, dass ich gut verstehen könne, wie wichtig es für sie sei, alle Eventualitäten durchzusprechen und biete ihr an, wieder herzukommen und mit mir zu sprechen. Wenn es gar nicht anders ginge, könne Sie auch zu einer Kriseninterventionsstation im Krankenhaus gehen und dort eine Woche bleiben.

Zu meinem Erstaunen antwortet Andrea: „Na, so weit, dass ich ins Krankenhaus muss, ist es mit mir noch nicht gekommen.“

Dennoch ist zu merken, dass dieses Sicherheitsnetz Andrea Erleichterung verschafft, so dass ihre autonome Seite wieder etwas mehr in den Vordergrund treten kann. Susanne und Andrea können sich nun vorstellen, dass Susanne unter diesen Bedingungen wegfährt, wenn auch deutlich zu spüren ist, dass es Andrea nach wie vor sehr ängstigt.

Meine Kollegin spricht ein weiteres Thema an: „Haben Sie Interesse, grundsätzlich etwas an Ihrer Situation zu verändern und weiterführende Hilfe in Anspruch zu nehmen?“

Susanne seufzend: „Ich denke, uns bleibt nichts anderes übrig. So kann das nicht weitergehen, das ist mir jetzt klarer geworden.“

Andrea nickt verhalten. Ich erzähle den Frauen, dass Verhaltenstherapie eine sinnvolle Therapieform bei einer Angststörung sein kann, empfehle aber, zunächst eine Paartherapie zu machen. Dadurch könnten die beiden aus der Isolation herauskommen und die einengende Beziehungsgestaltung etwas lockern. An einer Paartherapie zeigen sie sich interessiert. Außerdem empfehlen wir den Klientinnen, eine Beratungsstelle für lesbische Frauen aufzusuchen und eventuell an einer Coming Out-Gruppe teilzunehmen. Dies lehnen sowohl Susanne als auch Andrea energisch ab. Meine Kollegin weist darauf hin, dass sich die Klientinnen bei der Beratungsstelle für lesbische Frauen auch telefonisch nach Therapeutinnen erkundigen können, die mit Frauenpaaren arbeiten. Andrea und Susanne sind sehr erstaunt, dass es so etwas gibt und nehmen den Hinweis auf die Beratungsstelle nun doch an. Wir verabschieden uns, indem wir das Angebot noch einmal wiederholen, dass Andrea in der Woche, wenn Susanne verreist ist, jederzeit zu uns in die Beratung kommen kann. Zudem teile ich Andrea mit, zu welchen Zeiten ich Dienst habe, für den Fall, dass sie mit mir persönlich sprechen möchte.

Interventionsprinzip ‚Die Krise verstehen'

Eine Krise verstehen zu wollen, ist eine zentrale Voraussetzung für beraterisches Handeln, um überhaupt intervenieren zu können. Zugleich kann dieser Versuch schon selbst als Intervention angesehen werden, da der Klient auch verstanden werden möchte. Für Verstehen, benötigen wir Informationen und Wissen als Voraussetzung zur Lösungssuche, zur Entdeckung von Ressourcen und Zusammenhängen. Neben diesen kognitiven Aspekten beinhaltet der Versuch, einen Klienten zu verstehen, auch die emotionale Seite des Einfühlens, das emotionale Verstehen. Dieses Sich-Einfühlen in die Situation der Klientin wird als Empathie bezeichnet. Empathie ist auch wichtig, um den Klienten das Interesse und Engagement der Beraterin zu signalisieren. Sie hilft, eine tragfähige Beziehung zwischen den Gesprächspartnern herzustellen.

Kognitives Verstehen

Auf der kognitiven Ebene geht es vorrangig darum, den Krisenanlass und den Kontext zu verstehen, in dem die Krise entstanden ist. Krisenanlässe bzw. -auslöser können sehr vielfältig sein. Was bei Menschen eine Krise auslösen kann, ist nur in begrenztem Maße verallgemeinerbar: Es gibt Anlässe, die von vielen Menschen als nichtig angesehen werden, bei anderen jedoch zu einer Krise führen. In manchen Fällen ist es auch so, dass durch einen aktuellen Anlass eine alte Kränkung, Traumatisierung oder Verletzung aktualisiert wird. In solchen Situationen müssen die Berater mehr Informationen über den Hintergrund des Problems haben, um die Krise umfassend zu verstehen. Allerdings ist eine weitreichende Beschäftigung mit der Biografie der Klientinnen nur sehr begrenzt im Rahmen einer Krisenintervention zu leisten.

Um eine Krise zu verstehen, ist es unabdingbar zu wissen, in welchen Lebenszusammenhängen sie steht. Es ist dann wichtig zu fragen, in welchen Beziehungskonstellationen, unter welchen ökonomischen Verhältnissen und in was für einer Arbeitssituation die Klienten leben. Im vorliegenden Fallbeispiel wurde die Krise erst umfassend verstehbar, als sie im Kontext der Paarbeziehung betrachtet wurde.

Ein weiterer Schritt besteht in der Erarbeitung eines gemeinsamen Verständnisses der Krise. Hierbei geht es nicht darum, letztendliche Wahrheiten mit eindeutigen Kausalitäten zu finden, sondern eher um eine gemeinsame Wirklichkeitskonstruktion, die die Basis für weitere Interventionen bildet. Diese Wirklichkeitskonstruktionen beruhen auf den subjektiven Theorien der Klientinnen über ihre Erfahrungen und dem Wissen und der professionellen Erfahrung der Beraterinnen.

Die Sichtweise der Klienten erfahren wir in erster Linie durch Zuhören und durch offene Fragen. Hypothesen, die wir daraus entwickeln, werden überprüft, indem wir die Klienten um Zustimmung bzw. Infragestellung bitten. In diesem Prozess ist es wichtig, dass auch die Beraterinnen ihr Wissen und ihre Informationen zu Krisen, Krankheiten und psychosozialen Prozessen an die Klienten weitergeben, damit diese die Möglichkeit haben, ihren Blick auf die eigene Situation zu erweitern. Die Gefahr ist hier, dass die Beraterin ihre eigenen Hypothesen zu schnell für wahr hält, ohne dass sie diese kommuniziert und sie damit überprüft werden können. Auch das Zuhören ist sehr viel schwieriger, als zunächst gedacht. Berater glauben bisweilen, dass sie qua Profession besser über die Probleme der Klientinnen Bescheid wissen als diese selber. Diese Grundhaltung erschwert das Zuhören, da die Problemlage der Klienten mehr interpretiert als verstanden wird. Eine Haltung, die die Klientinnen als Expertinnen ihrer selbst versteht, erleichtert das Zuhören. Dies soll aber nicht bedeuten, dass die Deutung der Klienten unhinterfragt Geltung hat, sondern Ziel ist ein gemeinsamer Aushandlungsprozesses, dessen Ergebnis der Klientin neue Perspektiven eröffnet.

Emotionales Verstehen

Jemanden emotional zu verstehen, heißt oft, das Problem oder die Krise emotional nachvollziehen zu können. Ein Beratungsprozess erfordert in der Regel ein Wechselspiel zwischen Identifikation mit dem Klienten und Distanzierung von seinem emotionalem Befinden: Einfühlung und der Blick von ‚außen' sind beides wichtige Dimensionen des Verstehens, die zusammenspielen müssen. Manchmal können wir als Beraterinnen etwas kognitiv verstehen, aber das dazu gehörige Gefühl ist nicht vorhanden, wir können es emotional nicht nachvollziehen. Berater haben dann evtl. das Gefühl, dass irgendetwas nicht stimmt und können dann oft nicht weiterhelfen. Dieses Defizit kann ein Hinweis darauf sein, dass noch Informationen fehlen oder ein wesentliches Element in der Erzählung weggelassen wurde; es kann aber auch ein Hinweis darauf sein, das die Klientinnen keinen Zugang zu ihren Emotionen haben.

Umgekehrt gibt es Beratungssituationen, bei denen sich die Berater emotional gut in die Verfassung der Klientinnen einfühlen können, die Situation kognitiv aber nicht verstehen. Dies ist in der Regel ein Hinweis darauf, dass Informationen fehlen, um die Situation kognitiv einordnen zu können.

Das Instrument des emotionalen Verstehens ist die Intuition des Beraters in der Beratungssituation. Die Beraterin benötigt dazu Offenheit und eine Bereitschaft, auf die eigenen Reaktionen zu achten. Der Prozess des emotionalen Verstehens findet in einem Wechselspiel zwischen der Wahrnehmung des Klienten durch die Beraterin und der Selbstwahrnehmung der Beraterin statt. Der Berater nimmt den Gesamteindruck der Klientin und dann die eigenen emotionalen Reaktionen darauf wahr. Eine präzise und bewusste Selbstwahrnehmung der Gefühle und Ideen des Beraters ist eine wesentliche Voraussetzung zum Verständnis des Klienten.

Literaturexkurs

Beziehungskonflikte bei Paaren sind ein häufiger Grund für die Inanspruchnahme von Krisenintervention und anderen Hilfeangeboten. Im vorliegenden Fall belastet die Angststörung das Paar, ist Konflikt- und Krisenauslöser und kann zugleich im Kontext der Beziehungsgestaltung des Paares und seiner sozialen Isolation verstanden werden. Deshalb sind im Folgenden als Themen sowohl die Angststörung, die soziale Isolation als auch Paarkonflikte relevant.

Angststörung

Bei Andrea wurde bereits vor Inanspruchnahme von Krisenintervention eine Panikstörung diagnostiziert. Diese zeigt sich „im anfallsartigen und unerklärlichen Auftreten einer Vielzahl quälender Symptome: in Atemschwierigkeiten, Herzrasen, Schmerzen oder Unwohlsein in der Brust, Erstickungs- oder Beklemmungsgefühlen; in Benommenheit, Schwitzen und Zittern oder Beben; intensiver Angst und dem Gefühl drohenden Unheils; Gefühlen der Depersonalisation und Derealisation (des Getrenntseins vom eigenen Körper und der Unwirklichkeit der Welt) und der Angst zu sterben, verrückt zu werden oder unkontrolliert zu handeln“ (Davison/Neale 1996, S. 159). Diese Störung kann mit und ohne Agoraphobie auftreten (Ängste, die sich auf öffentliche Plätze und auf die Befürchtung beziehen, nicht entkommen oder bei plötzlicher Unfähigkeit keine Hilfe finden zu können). Wenn die Panikstörung mit Agoraphobie zusammen auftritt, wird das Symptombild im ICD-10 als Agoraphobie mit Panikstörung, im DSM-IV als Panikstörung mit Agoraphobie klassifiziert. Lebenszeitprävalenzen für Panikstörungen liegen bei 1 bis 4 % (Lieb/Wittchen 2005).

Das psychophysiologische Modell der Panikstörung von Ehler und Marggraf (1989 in Lieb/Wittchen ebd.) beschreibt einen positiven Rückkoppelungsprozess der Panikentstehung, wobei die Interpretation körperlicher oder kognitiver Veränderungen, hervorgerufen durch interne oder externe Stimuli, mit Gefahr assoziiert werden und eine Symptomeskalation in Gang setzt. Beim negativen Rückkoppelungsprozess werden die Veränderungen nicht mehr mit Gefahr assoziiert, so dass der Aufschaukelungsprozess unterbleibt. Weitere Erklärungen heben hervor:

- Die falsche Interpretation körperlicher Empfindungen, man sei organisch krank.
- Angst davor, in der Öffentlichkeit die Kontrolle zu verlieren, dann keine Hilfe zu bekommen und stigmatisiert zu werden.
- Die Sorge, dass weitere Panikanfälle auftreten könnten, kann zu einem anhaltend erhöhten Angst- und Erregungsniveau führen. Es entsteht die Angst vor der Angst.
- Der Einsatz von ungeeigneten Copingstrategien, die eher die Erregung noch erhöhen.

- Vermeidungsverhalten, Flucht und Absicherung durch Hilfspersonen mit der Folge von einer kurzfristigen Verringerung des Erregungsniveaus, die jedoch langfristig eine Chronifizierung bewirkt.
- Trennungsimpulse ebenso wie negative Gefühle, z. B. Aggressionen, die vor der Angst schon bestanden, werden bei einem Angstanfall neutralisiert, soziale Situationen und Konflikte können gemieden werden und Zuwendung, Schonung usw. wird erhalten. Die Angststörung wird wiederum verstärkt, ein Teufelskreis entsteht.

Im Vorfeld einer Angststörung steht häufig ein kritisches Lebensereignis, das mit einem zugrunde liegenden Konflikt verbunden ist. Wakoblinger (1996 in Butollo 1999) sieht bei Menschen mit Angstattacken einen grundlegenden Konflikt zwischen dem Streben einerseits nach Autonomie und andererseits nach Geborgenheit. Die Angst kann dabei eine wichtige Funktion für die Beziehungsregulation einnehmen, indem Wünsche nach Nähe und Distanz, nach Abhängigkeit und Freiheiten über das Symptom der Angst artikuliert und durchgesetzt werden. Gewöhnlich sehen die Klienten diesen Faktor am Anfang der Therapie nicht. Oft ist der Symptomdruck zu groß, um die Aufmerksamkeit dafür zur Verfügung zu stellen. Integrative Therapie-Ansätze (u. a. Butollo 1999) arbeiten nicht nur mit Entspannungstechniken, kognitiven Umstrukturierungen (der Veränderung von Sichtweisen) und der gesteuerten Auslösung von Panikanfällen, um die ‚Angst vor der Angst' zu reduzieren, sondern sie beziehen den zentralen Beziehungskonflikt und die damit verbundenen Beziehungsdefizite mit ein.

Konflikte – auch bei ‚alltäglichen' Paaren

Ein Konflikt entsteht bei einer interpersonellen Unvereinbarkeit von Handlungen, Zielen, Plänen und Erwartungen. Viele Faktoren beeinflussen deren Häufigkeit, wie z. B. die Persönlichkeit der Partner (z. B. ein geringer Selbstwert bei einem der Partner), Nichtübereinstimmungen in Werten, Zielen und Aktivitäten sowie das Lebensstadium, in dem sich das Paar befindet. So gibt es z. B. in den Vierzigern mehr Konflikte als in den Sechzigern (Brehm 2002). Es gibt aber auch Beziehungskonflikte – wie im Fallbeispiel – die bisher nicht thematisiert und schon gar nicht ausgetragen werden und im Kontext einer Störung Ausdruck finden. Dadurch bleibt ein hohes Konfliktpotential erhalten.

Konflikte können im günstigen Falle durch problemlösungsorientierte Kommunikation, Information, Austausch und engagierte Suche nach Lösungen beendet werden. Eine Ausweitung des Konfliktes wird hingegen wahrscheinlicher durch Anschuldigungen, Angriffe, Drohungen, Zwang und intensive Forderungen. Wenn der Partner eine Umdeutung der Ernsthaftigkeit oder Schwere des Konfliktes vornimmt, so eskaliert dieser in der Regel nicht, aber er bleibt ungelöst. Es gibt Dominanzentscheidungen, indem sich einer durchsetzt und der andere verzichtet oder der Rückzug eines der Partner geschieht, ohne dass der Konflikt gelöst wird. Grundsätzliche Änderungen sind bei einer emotional starken Bindung, bei offener Kommunikation und Wertschätzung der beteiligten Personen mit ihrer Unterschiedlichkeit zu erwarten.

Ungleiche Machtverteilung

Das Ideal westlich orientierter Paare ist eine etwa gleiche Machtverteilung in der Paarbeziehung, die häufig an der Art der Entscheidungsfindung untersucht und dort auch am deutlichsten wird. Werden alle Entscheidungen zusammen getroffen oder hat jeder gleich viele Bereiche, in denen er diese selbstverantwortlich trifft? Macht in der Beziehung kann sich auf vielen Ebenen ausdrücken, so z.B. auch in der Kontrolle über die Fernbedienung des Fernsehers. Macht und Einfluss beruhen auf der Kontrolle der für den Partner wünschenswerten Ressourcen (Brehm 2002). Hierbei ist natürlich nicht nur an Geld zu denken, sondern an emotionale Zuwendungen und an die Ressourcen, die mit der Beziehung selbst verbunden sind. Dazu gehören z.B. Liebe, die Vermittlung von Verständnis für den Partner, Hilfe, Freundschaft, Sexualität, praktische Hilfen und Information. All diese Ressourcen können eingesetzt werden, um auf den Partner Einfluss zu nehmen. Derjenige, der abhängiger von der Beziehung ist, ist auch derjenige mit weniger Macht über den Partner und damit in Gefahr, ausgebeutet zu werden. Diese Abhängigkeit kann durch Alternativen gemildert werden. Bei dem Paar im Fallbeispiel, das für die Beziehung eine Reihe von Kontakten aufgegeben hat, bestehen diese Alternativen so nicht mehr, was die Abhängigkeit – allerdings beidseitig – verstärkt.

Soziale Isolation

Im Fallbeispiel werden verschiedene Gründe sichtbar, die die soziale Isolation des Paares erklären können: Eifersucht auf die Freunde des Anderen, Ängste, die mit dem Hobby der Partnerin verbunden sind, fehlendes Coming out des Paares, die Angststörung von Andrea mit der Folge von sozialen Einschränkungen, das Bedürfnis nach Intimität, das durch weitere enge Freundschaften gefährdet erscheint usw. Soziale Isolation steht mit einem sozialen Ressourcenverlust in Beziehung, der hier auch als Mangel bei der Krisenbewältigung sichtbar wird.

Die Beraterinnen haben dem Paar geraten, eine Coming out-Gruppe zu besuchen und Paarberatung in Anspruch zu nehmen, um die soziale Isolation aufzulösen. Aber nicht immer ist die soziale Isolation und das damit verbundene Einsamkeitsgefühl so leicht zu verändern, wie es in diesem Fall zu sein scheint. Wenig wertschätzende und verdeckt feindselige Haltungen einsamer Menschen, das als Selbstschutzverhalten gedeutet werden kann, sowie ausgeprägte Kontaktängste, soziale Defizite, unsicheres und/oder ambivalentes Bindungsverhalten, inadäquate Erwartungen usw. lassen häufig eine schnelle Änderung nicht erwarten. Die Bearbeitung dieser Problematik sowie eine ausführliche Netzwerkanalyse mit der Entdeckung von Kontaktmöglichkeiten können hilfreich sein (Roth/Möhrlein/Röhrle 1999).

Dyadisches Coping – Gemeinsames Bewältigen

Gemeinsames Bewältigen von Problemen und Krisen hat viele Vorteile, da die gegenseitigen Ressourcen genutzt werden können und es zur Zufriedenheit mit der Partnerschaft beiträgt. Allerdings sollte dabei bedacht werden, dass eine Partnerschaft eine Balance zwischen Gemeinsamkeit und Autonomie halten sollte.

Gemeinsames Handeln beruht auf dem Vorhandensein gemeinsamer Ziele. Bodenmann (2000, S. 56) spricht von einem problembezogenen dyadischen Coping, gekennzeichnet durch gemeinsame Lösungsdiskussion, gleichmäßige Aufteilung einer Tätigkeit auf beide Partner, z.B. die Haushaltsführung, gemeinsame Informationsbeschaffung, gemeinsame Planung von Handlungsabläufen und koordinierte Problemlösung. Beim emotionsbezogenen Coping finden gegenseitige Solidarisierung, gemeinsame (religiöse, sportliche u.a.) Aktivitäten, dyadische Rituale zur Entspannung und Beruhigung statt. Darüber hinaus gibt es noch das supportive dyadische Coping (Unterstützung des einen Partners durch den anderen) und das delegierte dyadische Coping (der eine übernimmt die Tätigkeiten oder Aufgaben des anderen). Vom ambivalenten dyadischen Coping spricht Bodenmann, wenn der Partner zwar Aufgaben übernimmt, dies aber als unnötig und belastend erlebt und sich wünscht, er würde nicht gefordert werden. Das floskelhafte dyadische Coping liegt dann vor, wenn die Unterstützungsleistungen unengagiert erfolgen oder sich in leeren Verhaltenshülsen erschöpfen. Das hostile dyadische Coping besteht aus feindseligen Äußerungen des Partners in Bezug auf die Stressäußerungen.

Krisenintervention

Krisenintervention bei Paaren stellt die Krisenberaterin vor besondere Anforderungen, da sie es mit zwei Personen statt einer zu tun hat und diese möglicherweise in einen Streit miteinander verwickelt sind. Daher sollen hier einige Punkte genannt werden, die sich auf dieses spezielle Setting beziehen:

- Keine Parteilichkeit mit einem Partner, stattdessen Neutralität oder Allparteilichkeit zeigen.
- Die Hervorhebung der Tatsache, dass sie sich als Paar gemeinsam Hilfe geholt haben, kann genutzt werden zur Erforschung der Frage, was das Paar trotz bestehender Konflikte bindet.
- Jedem Raum geben und damit für Entlastung sorgen.
- Einen Kontext schaffen, der einen Wechsel von der Beschuldigung zur Zusammenarbeit wahrscheinlicher macht.

- Versuchen, einen Auftrag zu bekommen, der von beiden akzeptiert wird.
- Eine Problemdefinition erarbeiten, die beide Partner in ihren unterschiedlichen Beiträgen zu dem Problem berücksichtigt.
- Klären, wer was zu einer Lösung beitragen kann und will.
- Veränderung des Settings bei anhaltenden Regelverletzungen.

Die schwierigste und zugleich wesentlichste Aufgabe bei einer Arbeit mit Paaren ist es, nicht durchgehend für eine Seite des Paares Partei zu ergreifen und damit vom Anderen zu Recht als parteiisch angesehen zu werden. Die Beratungsbeziehung wird dadurch beschädigt und die Beratung wird scheitern. Stierlin (1993, S. 19 f.), der den Begriff der Allparteilichkeit eingeführt hat, meint damit eine Haltung des Therapeuten, die es ihm ermöglicht, sich empathisch in jedes Familienmitglied einzufühlen, in seine Position und insbesondere in seine Notlage, seine Verdienste anzuerkennen und diesen entsprechend für ihn Partei zu ergreifen – natürlich reihum. Dieses Vorgehen soll die Gerechtigkeit und Fairness in der Familie fördern. Die Position der Neutralität hingegen schreibt vor, dass für niemanden Partei ergriffen wird und so vermeidet die Beraterin, sich in die Kämpfe und Streitigkeiten der Familie oder des Paares verwickeln zu lassen. Die Beraterinnen im vorliegendem Fall stellten die Allparteilichkeit her, indem sie sich über ihre Sichtweisen austauschten und diese zu einem vollständigen Bild zusammenfügten, einem Verständnis, bei dem nicht eine nur als ‚Opfer' und die andere nur als ‚Täterin' gesehen wird, sondern die Gegenseitigkeit der Dynamik ins Blickfeld kommt.

Sich Hilfe zu holen wird als wichtige Ressource betrachtet. Beide haben als Paar eine Entscheidung getroffen und sind hier gemeinsam erschienen. Das verweist darauf, dass sie noch in der Lage sind, gemeinsam Entscheidungen zu treffen und auch noch Hoffnungen auf Veränderungen haben.

Besonders wichtig in angespannten und emotional aufgeregten Situationen ist es, jedem den Raum zu geben, in dem er seiner Sichtweise und seiner Not Ausdruck geben kann, denn vorher ist an eine Lösungsentwicklung nicht zu denken. Manchmal kann es nötig sein, das Paar zeitweise getrennt anzuhören und dann die Sichtweisen zusammen zu führen.

Paare in Konflikten neigen dazu, sich wechselseitig anzuschuldigen, oder aber einer der Beiden ist bereit, alle Schuld auf sich zu nehmen, was ebenfalls eine Entwicklung blockieren kann. Dabei ist es hilfreich, sich die verschiedenen Formen des dyadischen Coping (s. o.) ins Gedächtnis zu rufen, inadäquate Formen davon zur Sprache zu bringen bzw. diese nicht noch zu unterstützen. Hilfreich ist ein emotional stabilisierender Rahmen (Welter-Enderlin 1998), der den Therapeuten oder Berater zu einem emotional sicheren Begleiter macht, so dass sich die Klienten aufgehoben fühlen können.

Es ist nicht immer einfach, von einem Paar in einem Konflikt einen gemeinsamen Auftrag zu bekommen. Vielleicht will der eine sich trennen und seinen Partner bei der Beraterin ‚abgeben', um sich ohne Schuldgefühle verabschieden zu können, während der andere seinen Partner um jeden Preis zurückgewinnen möchte. Hier könnte der Auftrag nur darin liegen, diese unterschiedlichen Aufträge herauszuarbeiten, um handlungsfähig zu bleiben. In vorliegendem Fallbeispiel bestand der von Beiden akzeptierte Auftrag darin, für den aktuellen Konflikt eine Lösung zu finden.

Paar- und Familienprobleme sind im Regelfall so gestaltet, dass alle darin verstrickt sind, allerdings mit unterschiedlichen Beiträgen, die es gilt zu erfassen. Das Erkennen der Gegenseitigkeit der Paardynamik ist ein großer Schritt in der Beratung oder Therapie. Dann ist die Frage, welche Ressourcen jeder bereit ist zur Lösung einzusetzen, ohne daran die ‚Schuldfrage' für ein Problem zu knüpfen.

Falls das Paar sich anschreit, Drohungen ausgesprochen werden, also ein konstruktives Gespräch nicht möglich ist, kann eine flexible Gestaltung des Settings z. B. in Form eines Einzelgespräches Veränderungen bringen (siehe auch Müller 2004).

Lernfall ‚Diagnose Chronische Krankheit'

Einleitung

Chronische Erkrankungen sind in den westlichen Industrienationen inzwischen die häufigste Krankheitsform. Ein chronischer Krankheitsverlauf ist durch eine langfristige Entwicklung gekennzeichnet, er entwickelt sich meist phasenhaft und ist insgesamt schwer vorhersehbar. Eine Heilung im Sinne der Wiederherstellung des ursprünglichen Zustandes ist meist nicht möglich. Krankheit und Behandlung können erhebliche körperliche und psychische Folgeprobleme und Behinderungen bewirken. Mit einer chronischen Erkrankung kann eine Stigmatisierug verbunden sein, die den Erkrankten belastet und zum sozialen Rückzug führt. Eine chronische Krankheit erfordert ständig neue Anpassungsleistungen, die die Betroffenen auf sich nehmen müssen, um ihren Alltag mit der Erkrankung aufrechterhalten zu können und in den veränderten Lebenslauf zu integrieren.

Chronische Krankheiten sind mit Krisen verbunden. Diese treten bevorzugt an kritischen Punkten der Erkrankung auf: Etwa bei der Diagnoseeröffnung, die traumatisch erlebt werden kann (Sellschopp 1990), in Zeiten von Verschlimmerungen und Rückfällen, in Hinblick auf anstehende Untersuchungen, konfrontiert mit bleibenden Behinderungen und allgemein in Situationen von Hoffnungslosigkeit und weitreichenden Enttäuschungen. Hilfe bei der Akzeptanz des Unabänderlichen und Unterstützung bei der Bewältigung des Möglichen – dies könnte eine Zielrichtung für Krisenintervention sein, wobei nicht immer klar ist, welche Orientierung zu welcher Zeit realistisch ist.

Bei Angehörigen wird häufig übersehen, dass sie von der Erkrankung mitbetroffen sind und zum Beispiel von der Diagnoseeröffnung selbst schockiert sind.

Das Medizinsystem befindet sich in einer Umorientierung in Hinblick auf den Umgang mit chronisch Kranken, wobei der Erkrankte zunehmend als verantwortlich Handelnder mit Informationsbedarf und Entscheidungsrechten gesehen wird und weniger als jemand, der Fürsorge und Führung wünscht und sich unhinterfragt compliant, also den Vorgaben des Arztes entsprechend, zu verhalten hat (Zaumseil 2000).

Fallbeispiel

Einstieg

Auf dem Rückweg von einer ärztlichen Untersuchung hatte Herr John ein Plakat des Krisendienstes gesehen. Bald danach meldete er sich telefonisch beim Krisendienst.

„Guten Tag, Herr John am Apparat. Meine erste Frage: um was für eine Einrichtung handelt es sich bei Ihnen? Ich habe nur ein Plakat von Ihnen an einer Bushaltestelle hängen sehen."

Die männliche Stimme am Telefon klingt noch recht jung, ich schätze den Anrufer auf Mitte dreißig. Ich erkläre das Angebot und die Aufgabe eines Krisendienstes, erste Anlaufstelle für Menschen in akuten seelischen Notsituationen zu sein.

„Ja, dann bin ich bei Ihnen wahrscheinlich richtig. Aber vorher noch: Wie finanzieren Sie sich? Entschuldigen Sie, dass ich frage, aber es gibt heute doch sehr viele unseriöse Angebote."

Ich erkläre ihm, dass wir aus Mitteln des Landes finanziert werden, was ihn sichtlich beruhigt, es scheint sich für ihn dadurch der Eindruck von Seriosität zu vermitteln.

„Und was sind Sie von Beruf, wenn ich fragen darf?"

Auch über meine Profession – Diplom-Psychologin – scheint er beruhigt zu sein. Später erfahre ich, dass er überaus misstrauisch gegenüber Ärzten ist und mit dem Vorsatz angerufen hatte, sich nur von Psychologen oder Sozialarbeitern beraten zu lassen. Danach beginnt er ganz unvermittelt mit dem Grund seines Anrufes, er spricht mit gehetzter Stimme und arbeitet die notwendigen Fakten ohne eine Pause ab. Ich frage immer wieder nach, da mir vieles nicht so klar erscheint wie ihm selbst, beinah unwillig stoppt er dann seinen Redefluss, geht kurz auf meine Fragen ein oder überhört sie sogar.

„Ich weiß seit einer Woche, dass ich eine unheilbare Krankheit habe. Bisher ist eigentlich noch kaum etwas zu merken, aber ich weiß, wie die Krankheit verläuft: Langsamer körperlicher Verfall, Lähmungen, irgendwann Tod. Angefangen hat es damit, dass ich nicht mehr optimal sehen konnte, komisches Farbensehen, eben anders als bei normaler Kurzsichtigkeit – Sehstörungen, das erste Symptom der Krankheit. Ich arbeite in einem großen Unternehmen im Vertrieb, ich muss viel am Bildschirm arbeiten, aber auch häufig in Kundenkontakten präsentieren. Ich habe es versucht zu ignorieren, bin dann schließlich doch zum Augenarzt gegangen. Er hat mich zum Neurologen geschickt. Erst wollte ich da gar nicht hingehen, aber auf der Arbeit habe ich tatsächlich Probleme beim Arbeiten bekommen, so dass ich schlicht gezwungen war, mich weiter untersuchen zu lassen. Der Neurologe hat mich dann durchgecheckt und ein bedeutungsschwangeres Gesicht gemacht – ich kann Ihnen gar nicht sagen, was ich für einen Brast auf diese Ärzte habe. Endlich hat er mir gesagt, dass ich eine MS habe. Multiple Sklerose."

Es entsteht eine Pause. Herr John ist verstummt am anderen Ende der Leitung und scheint auf meine Reaktion zu warten.

„Er wird doch sicher noch einiges mehr zu Ihnen gesagt haben. Soweit ich weiß, gibt es sehr verschiedene Formen von MS, mit sehr unterschiedlichem Verlauf und verschiedenartiger Ausprägung."

„Ja, dasselbe hat besagter Herr Doktor auch gesagt", erwidert Herr John in einem bitteren Tonfall. „Er wollte mir erzählen, dass man jetzt eigentlich noch sehr wenig zur Prognose sagen könne, das könne erst die weitere Entwicklung zeigen. Aber ich habe jetzt schon genug über MS gehört, um zu wissen, dass er mich nur beruhigen wollte. Ich kann mir das gar nicht leisten in meinem Leben. Ich arbeite vierzehn Stunden am Tag, ich habe eine Familie zu versorgen, und meine Frau ist weiß Gott genug beschäftigt mit den beiden Kindern. Ich habe zwei Töchter, drei und fünf, und die große ist hyperaktiv und aufmerksamkeitsgestört. Sie wissen natürlich nichts von meiner Diagnose, das kann ich meiner Familie nicht antun. Jetzt nehme ich Cortison gegen die Sehstörungen, ist auch schon etwas besser geworden, die Entzündung des Sehnervs geht dann zurück. Ja, so sieht's bei mir aus, und vielleicht lebe ich nicht mehr lange."

Nach diesen – in ziemlichem Tempo hervorgebrachten – Ausführungen ist plötzlich wieder Stille am Telefon. Mir scheint es, als ob sich Herr John mit seiner Erzählung verausgabt hat, nun ‚ist die Luft raus'. Er scheint nun eine Reaktion von mir zu erwarten.

Ich merke, wie ich mich vermutlich ebenso ‚überfahren' von seinen Erzählungen fühle wie er von seiner Diagnose. Er spricht äußerst distanziert über seine Situation, was für eine starke emotionale Abwehr spricht. Darauf einzugehen wäre jedoch –am Beginn der Kontaktaufnahme – noch zu früh.

Ich frage also erst einmal nach, was ich in seiner schwierigen Situation bestmögliches für ihn tun könne.

Herr John lacht bitter auf meine Frage hin. „Was Sie für mich tun können? Dass ich diese Krankheit wieder los bin. Nein, Spaß beiseite. Ich brauche jemanden, mit dem ich über das Ganze reden kann. Sonst renne ich demnächst gegen die Wand. Wie soll ich das denn aushalten? Ehrlich gesagt, ich habe schlicht und einfach eine Riesenangst. Und zwar nachts, da liege ich stundenlang wach und das kann ich mir nicht leisten. Helfen Sie mir, wieder alles halb so schlimm zu sehen. Das Ganze anzugehen, wie ich sonst Probleme auch angehe: Mit der Einstellung: Für jedes Problem gibt es eine Lösung. Das ist meine Lebenseinstellung. Und bisher hat das auch immer funktioniert."

Ich nehme immer deutlicher den enormen Druck wahr, unter dem Herr John steht.

„Herr John, Sie sind ja mit dieser Diagnose MS erst mal in eine Situation geraten, die für jeden sicher schwer zu ertragen ist. Dass Sie erst einmal große Angst bekommen, ist ganz normal. Sie haben Recht, dass es in solch einer Situation wichtig ist, mit jemandem darüber sprechen zu können. Ich finde es mutig von Ihnen, dass Sie hier angerufen haben. Ich habe jetzt den Eindruck, Ihre Situation ist so komplex, dass es besser wäre, sich alles in Ruhe in einem oder vielleicht auch einigen persönlichen Gesprächen anzuschauen. Was halten Sie davon, hierher zur Beratung zu kommen?"

Herr John scheint erleichtert. „Ja, Sie haben wohl Recht. Ich mag Telefonieren eigentlich auch nicht sonderlich, ich wollte nur erst mal schauen, an wen ich da wohl gerate. Aber die Beratung ist sicher anonym und Sie unterliegen der Schweigepflicht, ja? Nicht, dass nachher auf irgendwelchen Wegen meine Frau davon erfährt, dass ich zu einer Beratung gegangen bin, ohne ihr davon zu erzählen."

Ich versichere ihm, dass wir keine personenbezogenen Daten aufnehmen und dass ich natürlich der Schweigepflicht unterliege. Wir vereinbaren ein persönliches Gespräch in einer Stunde.

Herr John zeigt sich dann im Verlauf der folgenden persönlichen Gespräche als beruflich und privat erfolgreicher Mann Mitte dreißig, der sehr erfolgsorientiert und zugleich verantwortungsvoll im beruflichen und privaten Kontext auftritt. Er ist sehr sportlich und wirkt durchtrainiert, joggt mindestens dreimal pro Woche 10 km und spielt regelmäßig am Wochenende mit einem Kollegen Tennis. Er hat einen unruhig umherschweifenden Blick und ausgeprägte, etwas hektische Gestik.

Handlungsskizze

Herr John stammt aus einem ehrgeizigen Elternhaus – die Eltern setzten alle Hoffnungen und hohe Ausbildungskosten in ihren einzigen Sohn – und er fühlt sich gegenüber seinen Eltern noch immer in der Schuld. Mit seiner Frau ist Herr John seit sieben Jahren verheiratet. Frau John ist seit Geburt der Kinder nicht mehr erwerbstätig, u. a. da die ältere Tochter ein ADHS-Syndrom[6] hat und alle Familienmitglieder sehr beansprucht.

Vor einigen Monaten begannen die Sehstörungen bei Herrn John. Als sein Augenarzt ihn zu einer neurologischen Abklärung an einen Kollegen verwies, vermied er monatelang die Terminvereinbarung. Bei dem Neurologen wurde ihm schließlich die Diagnose ‚Chronisch permittierende Multiple

6 Aufmerksamkeitsdefizit-/Hyperaktivitätssyndrom

Sklerose‘ gestellt, eine Form der Multiplen Sklerose, die einen chronisch schubweisen Verlauf nimmt.

Herr John lebt in Extremen: Es gibt für ihn nur ein Entweder-oder, kaum Zwischentöne: Nach seiner Weltsicht teilen sich die Menschen in Gewinner oder Verlierer, in gesund oder krank, in stark oder schwach, in aktiv oder passiv auf. Bisher sah er sich selbst auf der Seite der gesunden überlegenen Gewinner, nun bedroht ihn die Krankheit mit der Realität der anderen Seite, der kranken, hilflosen, abhängigen und ausgelieferten Seite.

Herr John steht beruflich und privat enorm unter Druck, seit er seine Diagnose erfahren hat. Gewöhnt, jedes Problem in den Griff zu bekommen, sieht er sich nun mit einer für ihn scheinbar ausweglosen Situation konfrontiert. Seinen Hilflosigkeitsgefühlen begegnet er bei mir im Gespräch mit verbal aggressiven Äußerungen gegenüber den behandelnden Ärzten und zugleich einem emotionslosen Zynismus. Er äußert Suizidgedanken, falls die Krankheitssymptome zunehmen sollten – die Vorstellung, nicht mehr funktionieren zu können wie bisher, ist ihm gänzlich unerträglich.

Herr John erwartet von mir, dass ich ihn von seiner ihm unerträglichen Angst entlaste und ihm Rat gebe, wie er mit seiner Familie über seine Krankheit sprechen könnte. Er möchte sich zudem ‚den Druck von der Seele reden‘ und jemanden haben, mit dem er offen sprechen kann.

Kommentar

Mir fällt als erstes Herrn Johns Art auf, ohne Unterbrechung auf mich einzureden. Ich vermute, dass er dies aus Angst tut, seinen Gefühlen näherzukommen. Ich schließe daraus, dass Herr John sehr ambivalent ist, was die Auseinandersetzung mit seiner Krankheit betrifft: einerseits spürt er wohl, dass eine umfassende – d. h. auch emotionale – Auseinandersetzung vonnöten ist (schließlich hat er sich wohlüberlegt eine psychologische Beratung gesucht), andererseits tut er im Gespräch viel dafür, genau diese Auseinandersetzung zu verhindern. Ich werde versuchen, ihn im folgenden Gesprächsverlauf immer wieder zu unterbrechen und auf seine Gefühlslage anzusprechen.

Bei chronischen Krankheiten ist es wichtig, *mit* einer Einschränkung zu leben und sie bestmöglich in das eigene Leben zu integrieren. Herr John scheint zum Zeitpunkt unseres ersten Gespräches zwischen verschiedenen Haltungen hin- und her zu wechseln: einerseits die Krankheit um jeden Preis weghaben zu wollen, andererseits eine erste Idee davon zu entwickeln, dass er möglicherweise mit dieser Krankheit leben muss. Bei dem zweiten Anliegen kann ich ihm Hilfestellung geben.

Bei mir entstand der Eindruck, dass Herr John noch keinesfalls umfassend über das Krankheitsbild der Multiplen Sklerose informiert ist. Er scheint eher über ein ungeprüftes Halbwissen zu verfügen, das für ihn den Schrecken der

Krankheit eher mehrt und ihre Gefährlichkeit überhöht. Ähnlich wie beispielsweise bei einer Krebserkrankung sind an die MS-Erkrankung vielfältige Krankheitsmythen gebunden; häufig wird die Krankheit mit Verfall, Siechtum und Tod in Verbindung gebracht. Ich werde deshalb mit Herrn John verschiedene Möglichkeiten der Wissenserweiterung besprechen.

Intervention

Nachdem Herr John sich im Beratungsraum hingesetzt hat, fängt er sofort wieder an zu reden. Er erzählt nun von seiner Arbeitssituation: Er meint zu wissen, wie seine Kollegen auf die Diagnose-Eröffnung reagieren würden: ablehnend, distanziert, mitleidig, seine Konkurrenten triumphierend. Er redet mit lauter Stimme über verständnislose Vorgesetzte und unfähige Ärzte. Ich unterbreche ihn:

„Herr John, Sie reden fast ununterbrochen, seit Sie hier sind. Sie lassen mich kaum zu Wort kommen, und ich bekomme den Eindruck, was ich sage, kommt nicht wirklich bei Ihnen an."

Einen Moment schaut Herr John irritiert und dann verärgert. „Na hören Sie mal, ich liefere Ihnen wichtige Informationen, damit Sie anschließend Lösungsvorschläge für mein Problem machen können. Davon bin ich jedenfalls ausgegangen. Aber vielleicht können Sie mir ja auch gar nicht helfen. Na ja, Sie sind ja schließlich auch keine Ärztin, vielleicht hat das hier alles sowieso keinen Sinn."

„Herr John, ich werde Ihnen weder fertige Lösungswege liefern können, noch kann ich Ihnen in medizinischer Sicht einen fundierte Beratung anbieten. Ich verfüge lediglich über das Basiswissen über Ihre Krankheit. Aber ich sehe als Psychologin, dass es Ihnen mit Ihrer Situation sehr schlecht geht, Sie stehen offensichtlich enorm unter Druck und möchten einen Ausweg, der das Problem aus der Welt schaffen könnte. Das wird aber nicht gehen. Ich kann versuchen, Sie dabei zu unterstützen, sich mit der Krankheit auseinanderzusetzen, und zwar auf allen Ebenen – sowohl gefühlsmäßig, als auch was konkrete Handlungsschritte betrifft."

„Also meine Gefühle, die habe ich im Griff. Ich will nur wissen, wie ich mit meiner Familie reden kann. Na ja gut, und die Angst, die mich nachts anfällt, die habe ich nicht im Griff, da haben Sie recht." Herr John wirkt jetzt weniger aggressiv und ruhiger.

„Was würde passieren, wenn Sie Ihre Gefühle nicht mehr im Griff hätten?"

„Dann würde ich wahrscheinlich durchdrehen. Aber das würde ich dann wohl auch wieder nicht tun, wie gesagt, ich bin sehr beherrscht, ein rationaler Typ. Meine Frau beschwert sich oft darüber, sagt, ich soll mal emotionaler reagieren, ihr und den Kindern gegenüber. Aber ich arbeite doch schon wie ein Verrückter und sorge für meine Familie."

Während Herr John jetzt erzählt, fällt mir auf, wie angestrengt er aussieht hinter seinem dynamischen ersten Eindruck. Er hat dunkle Schatten unter den Augen, die Lider sind gerötet und seine Gestik macht einen leicht fahrigen Eindruck.

„Und was würden Sie tun, wenn Sie irgendwann einmal nicht mehr voll arbeitsfähig wären? Was gäbe es dann noch, was Sie ihrer Familie geben könnten?"

„Nichts. Ein paar Jokes vielleicht, ich habe Humor, aber dann nichts mehr."

Herr John verstummt und stützt mit vorgebeugtem Oberkörper den Kopf in die Hände. Er sagt lange Zeit nichts und ich warte.

„Was glauben Sie, hat Ihrer Frau denn an Ihnen gefallen, als Sie sich kennen gelernt haben?"

Nach einer Pause fragt er: „Was meinen Sie denn dazu?"

„Ich könnte mir denken, dass es für Ihre Frau ein Geschenk wäre, wenn Sie ihr von Ihrer Krankheit erzählen würden und ihr von Ihrer Angst und Verzweiflung mitteilen. Ein wenig so, wie Sie jetzt im Moment mir gegenüber etwas von sich zeigen. Sich mit seinen Gefühlen mitzuteilen, kann Nähe schaffen, weil Sie sich als ganze Person zeigen. Ich kann mich zum Beispiel gerade besser in Ihre Lage einfühlen und etwas von Ihrer Verzweiflung erfassen, weil Sie mehr von sich zeigen."

„Aber ich kann das meiner Frau nicht antun. Sie liebt mich sehr, wir haben zwei Kinder, das wird sie nicht ertragen."

„Aber Sie meinen, *Sie* können alles allein tragen?"

„Irgendwann fahre ich dann vielleicht gegen einen Baum. Auch wenn ich weiß, dass das auch keine Lösung ist und genauso schlimm für meine Familie. Das wäre Kneifen, stimmt's?"

„Ja, das stimmt in gewisser Weise. Ich weiß, dass es zwischen Gesundsein und Tot-sein ein sehr weites Feld an neuen Erfahrungen und Möglichkeiten für Sie zu entwickeln gäbe, dass Sie sich bisher noch gar nicht angeschaut haben."

„Zum Beispiel?"

„Zum Beispiel die Erfahrung, Hilfe von jemand anders anzunehmen, Unterstützung und Trost von Ihrer Frau zu erfahren, wenn Sie nachts vor Angst wach liegen. Die Erfahrung, sich nicht allein durch ein Problem zu kämpfen, sondern durch die Krankheitsphasen aufgehoben unter anderen Menschen, die an Ihrer Seite stehen, hindurchzugehen."

Herr John sitzt weiter vorgebeugt, ich kann sein Gesicht nicht sehen, es ist in seine Hände gestützt. Ich nehme ein leichtes Kopfnicken wahr. Also fahre ich fort.

„Sie haben eingangs zu mir gesagt, Sie möchten einen Zugang zu Ihrer Frau finden, einen Anfang, wie Sie mit Ihrer Frau sprechen können. Dazu wäre nach meiner Einschätzung hilfreich, wenn Sie sich überhaupt hilfebedürftig *fühlen* könnten. Sich ausgeliefert zu fühlen an etwas, auf das Sie erst einmal keinen direkten Einfluss nehmen können. Genau damit könnten Sie einen Gesprächsanfang machen."

Herr John sieht sehr müde aus. Er sitzt eine Weile nachdenklich im Sessel, schaut ins Leere und nickt langsam vor sich hin. Dann reißt er sich sichtbar zusammen.

„Gut. Ich danke Ihnen für das Gespräch. Sie haben mir wichtige Dinge gesagt, die muss ich mir jetzt durch den Kopf gehen lassen. Kann ich eventuell mal wiederkommen? Und wie viel bekommen Sie für das Gespräch?"

Ich erkläre ihm, dass dies eine für die Ratsuchenden kostenlose Beratungsstelle ist, was ihm unangenehm zu sein scheint und er spendet dann einen Betrag für den Träger des Krisendienstes. Wir fassen einen Termin in zwei Wochen für ein Folgegespräch ins Auge, er will sich einige Tage vorher melden, ob er den Termin wahrnehmen möchte oder nicht. Mehr Verbindlichkeit scheint für ihn nicht möglich zu sein.

Bevor Herr John geht, rate ich ihm noch, sich gründlich über das Krankheitsbild der Multiplen Sklerose mit den verschiedenen Ausprägungsformen und Behandlungsmöglichkeiten zu informieren.

Beim Verabschieden ist Herr John wieder der distanzierte Manager.

Folgegespräche

Herr John nimmt das erste Folgegespräch zwei Wochen später wahr. Er hat sich in der Zwischenzeit intensiv über das Krankheitsbild der Multiplen Sklerose informiert und auch psychosomatische Erklärungsansätze mit berücksichtigt. Er wirkt auf mich wesentlich gefasster, ruhiger und nachdenklicher als beim ersten Gespräch. Er überlegt, ob seine bisherige Lebensweise – Arbeit unter permanentem Hochdruck – ein Raubbau an der eigenen Gesundheit gewesen sei und somit die Krankheit bedingt haben könnte. Ich äußere dazu, dass ich ein Krankheitsgeschehen immer als multifaktoriell bedingt sehe und ich es wichtig finde, sich nicht mit Schuldfragen zusätzlich zu belasten. Seine Lebensführung könnte möglicherweise *ein* auslösender Faktor gewesen sein. Vor allem ginge es aus meiner Sicht jedoch darum, Schlüsse für die Zukunft zu ziehen und vielleicht seinen Arbeitsstil zu verändern. Hier macht Herr John jedoch sehr deutlich, dass bei seiner Arbeit keine Abstriche möglich wären und lehnt ein weiteres Gespräch über dieses Thema ab.

Er schiebt bisher das Gespräch mit seiner Frau vor sich her und leidet zunehmend darunter. Ich frage nach, was ihn an einem Gespräch hindert.

„Ehrlich gesagt, ich schäme mich. Es ist mir peinlich und ich habe Angst, dass sie mich vielleicht nicht mehr liebt, wenn sie erfährt, dass ich krank bin. Wahrscheinlich irrational, aber so denke ich."

Wir besprechen in einem intensiven Gespräch, was Krankheit und Kranksein in Herrn Johns Vorstellung bedeutet, wie er kranke Menschen bisher gesehen und bewertet hat und wie er sein eigenes Kranksein positiv in sein Selbstbild integrieren könnte. Dabei hilft ihm die Erinnerung an einen Onkel mit einem Hüftschaden, den er als Kind sehr dafür bewunderte, wie humorvoll er trotz starker Schmerzen blieb. Er erinnerte sich auch daran, wie gerne er diesem Onkel geholfen hatte, weil dieser ihn stets wie einen Erwachsenen um Hilfe bat. Diese Erinnerung wird für Herrn John zum Leitbild für den Ausdruck von Hilfebedürftigkeit. Sich seiner Frau mitzuteilen, wird für ihn nun vorstellbarer.

In einem weiteren Folgegespräch ein halbes Jahr später hat Herr John gerade einen ausgeprägten Krankheitsschub. Die Sehstörungen sind verstärkt aufgetreten und er hat leichte Lähmungserscheinungen an den Gliedmaßen. Er wirkt traurig und scheint einige Male im Gespräch nah am Weinen. Er berichtet, dass er nach unserem Gespräch mit seiner Frau gesprochen hatte und seitdem viel Unterstützung und eine starke Intensivierung ihrer Beziehung erfährt.

Im Folgenden geht es vor allem um Herrn Johns Arbeitssituation. Er hat sich vorerst krankschreiben lassen und plant mit mir zusammen Schritte, um seine Arbeitssituation umzugestalten. Er wird erst einmal mit seinem Kollegen sprechen, mit dem er regelmäßig Tennis spielt und der ihm freundschaftlich verbunden ist. Danach wird er mit ihm zusammen seinen Chef informieren, den er bezüglich seiner Reaktionsweise nicht einschätzen kann. In der Vergangenheit zögerte dieser Chef nicht, Mitarbeiter umstandslos zu kündigen, die nicht die volle Leistung erbrachten. Herr John möchte mit dem Chef einen Plan ausarbeiten, der ihm mehr Raum für unregelmäßige Arbeitszeiten lässt. Er hat dafür schon ein Modell entwickelt, in dem weniger Präsenz in den Räumen der Firma und weniger Außeneinsätze mit Kundenkontakt gefordert sind, bei einer Reduktion seiner Arbeitszeit um vorerst ein Viertel.

Zum Abschluss unseres Gespräches sagt Herr John in etwas spöttischem Tonfall:

„Und wenn gar nichts mehr geht oder mein Chef sich quer stellt, dann lass' ich den Job sausen und meine Frau muss das Geld ranschaffen. Das hätte ich auch nicht gedacht, dass ich mal als Hausmann enden würde."

Interventionsprinzip ‚Werte-Neuorientierung unterstützen‘

Die Um- und Neuorientierung des Wertesystems ist bei der Krisenbewältigung häufig ein zentraler Prozess, der an das eigentliche Krisengeschehen anknüpft und eine Nachwirkung der Krise ist. Die Neuorientierung kann – wie bei Herrn John – zuerst aus dem Zwang heraus entstehen, dass die alten Werte nicht mehr lebbar sind, aufgrund einer Einschränkung bzw. Veränderung der gesamten Lebenssituation. Akzeptiert jemand diese Veränderungen und begreift sie weniger als Einschränkung denn als Chance, so kann er sich für neue Perspektiven öffnen und neue Werte entwickeln.

Eine Werte-Neuorientierung betrifft die Umorientierung in grundlegenden Werthaltungen – bei Herrn John etwa in Bezug auf Verantwortung, Leistung und Zuverlässigkeit: neue Werte, wie etwa Familienorientierung, werden entwickelt, es findet eine Umgewichtung vorhandener Werte im Sinne einer Auf- oder Abwertung statt und/oder bisherige Werte werden ganz aufgegeben.

Eine Werte-Neuorientierung wird durch eine Veränderung des Erlebens und Erfahrens der Welt angestoßen, möglicherweise aber auch ohne sichtbaren äußeren Anlass aus einem inneren Bedürfnis heraus, wenn die Zeit dafür reif ist. Eine Werte-Neuorientierung kann auch durch positiv erlebte Krisen angestoßen werden: Ein Mensch, der lange als Single gelebt hat und gewöhnt war, sich nur auf sich selbst zu verlassen, erfährt in einer liebevollen Beziehung zum ersten Mal, dass er sich geborgen und abhängig fühlen kann, ohne sich selbst aufzugeben und ohne verletzt zu werden. Der Wert der Autonomie verliert dann möglicherweise an Bedeutung.

Dem Prozess einer Werte-Neuorientierung geht meist ein Verlust voraus, eine Trennung von bisher Gelebtem. Schaut man sich das im Folgenden aufgeführte Phasenmodell zum Ablauf einer Trauer- und Trennungsverarbeitung an, kann man zum Teil aus diesem Ansatz heraus Interventionsschritte entwickeln. Dabei sollte allerdings beachtet werden, dass die beschriebenen Phasen nicht notwendigerweise in dieser Reihenfolge auftreten bzw. alle Phasen vollständig durchlaufen werden:

Entsteht ein Verlust, z.B. der Gesundheit, so tritt in der ersten *Phase der Verlustverarbeitung* meist ein Schock ein, begleitet von Gefühlen der Angst, der Orientierungslosigkeit und des Nicht-Wahrhaben-Wollens. In der zweiten Phase ist der Betroffene mit einer Vielzahl durchaus *widersprüchlicher Gefühle* beschäftigt: Wut, Trauer, Verzweiflung und Angst wechseln einander ab. Es wird – innerlich und äußerlich – gegen das angekämpft, was (noch) nicht als gegebene Tatsache akzeptiert werden kann. In der *Trennungs- und Ablösungsphase* beginnt der Betroffene dann, sich zu verabschieden und loszulassen von dem, was er verloren hat. Er akzeptiert die neue Situation bzw. findet sich damit ab. In der *Neuorientierungsphase,* die uns in diesem Fall am meisten interessiert, steht die Endgültigkeit der Veränderungen fest und wird als gegeben akzeptiert. Auf dieser Basis wird der Betroffene offen für neue Möglichkeiten der Lebensbewältigung und neue Zukunftsperspektiven. In dieser Phase wird die Suche nach neuen Werten drängender.

In der Krisenberatung geht es häufig zuerst darum, die Ebene der Werte und deren Bedeutung überhaupt anzusprechen und dabei zu unterstützen, sie bewusster zu machen. Die Beraterin sollte sich selbst mit diesem Thema auseinandergesetzt haben. Erst in einem weiteren Schritt kann dann zusammen mit dem Betroffenen versucht werden, an die persönliche Entwicklung angepasste neue Werthaltungen zu entwickeln.

Wir schlagen dafür folgende Vorgehensweisen vor:

- Um genug Distanz zu der zurückliegenden Lebensphase vor der Krise und damit die nötige Offenheit für Neues zu gewinnen, kann mit einer ‚Es war einmal'-Übung gearbeitet werden: Der Betroffene wird gebeten, von der zurückliegenden Zeit und den dazugehörigen Wertmaximen dieser Zeit zu berichten, als wäre sie schon abgeschlossen.
- Um eine Auseinandersetzung mit den eigenen Werthaltungen anzuregen, kann in der Beratung eine Werteaufstellung gemacht werden: Mit den zwei Fragen: Welche Werte haben bisher mein Leben bestimmt? und: Welche Werte sind jetzt wichtig? kann mündlich und schriftlich (auch als Hausaufgabe) ein Denkprozess angeregt werden.
- Um herauszufinden, welche Werte zentral sind oder es zukünftig werden, ist ein Perspektivenwechsel in die ferne Zukunft hilfreich: Von einem phantasierten Standpunkt ‚am Ende meines Lebens' blickt man auf sein Leben zurück mit folgenden Fragen: Was erachte ich von hier aus als wichtig in meinem Leben? Wo hätte ich gerne weniger bzw. mehr Energie und Zeit investiert? Was wünsche ich mir mit meiner angesammelten Lebensweisheit, dass ich anders gemacht hätte bzw. was will ich noch nachholen?

Literaturexkurs

Das Fallbeispiel bezieht sich auf eine bestimmte chronische Erkrankung – die Multiple Sklerose – als Beispiel für eine chronische Erkrankung. Nach dem folgenden Absatz, der speziell auf die Multiple Sklerose eingeht, werden mehr allgemeine Aspekte chronischer Erkrankung betont, als die mit der Multiplen Sklerose verbundene spezifische Problematik.

Multiple Sklerose und ihre Belastungsaspekte

Multiple Sklerose, auch bekannt als MS, ist eine chronische Autoimmunerkrankung des zentralen Nervensystems. Entzündliche Krankheitsherde im Rückenmark und im Gehirn zerstören die Markscheiden, die die Nervenbahnen ummanteln. Die Funktion in den betroffenen Nervenbahnen ist verlangsamt und im Ablauf verändert. Eine Reihe von Symptomen können auftreten, die häufig flüchtig und wechselhaft in ihrer Intensität sind, u. a. Lähmungen, Seh- und Artikulationsstörungen, Schwindel, Gefühls- und Sensibilitätsstörungen sowie Ermüdbarkeit. Bei jüngeren Menschen ist – wie im Fallbeispiel – anfangs eher der Sehnerv betroffen, bei älteren sind eher motorische Störungen zu erwarten (Frick 1987). Etwa 120 000 Menschen leiden in Deutschland an Multipler Sklerose, eine heilende Therapie gibt es bislang nicht, aber es ist möglich, den Verlauf der Krankheit mit geeigneter Therapie zu verzögern und die Symptome zu lindern.

Als psychosoziale Belastungen bei der Bewältigung sind folgende Aspekte als krankheitsspezifisch anzusehen (Frick 1987, S. 16):

- Die Erkrankung beginnt meist schon im frühen Erwachsenenalter zwischen 20 und 40 Jahren, also relativ früh.
- Die Anfänge der Erkrankung zeigen sich eher schleichend, so dass die Multiple Sklerose häufig erst nicht erkannt wird. Es lassen sich weder Schübe noch Remissionen vorhersagen, auch nicht, welche Behinderungen zu erwarten sein werden, so dass das Krankheitserleben von Ungewissheit bestimmt ist. Auch können sich die Symptome nach einem Schub völlig zurückbilden.
- Die Multiple Sklerose behindert die Betroffenen in unterschiedlichem Ausmaß, schränkt sie zunehmend in ihrer Autonomie und Leistungsfähigkeit ein, wird damit sichtbar und kann eine soziale Stigmatisierung hervorrufen.
- Es können Veränderungen im sozialen Netzwerk durch den Umgang mit der Erkrankung und abhängig vom Grad der Betroffenheit entstehen.
- Es ist möglich, dass organisch, aber auch psychisch bedingte Sexualstörungen auftreten, je nachdem, welche Bedeutung körperliche Integrität für den Betroffenen hat.
- Berufliche Veränderungen aufgrund von Leistungseinschränkungen können notwendig bzw. unvermeidbar sein. Die Aufrechterhaltung einer Berufstätigkeit trägt zur sozialen Teilhabe bei, eine Frühberentung kann aber auch eine Entlastung darstellen.

Krankheitsverarbeitung

Innerhalb der verschiedenen theoretischen Ansätze zur Krankheitsbewältigung gehen alle Modelle davon aus, dass Krankheitsbewältigung sehr unterschiedlich verlaufen kann, da nicht nur die Art und Schwere der Erkrankung variiert, sondern auch der Umgang mit der Erkrankung von lebensgeschichtlich geprägten Bewältigungsformen, beruflicher und sozialer Einbindung, sowie partnerschaftlicher und familiärer Interaktion abhängt (Griesehop/Holtkotte 1999).

Krankheitsverarbeitung als kritisches Lebensereignis

Chronische Erkrankungen weisen eine Reihe von Merkmalen auf, die ein Krisenerleben begünstigen können, deren Ausmaß anhand von Antworten auf folgende Fragen (Filipp 1981, S. 4) erahnt werden kann: Wieweit werden durch die Erkrankung wichtige Ziele und Anliegen der Person blockiert? Welche Lebensbereiche tangiert die Erkrankung? In welchen alltäglichen Widrigkeiten manifestiert sie sich? Wer ist von der Krankheit noch betroffen? Wie bewertet die Person ihrer Bewältigungsschwierigkeiten? Wem schreibt sie diese Schwierigkeiten zu? Wie setzt die Person sich damit auseinander? Welche Ressourcen stehen ihr zur Verfügung?

Die Diagnoseeröffnung, als eines der vielen zu bewältigenden Ereignisse, ruft häufig einen Schock hervor (Griesehop/Holtkotte 1997). Es können zudem Zukunftsangst, Unglaube, Hader (‚Warum ich?') erlebt werden, wie auch Erleichterung – da der Verdacht endlich bestätigt wird – und scheinbare Unbeeindruckbarkeit (‚Es hat mich nicht groß berührt') (siehe auch Faller 1998). Abwehrprozesse spielen bei der Aufnahme der Diagnose eine Rolle, wie aus der Reaktion des ‚Sich nicht betroffen Fühlens' erahnt werden kann. Die Diagnosemitteilung stellt eine Zäsur mit einem‚Vorher – Nachher' dar. Die Art der Diagnosemitteilung und das Vorhandensein bzw. Nichtvorhandensein sozialer Unterstützung haben einen Einfluss auf das Erleben und seine Verarbeitung.

Die Begriffe Verarbeitung oder Bewältigung legen alltagssprachlich einen positiven Ausgang nahe, obwohl dies damit nicht unbedingt gemeint ist. Gerdes (1989, zit. n. Schweizer 2000) fordert, dass in den Modellen und Theorien zur Krankheitsbewältigung neben der Betonung von Reintegration auch die Seite der Grenzerfahrungen – des zugleich Lebens in einer Normalität und außerhalb dieser – in diesen einen angemessenen Platz finden sollte. Erstaunlich ist, dass chronische Erkrankungen auch als Mittel zur Identitätsverwirklichung – im Laufe des Bewältigungsprozesses – gesehen werden können. Chronische Erkrankungen werden von Betroffenen auch als Einbruch und Zerstörung der Identität und als Bedrohung erlebt. In einer qualitativen Untersuchung konnte Haase (2000) bei ihren Untersuchungsteilnehmern – Menschen mit einer Neurodermitis-Erkrankung – Entwicklungsfortschritte aufzeigen, die in Prozessschleifen des Suchens und Findens entstanden: Während dieses Prozesses war ein Zuwachs an Wissen, Erfahrung und komplexen Zusammenhangsdenken als Erweiterung der Krankheitsverarbeitung möglich. Zur Persönlichkeitsentwicklung trug dieser Prozess bei, wenn bestimmte Entwicklungsthemen dabei bearbeitet wurden.

Bei der Konzeption der Verlaufskurve von Corbin/Strauss (1993) sind Krankheits- und Lebensgeschichte eng miteinander verzahnt. Die ‚Verlaufskurve' bezieht sowohl das physiologische Krankheitsgeschehen mit ein, als auch die „Wechselwirkungen zwischen der Krankheit an sich, der spezifischen Reaktion des Individuums auf die Krankheit und den krankheitsbedingten oder biografischen Ereignissen, die auf die Krankheit zurückwirken" (ebd., S. 36). Verlaufskurvenarbeit wird definiert als Krankheitsarbeit, Alltagsarbeit und Biografiearbeit und macht deutlich, dass es nicht nur auf die Leistung des medizinischen Systems ankommt, sondern auch auf die der Angehörigen und des Betroffenen selbst. Zur Krankheitsarbeit gehört z.B. das Einnehmen von Medikamenten, die Bewältigung von Symptomen, das Einhalten von Diäten etc. Zur Alltagsarbeit zählen die Autoren u.a. Berufsarbeit, Hausarbeit, Kindererziehung. Bei der biografischen Arbeit geht es darum, ein durch eine chronische Krankheit unterbrochenes Leben weiterzuführen. Es muss herausgefunden werden, welche Aspekte des Selbst verloren oder unkalkulierbar geworden sind, welche erhalten sind und welche weiterentwickelt werden können. Die Krankheit akzeptieren heißt, „zu verstehen und anzunehmen, dass die Krankheit unabänderlich ist und das Handeln eingeschränkt bleibt, dass er (der Kranke) möglicherweise sterben muss und dass biografische Konsequenzen wie Scheidung, Arbeitsplatzverlust und Abhängigkeit vielleicht die Folge sind" (ebd., S. 66). Akzeptieren heißt auch, seinem Leben einen Sinn zu geben. Jede Arbeitsart impliziert Interaktionen mit dem Ehepartner, den Kindern, Freunden, Ärzten und anderen Personen. Ziel ist es, möglichst stabile Phasen zu erreichen und Krankheit, Biografie und Alltag in ein Gleichgewicht zu bringen.

Krisenintervention

Die schon in der Fallgeschichte geschilderte Vorgehensweise wird hier aufgenommen und ergänzt (z.B. auch durch Bezüge zu Corbin/Strauss 1993, Dross 2001, Faller 1998, Filipp 1981):

- Verstehen der jeweiligen Situation des Erkrankten: In vielen Punkten des Erkrankungsprozesses können Krisen auftreten, die jeweils sehr unterschiedliche Hintergründe haben können.
- Emotionale Entlastung: Die emotionale Belastung ist in der Regel hoch. Das Ansprechen von Gefühlen und das Verständnis für die kritische Situation des Erkrankten kann zur Entlastung beitragen, ebenso die Akzeptanz von unberechtigten Vorwürfen anderen gegenüber (z.B. hier den Ärzten). Wichtig ist es, die Abwehr zu respektieren und sie nicht zu durchbrechen.
- Anregen, sich soziale Unterstützung zu holen.
- Bewältigungsanstrengungen wahrnehmen und unterstützen: Eine chronische Erkrankung stellt den Betroffenen und seine Interaktionspartner nicht nur vor eine Vielzahl, sondern im Verlauf auch wechselnde Aufgaben. Krisenintervention sollte erst einmal feststellen, was der Betroffene bisher schon geleistet hat und ihn dann zu weiteren Schritten ermutigen. Bewältigung unterstützen heißt natürlich auch, Ressourcen zu entdecken und zu aktivieren. In der akuten Krankheits- und Behandlungsphase kann das eigene Gefühl von Stärke und der Zugang zu den eigenen Ressour-

cen verloren gehen. Die Frage des Helfers nach diesen kann dann auch eine Herausforderung darstellen.

- Unterstützung bei der Auseinandersetzung mit dem medizinischen System und bei der Informationssammlung: Mit einer chronischen Erkrankung sind langfristige medizinische Behandlungen verbunden, so dass hier ein hoher Informationsbedarf besteht sowie eine Auseinandersetzung mit den medizinischen Angeboten. In den letzten Jahren ist eine Reihe von Internetforen entstanden, mit und ohne professionelle Begleitung, die Information und Austausch anbieten und praktische Fragen beantworten (siehe z. B. www.leben-mit-ms.de).
- Perspektiven entwickeln und Neuorientierung anstoßen: Im Fallbeispiel spielt die Entwicklung von Perspektiven und eine Werteneuorientierung eine große Rolle. Auch Corbin/Strauss (ebd.) machen deutlich, dass Biografiearbeit für die Bewältigung chronischer Erkrankung wesentlich ist.
- Sich weiterführende professionelle Hilfe holen, falls dies notwendig erscheinen sollte: Bei einer chronischen Erkrankung ist zum Beispiel die Vermittlung in eine Selbsthilfegruppe häufig sinnvoll, während die medizinische Hilfe in der Regel schon besteht. Die Inanspruchnahme von stützender Psychotherapie ist vor allem auch dann empfehlenswert, wenn depressive Verstimmungen aufgrund eines ungünstigen Krankheitsverlaufs mit entsprechenden Belastungen auftreten.

Theorien und Konzepte der Krisenintervention

In diesem Kapitel wird Krisenintervention in einen breiten Theoriekontext eingebettet. Dies ist notwendig, da Krisenintervention als Hilfsangebot vielgestaltig ist: Es wird von unterschiedlichsten Diensten vorgehalten und wendet sich an die unterschiedlichsten Menschen, sofern sie in einer Krise sind. Dadurch haben Helfer, die Krisenintervention durchführen, mit den verschiedensten Problemen zu tun und handeln an unterschiedlichsten Orten, gestützt durch andere institutionelle Rahmenbedingungen. Auch hat Krisenintervention mehrere Wurzeln[7] und braucht zu seiner Fundierung eine Reihe von Theorien und Konzepten, die im Folgenden erläutert werden.

Historischer Rückblick: Lindemann und das Wellesley-Projekt

Ein wesentlicher Beitrag zur Entwicklung eines Krisenansatzes ist durch Lindemann und Caplan mit dem 15 Jahre andauernden Wellesley-Projekt geleistet worden. Es startete in einem Vorort von Boston (USA) im Jahre 1948. Der Blick auf die Anfänge von Krisentheorie und Krisenintervention bei Lindemann und Caplan lohnt insofern, als hier wesentliche Ideen für Krisenintervention entwickelt wurden und darüber hinaus Lindemann für die Mental Health Bewegung durch die Errichtung eines gemeindenahen Gesundheitszentrums wesentliche Bedeutung hatte[8].

---

7 Häfner/Rössler (1987) benennen die Notfallpsychiatrie mit der Betonung des Gefährdungsaspektes und sofortiger Hilfe, die Suizidprävention verbunden mit der Telefonseelsorge und die gemeindenahe Psychiatrie zur Vermeidung von Unterbringungen.

8 Mit dem Wellesley-Projekt verbinden sich Prävention (Vorbeugung und Früherkennung) und Partizipation (durch Einbezug der Bürger in die Projektplanung) sowie die multiprofessionelle Zusammenarbeit, damals gänzlich unüblich. Der Krisenbegriff selbst wurde formuliert, verstanden bei Lindemann als kritisches Lebensereignis, ebenso das Ressourcenkonzept – hier auch auf die Gemeinde bezogen –, weiterhin die Idee der verletzlichen Persönlichkeit (als Bedingung für die Entstehung einer Krise oder psychischen Störung); Notfallintervention (sofortige Hilfe) als eine Aufgabe dieses Projektes; die Einbindung von Krisenintervention in ein gemeindenahes Versorgungsmodell mit weitreichender Zielstellung sowie die Prinzipien von Krisenintervention verbunden mit der Idee einer Weiterverweisung in eine langfristige Behandlung und die Betonung des systemischen Blickes (hier als Einbezug des sozialen Umfeldes thematisiert) und Aktionsforschung.

Lindemann, der Psychologie und Medizin in Deutschland studiert hatte (geboren 1900 in Witten im Rheinland), war schon vor Gründung des Wellesley-Projektes an der Frage interessiert, wie psychische Störungen rechtzeitig erkannt und behandelt werden können. Er suchte auf dem Hintergrund dieses Erkenntnisinteresses nach Ereignissen, die einschneidende Veränderungen der zwischenmenschlichen Beziehungen bewirken und dadurch möglicherweise zu emotionalen Störungen führen könnten. In diesem Zusammenhang beschäftigte er sich intensiv mit unangepassten Formen der Trauer, die zu Zustandsbildern führen, die nicht mehr von einer Erkrankung zu unterscheiden sind. In späteren Arbeiten weitete er seine Überlegungen auf verschiedene soziale Veränderungssituationen aus, indem er die Trauer als eine besondere Form des Rollenüberganges ansah. Er führte auch das Konstrukt des verletzlichen Individuums ein, bei dem der Übergang von einer Lebenslage zur anderen (z. B. bei Trennung), mit einer Krise verbunden sein kann. Gründe dafür können dessen (verletzlichen) Persönlichkeit, frühere (z. B. traumatische) Erfahrungen, bestimmte Faktoren in der gegenwärtigen (z. B. belastender) Situation sowie ein Mangel an Ressourcen (z. B. keine Freunde) sein, so dass die Belastungen nicht mehr aufgefangen werden können. Krisenintervention sieht er als eine Möglichkeit vorbeugender Intervention. Das Lebenskrisenkonzept sieht er als eine Art Linse, durch die die Unmenge der in einer Gemeinde auftretenden verwirrenden Ereignisse geordnet und sinnvoll interpretiert werden könnten (Lindemann 1985). Krise wird damit für ihn zu einem Sammelbegriff, der all die Notlagen umfasst, mit denen ein Helfer in der Gemeinde konfrontiert wird.

In Wellesley richtete Lindemann einen gemeindenahen Gesundheitsdienst ein, wobei nur eine der fünf Aufgaben des Projektes die Errichtung einer Anlaufstelle für Notfälle bei seelischen Störungen war. Andere Aufgaben waren Forschung, Konsultationsangebote für andere Berufsgruppen, die mit Krisen zu tun hatten, Ausbildung, Beratung von Stadtplanern und kommunalen Beamten bei gesundheitsrelevanten kommunalen Planungsaufgaben. Die klinische Einrichtung sollte Familien und anderen sozialen Gruppen in Notsituationen helfen, geeignete Maßnahmen zur Überwindung der Krisen auf einem ihnen angemessenen Niveau zu entwickeln. Im Mittelpunkt stand die pathologische Beziehung, nicht der designierte Patient. Der Weg in eine langfristige Behandlung sollte geebnet werden. Das damalige Kriseninterventionskonzept kann wie folgt beschrieben werden (Caplan/Grunebaum 1977, S. 61):

- Engmaschige Betreuung durch wiederholte Besuche in kurzen Abständen während der vier bis sechs Wochen der Dauer einer Krise.
- Familienorientierung: Es soll damit die Integrität der Familie erhalten bleiben und deren Unterstützungspotential genutzt werden.
- Vermeidung von Abhängigkeit: Diese soll durch die Orientierung auf die gegenwärtigen Probleme umgangen werden.

- Bewältigung fördern: Der Mensch in der Krise soll so unterstützt werden, dass er sich mit der Realität konfrontieren kann. Dabei ist besonders Information und die Aufrechterhaltung von Hoffnung wichtig.
- Unterstützung von außen: Der Mensch in der Krise muss ermutigt werden, sich möglichst viel Hilfe zu holen.
- Ziele: Angestrebt wird der effektive Umgang mit der Krise. Bevorzugt wird ein schrittweises Umgehen. Auch Laienhelfer können dies bei entsprechender Ausbildung tun.

Menschen in Krisen werden bei Caplan als gesunde Personen angesehen. Sein Krisenbegriff und seine Theorie hat in der Folge auch Kritik erfahren, ist aber sehr bestimmend für die weitere Ausarbeitung einer Krisentheorie geworden.

Krisenbegriff

Der Krisenbegriff ist inzwischen ein Alltagsbegriff geworden („Ich krieg 'ne Krise!"), also ein sehr weiter Begriff, der wissenschaftlich gesehen aber Probleme bereitet. Dies könnte auch in seinen Anfängen begründet sein, da ja schon Lindemann (s. o.) ihn als Sammelbegriff eingeführt hat.

Caplan hat versucht, den Krisenbegriff wissenschaftlich zu präzisieren und eine Krisentheorie zu entwickeln. Er versteht unter Krise eine akute Überforderung eines gewohnten Verhaltensrepertoires durch belastende äußere und innere Erlebnisse. Das Belastungs- Bewältigungs-Paradigma bzw. die Copingtheorie ist das heutige Bezugskonzept für diese Auffassung.

Ulich (1985) hat den Krisenbegriff enger gefasst und ihn zwischen Stress und Depression platziert. Für ihn ist eine Krise ein belastender, temporärer, in seinem Verlauf und seinen Folgen offener Veränderungsprozess der Person, der gekennzeichnet ist durch eine Unterbrechung der Kontinuität des Erlebens und Handeln, durch eine partielle Desintegration der Handlungsorganisation und eine Destabilisierung im emotionalen Bereich mit dem zentralen Merkmale des Selbstzweifels. Stress grenzt er dadurch ab, dass er meint, dass Stress meist nur in einem Handlungsbereich (z. B. Leistung) auftritt, somit nur tendenziell Hilflosigkeit erlebt wird, während in der Krise Angst und Zweifel auf die ganze Person bezogen ist. In der Depression im Gegensatz zur Krise werden die Zweifel als Gewissheit erlebt, als keinen vorübergehenden Zustand mehr, während der Krisenbegriff einen bestimmten Verlauf des Erlebens und der Auseinandersetzung mit gegebenen Belastungen einschließt.

Ciompi (1993, S. 16) betont als Merkmale von Krise, dass diese meist akut, überraschend mit dem Charakter des Bedrohlichen auftritt, sie eine Labilisierung mit sich bringt, mit einer erhöhten Suggestibilität verbunden ist und damit kleine Ursachen große Wirkungen haben können.

Krisen werden auch als Wendepunkte, als Herausforderung zu einer Entscheidung, einer Neuorientierung in entscheidungstheoretischer Konzeption gesehen (Wüllenweber 2001).

Da Krisen belastend sind, können sie unterschiedlichste Symptomatiken aufweisen wie u.a. erhöhte Spannung, Unsicherheit, Angst, Hilflosigkeit, Irritation und Aggressivität, Verwirrtheit, Depersonalisations- und Derealisationserscheinungen, wahnhafte Projektionen und Halluzinationen sowie psychosomatische Beschwerden (Ciompi 1993, S. 17).

Spezifizierung von Krisen

Es gibt eine Reihe von Versuchen, Krisen zu spezifizieren z.B. bei Baldwin (1979, S. 115), allerdings ohne dass diese Versuche einen stringenten theoretischen Bezug aufweisen können. In der Praxis haben sich einige Unterscheidungen durchgesetzt, die aber keiner eindeutigen Klassifikation folgen und wirklich alternativ gebraucht werden können. So spricht man von einer psychosozialen Krise in Abgrenzung von einer psychiatrischen Krise bzw. einem psychiatrischen Notfall, von einer traumatischen Krise bzw. Krisen in der Folge von unerwarteten und traumatischen Belastungen. Es gibt die suizidale Krise, die Reifungs- und Entwicklungskrise, Krisen bei erwartbaren Lebensveränderungen bzw. die Veränderungskrise, die Verlustkrise, Krisen in Zusammenhang mit psychischen Störungen, die Katastrophe usw. Es ist nicht möglich, mit bestimmten Krisentypen zwingend erfolgreiche Handlungsweisen und Interventionsformen zu verbinden, denn die subjektive Bedeutung, die jemand einer Krise gibt und die von vielen Faktoren abhängig ist, ist zu berücksichtigen. Dennoch nimmt auch dieses Buch bestimmte Krisentypen auf und versucht die damit verbundenen Diskurse darzustellen, immer aber auch in Beachtung der Variabilität der Erscheinungsweisen von Krisen sowie im Wissen um die unterschiedlichen Bedeutungen, die diese für jeden Einzelnen haben können auf dem Hintergrund seiner biographischen Bezüge, seiner Lebenslage, sowie unter Berücksichtigung von vorhandenen Ressourcen und Bewältigungsmöglichkeiten.

Krisentheorie und Konzepte

Caplan hat versucht, eine eigenständige Krisentheorie zu entwickeln, die Aussagen zu Ursachen bzw. Auslöser, Phasenverlauf, Dauer und Folgen umfasst. Es hat sich jedoch herausgestellt, dass diese Theorie keinen hohen Allgemeinheitsgrad haben kann, da sie zu wenig die historisch-gesellschaftliche, biographische, situative und interpersonelle Variabilität der Bedingungen berücksichtigt. Im Folgenden sollen deshalb auch – da es keine wissenschaftlich verbindliche Krisentheorie gibt – wichtige theoretische Bezüge zum Verständnis von Krisen herangezogen werden.

Das Konzept ‚Kritische Lebensereignisse'

Das Konzept ‚Kritische Lebensereignisse' spielt zum Verständnis von Krisen z.B. bei dem Ereignis der Trennung eine wichtige Rolle. Kritische Lebensereignisse sind Lebensereignisse bzw. Lebenserfahrungen mit einer besonderen affektiven Tönung, die von der Person als Einschnitte, Übergänge oder Zäsuren im Lebenslauf betrachtet werden und erhebliche Anpassungsleistungen erfordern. Sie werden als starke Belastungen angesehen, die von anderen Belastungen wie Stress, Lebensübergänge (Fokus auf Anpassungsvorgänge von Systemen), Trauma, chronische Belastung (z.B. Armut, Einsamkeit, Arbeitslosigkeit) und alltäglichen Widrigkeiten abgegrenzt werden (Bastine 1998, S. 486). Unter kritischen Lebensereignissen versteht man z.B. Krankheit, Behinderung, Trennung, Partnerverlust, Wohnortwechsel und Scheidung aber auch erwartbare Lebensereignisse wie Geburt des ersten Kindes, Unterbringung in einem Altenheim. Kritische Lebensereignisse können nach Filipp (1997) durch folgende *Merkmale* gekennzeichnet sein:

- Neuanpassung/Wiederanpassung: Ein Ereignis erfordert auf Grund von Lebensveränderungen eine grundlegende Wiederherstellung des Passungsgefüges zwischen Selbst und Außenwelt.
- Ausmaß der Nicht-Vorhersehbarkeit des Ereignisses.
- Wirkungsgrad: Das Ereignis berührt viele andere Lebensbereiche.
- Selbstwertbedrohung: Das Ereignis stellt den Selbstwert einer Person in Frage.
- Selbstkonsistenz-Bedrohung: Das Ereignis bedroht zentrale Überzeugungen, die die eigene Person betreffen.
- Orientierungsverlust: Das Ereignis bedroht grundlegende Überzeugungssysteme.
- Zielblockade: Das Ereignis interferiert mit zentralen Zielen und Anliegen der Person.
- Retraumatisierung: Das Ereignis aktiviert Erinnerungen an frühere, nicht bewältigte Ereignisse.

Je mehr dieser Merkmale vorliegen, desto höher ist nach Filipp die Gefahr einer Krise. Diese enge Verbindung von Krise und kritischem Lebensereignis macht dieses Konzept für Krisenintervention so interessant. Mit dem Konzept verbindet sich eine umfassende Forschung, die fragt, wie kritische Lebensereignisse individuell erlebt und in Verhalten transformiert werden und welche Formen der Auseinandersetzung und Bewältigung erkennbar sind (Filipp 1981). Eine weitere Frage bezieht sich darauf, wie belastend einzelne Lebensereignisse sind und ob sie mit körperlicher oder psychischer Krankheit in einem funktionalen Zusammenhang stehen. Ohne Frage können sie psychische und körperliche Probleme begünstigen, sie aber alleine als kausale Ursache anzusehen, ist eher unwahrscheinlich. Auch werden sie als auslösende Ereignisse im Kontext bestehender Vulnerabilitäten konzipiert wie etwa bei einer Depression.

Ereignislisten zur Messung von Belastungen haben erhebliche methodische Probleme aufzuweisen und befriedigende Antworten sind bisher noch nicht gegeben worden. Wichtiger ist zu fragen, wieweit kritische Lebensereignisse wichtige Ziele blockieren, welche Lebensbereiche sie tangieren, in welchen alltäglichen Widrigkeiten sich das Lebensereignis manifestiert (kann), wer alles davon betroffen ist, wie die Person ihre Bewältigungsschwierigkeiten bewertet, wem sie es zuschreibt (sich selbst oder anderen!), wie sie sich damit auseinander setzt usw. (Filipp 1995).

Kritische Lebensereignisse haben unter entwicklungspsychologischer Perspektive gesehen durchaus auch positive Wirkungen zu verzeichnen und werden mit Lernen und Wachstum verbunden.

Unter differentialpsychologischer Perspektive ist die Person mit ihren Ressourcen oder Vulnerabilitäten mehr in den Mittelpunkt gekommen (siehe Ressourcenkonzept). Auch wirken Ereignisse bei schon belasteten oder gestörten Personen je anders. Aber es ist auch deutlich geworden, wie Personen, vermittelt über ihren Lebensstil, selbst die Art und Anzahl der Ereignisse determinieren.

Lebensereignisse und deren Verarbeitung finden in der Regel in einem sozialen Netzwerk statt. Die Einführung des systemischen Blicks ist gefordert. Meist werden in diesem Kontext die hilfreichen Anderen meist unter dem Aspekt einer sozialen Ressource konzipiert, als Vertrauensperson usw. (siehe soziale Unterstützung). Wichtig ist hierbei zu beachten, dass individuelles und soziales Unterstützungsverhalten ineinander greifen.

Kritische Lebensereignisse sind eingebettet in einen individuellen lebensgeschichtlichen aber auch historischen Kontext, innerhalb dessen zu klären ist, wie jedes einzelne Ereignis sein eigenes Gesicht hat und es große inter- und intrapsychische Unterschiede in dem Belastungsgrad und seiner Auseinandersetzung damit gibt.

Das Lebenslagenkonzept

Schwierige Lebenslagen sind mit chronischen psychosozialen Belastungen verbunden und erhöhen das Auftreten von Krisen bzw. den inadäquaten Umgang mit diesen. Daher ist das Lebenslagenkonzept für die Entwicklung einer Krisentheorie relevant. Hier soll beispielhaft auf Armut verwiesen werden sowie auf Faktoren chronisch psychosozialer Belastungen für Kinder und Jugendliche, die mit Krisen und psychischer Entwicklungsbehinderung in Zusammenhang stehen.

Bei der Definition von Armut gibt es verschiedene Ansätze. Zunächst kann von einer Einkommensarmut ausgegangen werden, die sich u. a. an dem Bezug von Sozialhilfe (Hilfe zum Lebensunterhalt) orientiert. Eine weitere Definition bezieht eine Unterversorgung in den Bereichen Arbeit, Ausbildung und Wohnsituation mit ein. Damit sind auch in der Folge immaterielle

Aspekte wie der Mangel an Kontaktmöglichkeiten, Lern- und Erfahrungsräume, Möglichkeiten zum Rückzug sowie Dispositions- und Regenerationschancen angesprochen (Glatzer/Hübinger 1990). All dieser Mangel kann dazu führen, dass wesentliche Grundbedürfnisse nicht mehr erfüllt werden.

Chronische psychosoziale Belastungsfaktoren für Kinder und Jugendliche fasst Freitag (2000, S. 15) auf dem Hintergrund von Longitudinalstudien aus verschiedenen Ländern wie folgt zusammen:

- Psychiatrische Erkrankung eines Elternteiles.
- Instabilität der Ehe, Scheidung der Eltern (verbunden mit chronischen Konflikten) und Wiederverheiratung (vor allem für Mädchen).
- Häufiger Streit der Eltern, allgemeines Streitklima der Familie.
- Mutter und Vater jünger als 20 Jahre bei der Geburt des ersten Kindes.
- Instabilität der Wohnsituation mit häufigen Umzügen und Wohnungswechsel.
- Mangelnde emotionale und materielle Unterstützung der Kinder, mangelhaftes Ausfüllen der Elternfunktion.
- Finanzielle Abhängigkeit vom Staat.
- Haushaltsvorstand arbeitslos, ungelernte/r oder angelernte/r Arbeiter/in.
- Niedriger Ausbildungsstand der Mutter und des Vaters.
- Überbelegung des Wohnraums.

Die Aufzählung enthält implizit die weite Definition von Armut, geht aber über diese noch hinaus, da sie als Zusatzpunkte auf die mangelnde emotionale Unterstützung und Belastungen durch Konflikte hinweist, die zwar häufig mit Armut verbunden sind, aber auch ohne Verarmung als Belastung auftreten können.

Das Konzept ‚Selbstwertgefühl'

Ulich (1985) wies darauf hin, dass Krisen mit zentralen Merkmalen des Selbstzweifels verbunden sind. Daher ist das Konzept ‚Selbstwertgefühl' für das Verständnis von Krisenerleben hilfreich. Man sollte daran denken, dass Selbstwertschutz und Selbstwerterleben als zentrale Motive für das Handeln von Menschen gelten (Schütz 2000).

Das Selbstwertgefühl ist ein Konstrukt für die Summe der mehr oder weniger positiven Bewertungen, die eine Person über sich selbst abgibt. Quellen des Selbstwertgefühls sind die Selbstwahrnehmung, soziale Rückmeldung und soziale Vergleiche (ebd.). Die inhaltlichen Bereiche, auf die sich die Bewertungen beziehen, variieren nach Geschlecht, Persönlichkeit, Kultur und Alter u. a. In der Forschung (ebd., S. 65) werden Selbstakzeptanz (z. B. zu dem stehen, was ich tue), Erfolge und individuelle Fähigkeiten (z. B. kann gut tanzen), soziale Überlegenheit und Manipulationsfähigkeit (z. B. kann Menschen beeinflussen), soziale Kontaktfähigkeit (z. B. komme bei anderen an) und Eingebundensein in befriedigende soziale Beziehungen

(z. B. führe eine glückliche Beziehung) genannt. Selbstwertveränderungen stehen in Zusammenhang mit Entwicklungsphasen (Jugend, Alter), mit familiären und schulischen Einflüssen, mit Lebensereignissen, Trauma und gesellschaftlichen Rahmenbedingungen. Bei kritischen Lebensereignissen, die zu einer Selbstwertbelastung werden können, werden z. B. Arbeitslosigkeit und Verwitwung genannt. Sexuelle und sonstige Misshandlungen, die Suchtkrankheit der Eltern, chronische Erkrankung haben z. B. traumatisierende Auswirkungen auf das Selbstwertgefühl. Bei einer Reihe von psychischen Störungen und Erkrankungen (Depression, Essstörungen, Psychosen, psychosomatische Erkrankungen, Verhaltensstörungen bei Kindern etc.) werden Selbstwertprobleme genannt und therapeutische Maßnahmen zu ihrer Veränderung empfohlen. Hier sei z. B. auf Satir (1975) verwiesen, deren vordringlichstes Therapieziel es ist, den Selbstwert ihrer Klienten positiv zu beeinflussen, sich als Therapeut wertschätzend zu verhalten und solche Kommunikationsformen zu fördern, die dazu beitragen.

Niedriges Selbstwertgefühl wird auch als Risikofaktor für Suizidalität diskutiert. Auf der anderen Seite wird Suchtverhalten als Versuch gewertet, ein beschädigtes Selbstwertgefühl zu stabilisieren. Hohes Selbstwertgefühl wird mit Zuversicht, hoher Leistung und Erwartung von Unterstützung in sozialen Beziehungen verbunden, niedriges Selbstwertgefühl wird hingegen als problematisch erachtet. Allerdings kann eine zu hohe Selbstbewertung auch mit aggressiver Abwertung anderer verbunden sein und sich wenig sozialverträglich gestalten.

Selbstwertbeeinträchtigend ist Selbst- und Fremdkritik, Abwertungen, Konflikte, Misserfolge, ausbleibende Anerkennung, Nichteinlösung eigener Ansprüche usw. Alle Situationen, die die Wahrnehmung der eigenen Person als sympathisch, liebenswert, kompetent, integer, wertvoll, attraktiv usw. in Frage stellen, können als Selbstwertbedrohungen gelten.

Diese kurzen Ausführungen zeigen schon die Wichtigkeit, bei Krisenintervention den Selbstwertaspekt sowie die von der Person eingesetzten Maßnahmen zur Selbstwertregulation zu beachten. Diese sind vielfältig, funktional aber auch dysfunktional[9]. Die Regulation des Selbstwertes kann ganz im Vordergrund von Bewältigungsintentionen stehen.

Was kann im Kontext von Krisenintervention getan werden? Das Erkennen des Ausprägungsgrades und Funktionalität des jeweiligen Selbstwertgefühles sowie die mit der Krise verbundenen Selbstwertbelastungen sind zu identifizieren, zu benennen und möglichst zu beseitigen. Auch sind die bevorzugten Selbstwertquellen zu aktivieren und neue zu schaffen. Wichtig ist

---

9 Sie können in folgenden Aspekten bestehen: ausschließliche Orientierung an eigenen Maßstäben, Selbstakzeptanz mit Fehlern und Schwächen, selbstwertdienliche Erklärungen von Misserfolgen, Schuldzuweisungen an andere, soziale Abwärtsvergleiche, Selbstaufwertungen auf Kosten anderer, defensive Selbstdarstellungen usw.

hier vor allem die professionelle Beziehung als für den Selbstwert relevant zu begreifen und sie auch zu nutzen.

Das Belastungs-Bewältigungsparadigma

Das Belastungs-Bewältigungsparadigma wurde in der Stressforschung entwickelt und ist zentral für die Erklärung des Krisenerlebens, den damit verbundenen Umgang sowie für die Bedeutung von Ressourcen für die Bewältigung von Krisen. Das bekannteste Copingmodell ist das von Lazarus (Lazarus/Folkman 1984), ein transaktionales Modell, in dem Situation und Person in einer wechselseitigen und prozesshaften Beziehung gesehen wird. Wie Stress emotional erlebt wird, hängt von der kognitiven Bewertung der Situationsanforderungen sowie den personalen und sozialen Ressourcen und damit von Bewältigungsmöglichkeiten ab. In einer ersten Einschätzung (primary appraisal) wird das Ereignis in seiner Bedeutung für das eigene Wohlbefinden bzw. der zu erwartenden Krise eingeschätzt. Ein Ereignis stellt nur dann eine Belastung dar, wenn es als Schädigung, Verlust, Bedrohung oder Herausforderung bewertet wird. Die sekundäre Bewertung (secondary appraisal) bezieht sich auf die vorhandenen Ressourcen und damit auf die individuellen Copingmöglichkeiten, die für die Auseinandersetzung zur Verfügung stehen. Kommt die Person zu einer günstigen Einschätzung, so wird sich das positiv auf die primäre Einschätzung auswirken. Erst wenn eine bedrohliche Einschätzung bestehen bleibt, kommt es zu Bewältigungsanstrengungen, wobei es im Prozess der Bewältigung eine Reihe weiterer Einschätzungen erfolgen, die auch mit einem Krisenerleben verbunden sein können.

Eine Reihe von Fragen, Forschungsaktivitäten und theoretischen Modellen und empirischen Ergebnissen haben sich in der Folge dieser Ausgangsformulierung entwickelt. Etwa die Frage, ob Coping als Persönlichkeitseigenschaft (z. B. als Ich-Stärke) angesprochen werden könne, ob Abwehrprozesse auch als Coping zu sehen sind, was erfolgreiches Coping ist und worin es besteht usw. Davon sollen nur einige wenige Aspekte hier referiert werden:

Bewältigungsprozesse können zwei Zielrichtungen haben (ebd.): Die instrumentelle oder problemlösende Stressbewältigung richtet sich auf die Verbesserung der Situation selbst und mit ihr verbindet sich eine aktive Form der Bewältigung. Geht es aber primär um die Regulation der emotionalen Befindlichkeit, so spricht man von einer emotionalen oder pallativen Stressbewältigung. In der Regel tritt keine für sich allein auf, noch ist eine effektiver als die andere, sondern mehr oder weniger adäquat. So kann auch Vermeidung zeitweise notwendig werden, um einen Zusammenbruch zu umgehen. Andererseits hält es Heim (1993, S. 38) für durchaus sinnvoll, von „good und bad coper“ zu sprechen: Menschen, die sich aktiv, überlegt, ja hartnäckig den Problemen stellen, die eher phasenhafte, nicht abwendbare Belastungen verdrängen und die vor allem von einem guten sozialen

Netz getragen sind, scheinen Krisen und Belastungen besser zu meistern. Hingegen scheitern oder geraten in Krisen eher solche Menschen, die sich hilflos einer oft unkontrollierbaren Situation ausgesetzt fühlen, die schuldhaft in Bezug auf sich selbst oder andere reagieren, die resignieren und es nicht verstehen, soziale Unterstützung zu mobilisieren.

Es gibt viele Bemühungen, die Bewältigungsstrategien zu klassifizieren. Lazarus (zit. n. Lämmler 1998) nimmt folgende Unterscheidung vor: Informationssuche, direktes Handeln, Unterlassen von Handlungen sowie intrapsychisches Bewältigen. Das Copingrepertoire ist noch weiter aufgeschlüsselt worden und faktorenanalytisch sind acht Faktoren gewonnen worden: Konfrontative Bewältigung, Distanzierung, Selbstkontrolle, Suche nach sozialer Unterstützung, Akzeptieren der Verantwortlichkeit, Flucht/ Vermeidung, planvolles Problemlösen, positive Umdeutung.

Es hat sich herausgestellt, dass die Vielfältigkeit der Reaktionen und Ressourcen, die im Umgang mit belastenden Lebensumständen Anwendung finden, als Schutz vor emotionalen Belastungen von größerer Bedeutung ist als Art und Inhalt eines einzigen, wenn auch sehr effektiven Coping-Elements (Kahlenberg 1991).

Das Belastungs-Bewältigungsparadigma verweist auf die Bedeutung, die Ressourcen beim Coping haben, daher soll im Weiteren das Ressourcenkonzept dargestellt werden.

Das Ressourcenkonzept

Die erfolgreiche Verarbeitung einer Krise erfordert, wie gerade ausgeführt, geeignete Bewältigungsstrategien, die sich wiederum auf Ressourcen stützen. Aufgrund der Einschätzung der eigenen Ressourcen wird erwogen, welches Coping der gegebenen Situation angemessen ist (Heim 1993). Ressourcen sind dadurch Mittel bzw. Hilfsmittel zur Bewältigung. Sie werden in zielorientierten Handlungen eingesetzt. Ressourcen sind alles Dinge, die wir in unserer Lebensgestaltung wertschätzen, schützen und bewahren wollen (Nestmann 1997), Dinge, die unsere Möglichkeiten erweitern.

Krisen sind nun gerade durch eine Ressourcenbedrohung bzw. einen Verlust gekennzeichnet. So geht z.B. bei einer Trennung der Partner verloren, der trotz intensiver Konflikte oder Kritik oft die wichtigste Stütze in der Lebensbewältigung war. So kann mit der Trennung eine enge und vertrauensvolle Beziehung verloren gehen. Krisen können auch dann auftreten, wenn der Einsatz von Ressourcen in keinem Verhältnis zum Ergebnis steht, wenn beispielsweise der Aufwand für eine Prüfung nicht durch die Note ausgeglichen wird. Es ist Aufgabe von Krisenintervention eine Ressourcenförderung einzuschließen. Ressourcenarbeit bezieht sich hier zunächst auf die Bereitstellung von Ressourcen in der Person der Krisenberaterin und hilft bei der Aktivierung alter Ressourcen bzw. der Entwicklung notwendiger neuer Ressourcen. Folgende Fragen sind u.a. zu stellen: Welche Ressourcen sind bei wem zu welchem Zeitpunkt bei welchem Veränderungsschritt notwendig? Wodurch wird der Einsatz von Ressourcen behindert? Wie kann eine Ressourcengewinnspirale in Bewegung gesetzt werden? Wie können die unterschiedlichen Ressourcen miteinander verknüpft werden? (Schürmann 2006).

Geläufige Klassifikationen von Ressourcen unterteilen in personale und Umweltressourcen wie soziale Unterstützung, Wohnen, kulturelle Stabilität und Finanzen. Bei jeder aufgeführten Basiskategorie müssen Ressourcen in Abhängigkeit vom jeweils gegebenen Kontext und seinen Bedingungen ausdifferenziert und konkret benannt werden. Bei den folgenden Kategorien handelt es sich eher um breite Konzepte.

Unter personalen Ressourcen werden in der Literatur Zuversicht bzw. Optimismus, Selbstwert, angemessene Kontrollüberzeugungen, soziale Kompetenz, Selbstwirksamkeit, Kohärenzsinn, Widerstandsfähigkeit (Hardiness) usw. genannt (Röhrle 1994). Zuversicht und Optimismus (Carver/ Scheirer 1989) meint eine auch nicht durch Misserfolge beeinträchtigte überdauernde zuversichtliche Lebenseinstellung.

Der Selbstwert und das Selbstwertgefühl gelten als ein für Krisenintervention zentrales Konzept (siehe ebd.). Das Konzept der Kontrollüberzeugung (Rotter 1966, 1975) fokussiert darauf, ob jemand Ereignisse eher als eine Konsequenz des eigenen Verhaltens, also interner Faktoren wie Anstrengung und Fähigkeiten oder aber als Folge nicht kontrollierbarer externer Faktoren wie Glück, Schicksal oder Zufall ansieht. Beide Modi haben entscheidende Folgen für die Verarbeitung. Manchmal ist es jemand lieber, ein negatives Ereignis (z.B. Überfall) als eigene Schuld (ich hätte dies oder jenes nicht tun sollen) zu sehen, um auf diese Weise ein Gefühl zukünftiger Kontrolle zu haben (kann weitere Überfälle vermeiden). Mittels eines sozialen Kompetenztrainings werden bisweilen soziale Kompetenzdefizite angegangen, die in Zusammenhang mit Krisen und einem negativen Krankheitsverlauf stehen. Selbstwirksamkeit (Bandura 1986) meint einerseits, dass jemand weiß, dass sein Verhalten Einfluss auf die Herbeiführung oder Verhinderung von Ereignissen hat und andererseits beinhaltet es Vertrauen und Kompetenz darauf, ein Verhalten selbst ausführen zu können. Im Gesundheitsmodell von Antonovsky (1997) wird der Kohärenzsinn als wesentlich dafür angesehen, ob jemand die Herausforderungen seines Lebens meistert. Dazu gehört die Fähigkeit, die Welt zu verstehen, sie zu beeinflussen und das eigene Handeln als sinnhaft zu sehen. Deutlich wird, dass in Krisen häufig anstelle von Klarheit Chaos erlebt wird, das eigene Handeln destruktiv oder unzureichend ist und alles eher sinnlos erscheint. Andererseits wird nach einer bewältigten Krise – selbst bei negativen Erlebnissen – der Krise ein Sinn gegeben.

Thoits (1985) versteht unter sozialer Unterstützung das Ausmaß, in dem die grundlegenden sozialen Bedürfnisse einer Person durch die Interaktion mit anderen befriedigt werden wie Zuneigung, Wertschätzung, Bestätigung, Zugehörigkeit, Sicherheit und Identität. Soziale Netzwerke und soziale Unterstützung geben emotionalen Rückhalt, geben praktische Unterstützung (instrumentelle Unterstützung), informative Hilfe (informative Unterstützung) zur Problembewältigung und erhöhen den Selbstwert eines Hilfesuchenden. Netzwerke sind in kulturellen, ökologischen und ökonomischen Kontexten verankert. Sie sind auf spezifische Rahmenbedingungen verwiesen, die diese fördern oder behindern können (Nestmann 2002).

Einige Ergebnisse aus der sozialen Unterstützungsforschung (siehe z.B. bei Röhrle 1994, Lenz 2007) sollen hier kurz referiert werden. Unterstützende Aspekte sind nur effektiv, wenn die dargeboten Unterstützungsformen genau den Coping-Anforderungen entsprechen bzw. der Art und Weise, wie der Betroffene mit der Krise umgeht. Bei einer Trennungskrise war es für die Frauen, die den Trennungsschmerz zuließen, erleichternd, wenn sie mit anderen darüber reden konnten. Betroffene jedoch, die solche Gefühle verdrängten, reagierten eher positiv auf Mitmenschen, die den früheren Partner verurteilten (Kahlenberg 1993). Für Angehörige und vor allem für den Partner besteht die normative Verpflichtung, bei belastenden Lebensereignissen entsprechend Unterstützung zu gewähren. Somit wird das Ausbleiben der Unterstützung als eine zusätzliche und womöglich sehr schmerzhafte Belastung erlebt. Bei geringer Selbstöffnungsbereitschaft bleiben die Unterstützungsbedürfnisse der Betroffenen der sozialen Umwelt oftmals verborgen. Somit besteht die Gefahr, dass sie nicht die Unterstützung erhalten, die sie wirklich brauchen. Das Angebot von Hilfe und Unterstützung kann für den Betroffenen auch mit selbstwertreduzierenden Kognitionen verbunden sein, somit ist es wichtig, vom Klienten zu erfahren, wie er die Inanspruchnahme von Hilfe erlebt und diese Inanspruchnahme wertschätzt. Bedacht werden sollte auch, dass Personen weniger bereit sind, jemanden zu unterstützen, wenn sie glauben, derjenige hätte sein Problem selbst verursacht, er sich vielleicht nicht hätte trennen sollen.

Ressourcen, die eine Gemeinde zur Verfügung hat bzw. haben sollte, werden in der Literatur eher selten thematisiert. Hier aber setzten z.B. Lindemann und Caplan an und sahen die Entwicklung von kommunalen Ressourcen und professioneller Kompetenz bei Berufsgruppen, die zwar mit Krisen zu tun haben, sich aber nicht als professionelle Krisenberater verstehen, als eine vordringliche Aufgabe primärer Prävention. Auch die Bereitstellung von Krisenintervention kann als professionelle Ressource verstanden werden. Umweltressourcen können weiterhin sein: Kulturelle Ressourcen wie der Gebrauch von Sprache, das kulturelle Selbstverständnis und kulturell geprägte Rollen, aber auch physikalische Ressourcen wie adäquaten Lebensraum, sensorische Stimulation, Möglichkeiten zur körperlichen Bewegung usw. Interessant bei Hilfeprozessen ist die Frage, wie man die verschiedenen Hilfequellen bündeln kann und so ein Synergieeffekt erzeugt (vgl. z.B. Nestmann 1997).

Emotionspsychologie

Krisen sind mit starken und belastenden Emotionen verbunden. Deshalb liegt es nahe, dass die Emotionspsychologie hier Erkenntnisse für die praktische Arbeit bieten kann. Einige Gefühle wie Hoffnungslosigkeit und Verzweiflung, Trauer, Angst, Scham und Schuldgefühle, niedriges Selbstwertgefühl, Einsamkeitsgefühle, sowie der Mangel an Gefühlen bei der Depression, aber auch Ärger, spielen auch in unseren Lernfällen eine wesentliche Rolle. Der professionelle Umgang mit ihnen wird dort geschildert. Vorausgeschickt werden muss, dass die Emotionspsychologie mit keiner einheitlichen Theorie aufwarten kann (Otto/Euler/Mandl 2000, S. 15). Folgende Aspekte sind möglicherweise für die Krisenberatung von Interesse:

- Emotionen haben verschiedene Reaktionskomponenten wie Kognition, physiologische Regulation, Motivation, motorischer Ausdruck und Gefühle der Erregung sowie Gefühle von Lust/Unlust.
- Bei Emotionen wird die kognitive Komponente häufig als wesentlich für die Entstehung und Erklärung von Emotionen gesehen. So geht bei Lazarus die kognitive Bewertung den Emotionen voraus. Es gibt allerdings auch Gefühle, die vor jeder bewussten Wahrnehmung entstehen (Pauli/Birbaumer 2000).
- Emotionen haben eine Bedeutung für Handlungsorientierung und Planung.
- Emotionen sind eine Antwort auf die Bewertung von Ereignissen, die wesentliche Bedürfnisse und Ziele berühren.

Emotionen werden als störend empfunden, wenn sie zu intensiv sind (z. B. Panik), unerwünscht sind (z. B. Ärger), ein Defizit an ihnen besteht (wie bei der Depression) oder nur die körperlichen Äquivalente erlebt werden (z. B. Herzrasen).

Emotionsverarbeitung von belastenden Emotionen kann gelingen, wenn Menschen ihre Erlebnisse anderen mitteilen und sich dabei mit den Erlebnissen in einer psychologisch günstigen Weise auseinander setzen (Verres/Bader 2000, S. 539). Bei Zurückhaltung signifikanter Gefühle und Gedanken von bedeutsamen Ereignissen werden diese nicht vollständig verarbeitet. Emotionsverarbeitung ist aus den eben genannten Gründen eine zentrale Aufgabe in Krisenintervention (vgl. Interventionsprinzip ‚Entlastung ermöglichen‘).

Interventionskonzepte

Krisenintervention als Versorgungsmodell

Krisenintervention wird in Einrichtungen durchgeführt. Diese können vielfältige Aufträge und Aufgaben haben. Welche bestimmen die Organisation selbst bzw. ihr Finanzier und – nicht zuletzt – die Nutzer über die Formulierung ihres Anliegens. Folgende Aufträge und Aufgaben sind möglich, teilweise verbindlich:

- *Prävention*: Für Menschen in überwältigenden Krisensituationen kann die Inanspruchnahme von Hilfe bewirken, dass chronische Krisen oder eine Entwicklung von Störungen vermieden wird (vgl. Lernfall ‚Trennung‘).
- *Früherkennung und Information*: Häufig besteht eine Aufgabe darin, psychische Störungen zu erkennen und darüber zu informieren (vgl. Lernfall ‚Depression‘).
- *Gefährdungen reduzieren*: Menschen in Krisen sind häufig gefährdet und es kommt darauf an, diese zu reduzieren (vgl. Lernfall ‚Suizidale Krise‘).
- *Motivieren, weiterführende Hilfe in Anspruch zu nehmen*: Nicht immer reicht die angebotene Krisenintervention aus und weiterführende Hilfe wird dringend (vgl. Lernfall ‚Kind in der Krise‘).
- *Entlastung für Angehörige*: Diese brauchen häufig auch Entlastung und man kann ihnen helfen, ihre Hilfemöglichkeiten besser einzuschätzen (vgl. Lernfall ‚Angehörige in Sorge‘).
- *Defizite abdecken*: Einsame und sehr schwierige Menschen haben häufig keine Ansprechpartner und nehmen deshalb auch Kriseneinrichtungen in Anspruch. Hier besteht sowohl bei den Menschen selbst als auch in der Versorgungslandschaft ein Defizit (vgl. Lernfall ‚Schwerwiegende Beziehungsstörung‘).
- *Entlastung durch Herausnahme aus dem Alltag*: Kriseneinrichtungen können – wenn sie Betten vorhalten – einen Menschen dadurch entlasten, dass er kurze Zeit aus seinem belastenden Kontext herausgenommen wird und in Ruhe neue Handlungsstrategien entwickeln kann (kein Fallbeispiel).
- *Unterbringung abwenden*: Menschen in Krisen werden ohne professionelle Hilfe im Vorfeld nicht selten in einer psychiatrischen Klinik untergebracht (vgl. Lernfall ‚Suizidale Krise‘).
- *Traumatisch erlebte Unterbringung vermeiden helfen*: Bei der Notwendigkeit einer Inanspruchnahme einer Unterbringungen in einer psychiatrischen Klinik sollte diese im Einverständnis gestaltet werden (vgl. Lernfall ‚Notfall‘).
- *Fachberatung und Fortbildung*: Auch Institutionen können in Krisen geraten bzw. haben Menschen in Krisen zu behandeln und können so von einer Fachberatung profitieren. (Dies ist auch ein Anliegen dieses Buches.)

Welche und wie viele dieser Aufträge und Aufgaben jeweils realisiert werden, hängt auch von dem Einrichtungstyp ab. Man unterscheidet zunächst zwischen ambulanten und stationären Einrichtungen sowie Telefondiensten, die nur per Telefon in Anspruch genommen werden können wie z. B. ein Sorgentelefon für Kinder und Jugendliche oder die Telefonseelsorge, wobei es hier durchaus auch möglich ist, weiterführende Beratungsgespräche zu vereinbaren oder Gruppenangebote aufzunehmen. Ambulante Einrichtungen wie der Berliner Krisendienst können sowohl telefonisch als auch persönlich aufgesucht werden. Stationäre Einrichtungen halten Betten vor und haben die Möglichkeit, Krisenbegleitung zu praktizieren und möglicherweise eine Unterbringung in der Psychiatrie überflüssig werden zu lassen, indem sie suizidgefährdete Menschen aufnehmen. Mobile Hilfen können sowohl ambulante Einrichtungen als auch Telefondienste vorhalten, bei Letzterer ist das aber eher seltener anzutreffen. Mobilität meint, dass in eskalierenden oder gefährlichen Situationen Mitarbeiter vor Ort fahren. Hierbei ist es von Interesse, ob sie über psychiatrische Fachkräfte verfügen und mit Hoheitsrechten ausgestattet sind, d.h. eine Unterbringung selber durchführen können. Darin wird auch ein weiteres Merkmal der Einrichtungen deutlich, ihre Nähe oder Ferne zur Psychiatrie mit der Konsequenz unterschiedlicher Nutzung und Vernetzung. Es gibt spezialisierte Einrichtungen wie z.B. eine Anlaufstelle für vergewaltigte Frauen wie auch wenig spezialisierte Einrichtungen wie der Berliner Krisendienst, der offen für sehr unterschiedliche Nutzergruppen ist. Neben Krisenintervention können Kriseneinrichtungen auch Psychotherapie und Beratung sowie Fortbildung für andere Fachkräfte anbieten.

Kriseneinrichtungen – dies dürfte deutlich geworden sein – können sehr vielfältig und unterschiedlich gestaltet sein. Gemeinsam sind ihnen aber bestimmte Struktur- Merkmale, wozu auch Merkmale des Konzepts gehören, die im Folgenden beschrieben werden (Schürmann 2001):

- *Niedrigschwelligkeit* soll einem potentiellen Nutzer den Zugang zu professioneller Hilfe erleichtern und bedeutet im Kontext von Krisenintervention kostenlose Hilfe, schnelle Erreichbarkeit z.B. durchs Telefon, sofortige Hilfe (auch nachts), Mobilität (z.B. Hausbesuche, Aufsuchen von Hilfe suchenden Institutionen), hoher Bekanntheitsgrad (durch Öffentlichkeitsarbeit und Vernetzung), auf Wunsch Anonymität, örtliche Nähe, keine Voranmeldung und nicht zuletzt das Definitionsrecht des Nutzers, der selbst entscheidet, ob er eine Krise hat.
- *Zeitliche Begrenztheit der Intervention und Weitervermittlung:* Kriseneinrichtungen halten ein zeitlich begrenztes Angebot vor, variierend zwischen Einmalkontakten und Hilfen mit mehreren Folgekontakten. Mit der zeitlichen Begrenztheit verbindet sich auf der Organisationsebene die Notwendigkeit von Weitervermittlung und Vernetzung mit anderen Einrichtungen. Bei der konkreten Arbeit mit den Klienten ist dadurch auch eine Orientierung auf das „Hier und Jetzt“ und auf realistische und schnell erreichbare Ziele notwendig. Zugleich wird eine Orientierung auf Ressourcen und häufig auch ein aktives Vorgehen notwendig sowie der Einbezug des sozialen Umfeldes.
- *Vernetzung*: Kriseneinrichtungen sind aufgrund ihrer zeitlichen Begrenzung der Klientenkontakte auf Vernetzung angewiesen, da viele ihrer Nutzer eines umfangreicheren oder spezialisierteren Angebotes bedürfen. Gleichzeitig verstehen sie sich auch häufig als ergänzendes oder komplementäres Hilfeangebot für andere Einrichtungen. Sie haben zu Zeiten

geöffnet, in denen die mit ihnen vernetzten Einrichtungen nicht zu erreichen sind.

- *Multiprofessionalität:* Aufgrund der Vielzahl unterschiedlichster Probleme und Anliegen der Nutzer werden die Stellen in Kriseneinrichtungen multiprofessionell besetzt. Vor allem für Telefonrufe werden für die Beratung auch (trainierte) Laien eingesetzt, wodurch mehr Alltagsnähe hergestellt und ein weniger asymmetrisch gestaltetes Beziehungsangebot verwirklicht werden soll.

Krisenintervention als Handlungsmodell

Allgemeine Handlungsmodelle

Nicht nur Kriseneinrichtungen führen Krisenintervention durch, sondern auch eine Vielzahl von sozialen und psychiatrischen Einrichtungen. Krisen sind der Ausgangspunkt von vielen Hilfeprozessen. Sie bedienen sich allgemeiner Vorstellungen zu dem Interventionstyp Krisenintervention. Natürlich gibt es hier Überlappungen zu Beratung und Psychotherapie, dies wird schon darin sichtbar, dass viele Psychotherapieschulen ihren Beitrag zur Krisenintervention geleistet haben (Schürmann 2001) und einige Krisenmitarbeiter auch eher von Krisenbegleitung sprechen (Egidi/Boxbücher 1996). Eine Reihe von Autoren (Aguilera/Messik 1977, 2000; Ciompi 1993; Schnyder 1993; Egidi/Boxbücher 1996; Sonneck 2000 u.a.) haben allgemeine Handlungsmodelle für Krisenintervention entwickelt, allen voran natürlich – wie oben bereits beschrieben – Caplan (1977). Die Autoren zeigen viele Gemeinsamkeiten auf, wie im Folgenden nachvollzogen werden kann:

Ciompi (1993, S. 21) formuliert folgende Schritte für Krisenintervention, die auf eine Problembearbeitung fokussieren:

- *Den Krisenanlass verstehen.* Dabei ist die Konzentration auf die aktuelle Situation und deren wichtigste anamnestische Hintergründe wichtig.
- *Eine gemeinsame „Krisendefinition" erarbeiten.* Sie sollte gut verständlich und akzeptabel sein und fördert dadurch Vertrauen und Sicherheit.
- *Gefühle ausdrücken bzw. entlasten.* Das Ausdrucken von Gefühlen ermöglicht ihre distanzierende Verarbeitung.
- *Gewohnte Bewältigungsstrategien reaktivieren. Konfrontation mit der Realität.* Erstellen einer Prioritätenliste, selektives Anpacken dringlichster Aufgaben, eventuell Wiederaufnahme von unterbrochenen Kontakten zu wichtigen Bezugspersonen.
- *Nach neuen Lösungen suchen*: Tiefergehende Veränderungen wie z.B. eine Trennung sollten erst in Angriff genommen werden, wenn vorangehende Schritte keine Lösung gebracht haben.
- *Abschließender Rückblick und Bilanz.* Gedacht als Kontrolle, Festigung von Fortschritten sowie der Ermöglichung aus der Krise für die Zukunft zu lernen.

Im selben Buch erläutert Schnyder (1993) sein Vorgehen, das viele Gemeinsamkeiten mit Ciompi aufweist. Seine Darstellung ist recht ausführlich und wird an einem Fallbeispiel veranschaulicht.

- *Kontakt herstellen*: Kontaktherstellung und Klärung des Settings, was gerade bei Jemandem, der in der Krise ist, also in Aufruhr, besonders wichtig ist, um die Voraussetzungen für ein konstruktives Gespräch zu schaffen. Dabei spielt auch die emotionale Entlastung am Anfang des Gesprächs eine Rolle.
- *Problemanalyse*: Sie umfasst den Krisenauslöser, die Einschätzung der Selbstwertbedrohung durch die Krise, das Kennenlernen der Lebenslage des Patienten, den Krisenhintergrund sowie die vorhandenen Ressourcen und Bewältigungsmöglichkeiten.
- *Problemdefinition*: Hierzu gehört auch das Kennenlernen bisheriger Lösungsversuche, die Einschätzung, ob es sich um eine akute oder ein chronisches Problem handelt. Die Krise sollte in verständliche Worte gefasst werden.
- *Zieldefinition*: Es geht um die Formulierung einer realisierbaren Perspektive, denn nur dann kann Hoffnung vermittelt werden.
- *Problembearbeitung*: Hier hebt er hervor, dass sich die Probleme im Laufe der Bearbeitung nochmals anders zeigen können. Weiterhin stellt er bestimmte Methoden vor wie distanzierende Techniken und supportive Techniken, Copingmodifikation, zugrunde liegende Konflikte ansprechen, bei Bedarf Medikation und sozialarbeiterische Hilfe bzw. juristische Beratung und Unterstützung zwischen den Gesprächskontakten.
- *Termination*: Hier ist es wichtig, die Beendigung früh ins Auge zu fassen, damit sie nicht überraschend kommt. Wichtig ist auch die Antizipation weiterer Krisen.
- *Follow-up*: Standortbestimmung und Indikation für Psychotherapie prüfen.

Sonneck (2000, S. 96 ff.) hat mit BELLA ein gut erinnerbares und leicht verständliches Interventionskonzept entwickelt. BELLA steht für

B – Beziehung aufbauen
E – Erfassen der Situation
L – Linderung der Symptomatik
L – Leute einbeziehen, die unterstützen
A – Ansatz der Problembewältigung

Die ausführliche Beschreibung der einzelnen Elemente schließt konkrete Formulierungen ein, die sehr anschaulich die einzelnen Schritte beschreiben z. B. bei der Strategie der Entlastung.[10] Sein Ansatz formuliert im Gegensatz

---

10 Sie haben erwähnt, dass es Ihnen nicht gut geht, wie äußert es sich? (Eingehen auf die emotionale Situation)
– Wie glauben Sie, wird es weitergehen? (Suizidrisiko erhellen)

zu den vorangehenden Ablaufmodellen zentrale Interventionsaufgaben, die einerseits ein Ziel enthalten und andererseits in ihrer Ausführung methodische Anregungen geben. Dieses Vorgehen der Formulierung von zentralen Interventionsaufgaben haben wir auch in den Interventionsprinzipien aufgegriffen.

Zum Schluss soll ein systemisch-konstruktivistischer Ansatz von Boxbücher/Egidi (1996, S. 11 ff.) erwähnt werden, der besonders das Vorhandensein von Ressourcen des Klienten betont, die aber derzeit nicht benutzt, aber zur Lösung seiner Krise aktiviert werden können. Anregende Fragen sollen auch helfen, eine festgefahrene „Weltsicht" wieder aufzuweichen. So kann eine andere Sicht auf die Krise Impulse setzen, wenn diese als hypothetische Sicht angeboten wird, beispielsweise in folgender Form: „Angenommen, Sie würden sich dieser Sichtweise anschließen, was könnte das für Sie bedeuten?" Hier herausgehoben werden soll die Gestaltung des Lösungsraumes mit einigen aus dem Text herausgegriffenen Fragen:

„Was würden Sie anders, was gleich machen, falls eine Veränderung über Nacht sich ereignen würde? Was würde das für andere bedeuten? Wer würde es am ehesten bemerken? Wo stehen Sie heute in Hinblick auf eine Lösung? Welche Lösungsschritte wurden bisher unternommen? Wie könnte ein Schritt in Richtung auf das gewünschte Ziel aussehen, welche Folgen hätte es? Welche Ihrer Fähigkeiten, mit schwierigen Situationen fertig zu werden, könnten sich auch in dieser Krise als hilfreich erweisen?"

Spezifische Handlungsansätze

Häufig werden in den Veröffentlichungen beide Wege beschrieben, indem zunächst allgemeine Handlungskonzepte erläutert und diese anschließend in unterschiedlichen Problemlagen und Krisen mit den entsprechenden Modifikationen umgesetzt werden. Dross (2001) folgt z. B. dieser Logik, indem sie in dem zweiten Teil ihres Buches auf „Ausgewählte Beispiele krisenhafter Reaktionen" diesen modifizierenden Aspekt aufnimmt. Auch das „Handbuch der Krisenintervention" (Wüllenwelber/Theunissen 2001) folgt dieser Zweiteilung, indem die Herausgeber der speziellen Situation von geistig behinderten Menschen in einem zweiten Teil Platz schaffen. Bei einem solchen Vorgehen wird jedoch nicht immer deutlich, wieweit die allgemeinen Handlungsmodelle tatsächlich ihre Gültigkeit bei spezifischen Problemen behalten oder anders formuliert, wann gelten welche Vorgehensweisen bei spezifischen Krisen und Problemen?

Wir versuchten einen anderen Weg einzuschlagen und einen Schwerpunkt auf die Spezifität zu legen, aber zugleich auch Handlungsgesichtspunkte,

---

- Wenn Ihnen zum Weinen zumute ist, tun Sie es? (Entlasten)
- Welche Dinge sind Ihnen jetzt am wichtigsten? (Ordnen)
- Wollen Sie versuchen, dieses Gefühl in einem Ton zu äußern? (Entspannen)

die allgemein gültiger sind, im Abschnitt „Interventionsprinzipien“ wieder als übergreifend zu charakterisieren. Die Darstellung allgemeiner Reverenztheorien in diesem Kapitel soll die gesamte Darstellung abrunden, indem hier theoretische Gesichtspunkte, die über den einzelnen Fall hinaus Gültigkeit haben, dargestellt wurden.

Schluss

Wir haben uns in diesem Buch ausführlich mit verschiedenen Themen beschäftigt, die Krisensituationen von Menschen ausmachen. Mit Fallbeispielen, Interventionsmöglichkeiten und theoretischen Konzepten haben wir uns dem Thema Krisenintervention aus verschiedenen Blickwinkeln genähert.

An dieser Stelle möchten wir den Blick auf die Qualifikation der Berater richten: welche Fähigkeiten benötigen sie, um die schwierige und fordernde Aufgabe der Krisenintervention zu bewältigen? Wie wir gesehen haben, ist Krisenintervention ein interaktiver Prozess zwischen den Beteiligten, der wenig planbar ist. Die Besonderheiten der Situation fordern ein äußerst flexibel zu gestaltendes Setting, und jeder Mensch in einer Krise benötigt eine individuell zugeschnittene Intervention. Dabei müssen möglicherweise durchaus ungewöhnliche Wege beschritten werden, das Spektrum möglicher Interventionen ist also enorm breit. Dieser sehr individuelle Aspekt jeder einzelnen Beratung stellt hohe Anforderungen an die Beraterinnen, sich immer wieder auf neue Personen und Situationen einzustellen.

Welche Qualifikationen sind es nun, die Professionelle dazu befähigen, qualifizierte Krisenintervention zu leisten (s. a. Scheuermann/Kunz/Schürmann 2003)? Die nachfolgende Liste gibt einen Überblick über die Kompetenzen, die eine professionelle Krisenintervention erfordern[11]. Wir unterscheiden zwischen Erfahrung, Wissen, Handwerkszeug und Schlüsselqualifikationen:

1. Erfahrung:

Erfahrung ist hier gemeint im Sinne eines bewussten und dazulernenden Umgangs mit erlebten Situationen.

- Berufserfahrung in psychosozialen und psychiatrischen Arbeitsfeldern.
- Lebenserfahrung, vor allem in Bezug auf eigenes Krisenerleben und Krisenbewältigung, das heißt: Eigene Krisen sollten mit dazugehörigen Gefühlen erfahren, durchlebt und reflektiert worden sein.

11 Dabei müssen sicher nicht alle Kompetenzen in gleichem Maße vorhanden sein, um mit Menschen in Krisensituationen arbeiten zu können. In unterschiedlichem Ausmaß bringen Mitarbeiterinnen diese Kompetenzen schon mit in die berufliche Tätigkeit (beispielsweise durch Lebenserfahrung erworben, durch im Studium erworbenes Wissen oder bestimmte Persönlichkeitseigenschaften, wie beispielsweise Kontaktfreudigkeit), andere Kompetenzen müssen erst erlernt werden.

2. Wissen

- Fachwissen bezüglich Einschätzung von Problemfeldern (Was ist wichtig zu beachten bei Trennung, Gewalt, Tod von Angehörigen etc.?) und Diagnostik (Was ist eine Depression, Psychose etc.?).
- Handlungswissen: Handlungsrichtlinien im Umgang mit z. B. suizidalen oder manischen Menschen.
- Organisationswissen: Kenntnis des psychiatrischen und psychosozialen Versorgungssystems allgemein und Wissen über die Einzelnen Vernetzungspartner und deren Handlungsroutinen (Aufnahmeverfahren etc.).

3. Handwerkszeug

- Gesprächsführung: Sichere Basiskompetenz in der Gesprächsführung, vor allem auch aktive und strukturierende Gesprächsführung.
- Beraterische bzw. therapeutische Kompetenz.

4. Schlüsselqualifikationen

Schlüsselqualifikationen sind Metaqualifikationen, also persönliche Kompetenzen, die dazu befähigen, konkrete Handlungen jeweils neu situationsgerecht zu generieren bzw. zu aktualisieren. Dies trifft genau die zuvor beschriebene Anforderung an Krisenintervention, sich auf die jeweilige Problemlage und die Person mit ihrer individuellen Art, mit der Krise umzugehen, einzustellen.

Mit Schlüsselqualifikationen kann man neue, zukünftige Probleme erkennen und lösen. Für die Krisenintervention können wir folgende Anforderungen benennen:

4.1 Personale Qualifikationen

- Emotionale, körperliche und zeitliche Belastbarkeit.
- Gelassenheit: Damit ist die Fähigkeit gemein, auch unter Druck und in eskalierten Situationen Ruhe zu bewahren, handlungsfähig zu bleiben und deeskalierend zu wirken.
- Mut zu verantwortungsvollem Entscheiden und Handeln in unklaren Situationen.
- Flexibilität: Die Fähigkeit zum Sich-Einstellen auf neue und unbekannte Situationen.
- Kontaktfähigkeit: Die Fähigkeit und Freude daran, in Kontakt (mit meist fremden) Menschen zu treten und diesen Kontakt auch zu schwer erreichbaren Menschen aufzubauen. Zur Kontaktfähigkeit gehört auch die Fähigkeit zur Empathie bei gleichzeitiger professioneller Distanz.
- Kooperationsfähigkeit: Kooperatives Handeln und Teamfähigkeit mit verschiedensten Personengruppen (Kollegen, Polizei, Mitarbeiterinnen anderer Einrichtungen, Angehörige und weitere Beteiligte).

- Bewältigungsoptimismus schließlich meint folgende Grundhaltung des Beraters: „Für jedes Problem lässt sich eine Lösung finden, also auch im folgenden Fall“.

4.2 Reflexion

- Die persönliche Haltung gegenüber der Berufsrolle und der Helferrolle sollte reflektiert werden: Welche Absichten und Motivationen stehen hinter der Tätigkeit? Welche Grenzen der Interventionsmöglichkeiten gibt es a) in der eigenen Person begründet oder b) in den Begrenzungen des institutionellen Rahmens begründet.
- Menschenbild: Die Frage, auf der Basis welchen Menschenbildes jemand Krisenberatung macht, tritt häufig in den Hintergrund (z.B. vertraut die Beraterin auf ein hohes Entwicklungspotential bei z.B. psychisch kranken Menschen?). Eine bewusste Reflexion darüber ist sehr wichtig, da das Menschenbild die Intervention stark mitbestimmen kann.

4.3 Lernkompetenz

Die Lernkompetenz liegt quasi unter allen anderen Kompetenzen als Basis und Vorraussetzung jeglichen Dazulernens.

- Die Fähigkeit und das Streben danach, Neues aufzunehmen und zu integrieren, einschließlich Transferleistungen.
- Der Wunsch nach Weiterentwicklung der eigenen Kompetenzen und der eigenen Person.

Die Erweiterung der oben stehenden Kompetenzen ist unter anderem mit Hilfe dieses Buches möglich:

- Durch Lesen der Fallbeispiele können die Leser an Beratungserfahrungen teilhaben, ohne selbst bei der Beratung anwesend zu sein. Zugleich regen sie die Reflexion der Leserinnen an.
- Die Fallbeispiele und Interventionsprinzipien zeigen ein Repertoire an Handwerkszeug wie z.B. Gesprächsführungskompetenzen, das für die Krisenintervention benötigt wird.
- Die Literaturexkurse vermitteln spezifisches Wissen – Fachwissen und Handlungswissen, das in den Fallbeispielen praktisch angewendet wird. Schlüsselqualifikationen können natürlich nicht durch Lesen erlernt werden, sie werden jedoch plastischer und die Leser bekommen einen Eindruck, welche dieser Qualifikationen für die Krisenintervention benötigt werden.

Das vorliegende Buch ist also ein Baustein, um Krisenintervention zu lernen bzw. zu erkennen, wo individueller Weiterbildungsbedarf besteht. Berufserfahrung, spezifische Weiterbildung und Supervision sind weitere unverzichtbare Elemente in diesem Lernprozess.

In den Kapiteln dieses Buches wird deutlich, welch herausfordernde, vielseitige und abwechslungsreiche Tätigkeit die Krisenintervention im Bereich der psychosozialen und psychiatrischen Arbeitsfelder ist.

Literatur

Aguilera, D. C./Messik, J. M.: Grundlagen der Krisenintervention. Einführung und Anleitung für helfende Berufe. Freiburg i.B.: Lambertus 1977

Aguilera, D.C.: Krisenintervention. Grundlagen – Methoden – Anwendung. Bern: Verlag Hans Huber 2000

Amann, G./Wipplinger, R. (Hrsg.): Sexueller Missbrauch. Überblick zu Forschung, Beratung und Therapie. Ein Handbuch. Tübingen: dgvt 1997

Antonoysky, A.: Salutogenese. Zur Entmystifizierung der Gesundheit. Tübingen: dgvt 1997

Arbeitskreis Neue Erziehung: Sexueller Missbrauch – Eine Einführung. Sommer 1999

Argenti, P. A.: Corporate Communication. New York: McGraw-Hill 1998

Backenstraß, M.: Depression und partnerschaftliche Interaktion. Münster: Waxmann 1998

Bange, D./Deegener, G.: Sexueller Missbrauch an Kindern. Weinheim: Beltz PVU 1996

Bange, D./Körner, S.: Leitlinien im Umgang mit dem Verdacht auf sexuellen Kindesmissbrauch. In: Körner, W./Lenz, A. (Hrsg.): Sexueller Missbrauch. Göttingen: Hogrefe, S. 247-276

Barwinski Fäh, R.: Die seelische Verarbeitung der Arbeitslosigkeit. Eine qualitative Längsschnittstudie mit älteren Arbeitslosen. München: Profil 1990

Bastine, R. H.: Klinische Psychologie. Bd. 1, Stuttgart: Kohlhammer, 3. Aufl. 1998

Bauer, W.: Subjektgenese und frühes Erwachsenenalter. Entwicklungs- und biographie-theoretische Zugänge. Weinheim: Deutscher Studien Verlag 1997

Beck, A. et al.: Kognitive Therapie der Persönlichkeitsstörungen. Weinheim: Beltz PVU 1993

Beck, U./Bonß, W.: Weder Sozialtechnologie noch Aufklärung. Frankfurt a.M.: Suhrkamp 1989

Benard, C./Schlaffer, E.: Die öffentliche und private Logik am Beispiel der Mittelschichtsbeziehungen. In: Arenz-Greiving, M. (Hrsg.): Sucht – Gewalt – Sexualität. Opfer und Täter in der Therapie. Freiburg im Breisgau: Lambertus 1990

Berg, I. K./Miller, S. D.: Die Wunder-Methode. Dortmund: Modernes Lernen 1997

Bergold, J./Zimmermann, R.-B.: Wissenschaftliche Begleitforschung des Berliner Krisendienstes. Abschlussbericht: Berlin 2002

Bieback, K.-J./Milz, H.: Neue Armut. Frankfurt: Campus 1995

Bischkopf, J: Angehörigenberatung bei Depression. München, Basel: Reinhardt 2005

Bodenmann, G.: Stress, kritische Lebensereignisse und Partnerschaft. In: Kaiser, P.: Partnerschaft und Paartherapie. Göttingen: Hogrefe 2000

Bormann, M./Meyer-Deters, W.: Die Mehrspurenhilfe in der Arbeit mit Opfern, Tätern und den Familien bei sexuellem Kindesmissbrauch. Verhaltenstherapie & psychosoziale Praxis, 41. Jg. (1), 2009, S. 9-14

Brandstätter, J./Gräser, H.: Entwicklungsorientierte Beratung. In: Oerter, R./Hagen, C. von/Röper, G./Noam G. (Hrsg.): Klinische Entwicklungspsychologie. Ein Lehrbuch. Weinheim, Basel: Beltz PVU 1999, S. 335-350

Brehm, S./Miller, R./Perlman, D./Campbell, S.: Intimate Relationships. New York: Mc Graw Hill, 3. Aufl., 2002

Breuer, F.: Interviews zur Berufsbiographie. Gespräche mit psychologischen Beratern/Therapeuten zur Entwicklung professioneller Kompetenzen. Unv. Manuskript. Münster 1989

Brockhaus, U./Kolshorn, M.: Die Ursachen sexueller Gewalt. In: Amann, G./Wipplinger, R. (Hrsg.): Sexueller Missbrauch. Überblick zu Forschung, Beratung und Therapie. Ein Handbuch. Tübingen: dgvt 1997, S. 89-105

Bronisch, T.: Krisenintervention bei Suizidalität. In: Riecher-Rössler, A. (Hrsg.): Psychiatrische- psychotherapeutische Krisenintervention: Grundlagen, Techniken und Anwendungsgebiete. Göttingen: Hogrefe, 2004, S. 80-90

Brückner, M.: Die janusköpfige Frau. Lebensstärken und Beziehungsschwächen. Frankfurt a. M.: Neue Kritik 1987

Brückner, M.: Wege aus der Gewalt gegen Frauen und Mädchen. Frankfurt a. M.: Suhrkamp 1998.

Buck, D./Bock, T.: Selbst-Verständlichkeit von Psychosen. In: Bock, T./Weigand, H.: Hand-werks-buch Psychiatrie. Bonn: Psychiatrie-Verlag 1991

Bundesministerium für Familie, Senioren, Frauen und Jugend.: Gewalt gegen Frauen. Ursachen und Interventionsmöglichkeiten. Stuttgart: Kohlhammer 1998

Bundesministerium für Familie, Senioren, Frauen und Jugend: Aktionsplan der Bundesregierung zur Bekämpfung von Gewalt gegen Frauen. Bonn. 1999

Bundesministerium für Familien, Senioren, Frauen und Jugend: Sexueller Kindesmissbrauch – Vorbeugen und Helfen. Berlin, 4. Aufl., 2001

Bundesministerium für Familien, Senioren, Frauen und Jugend & Bundesministerium für Justiz. Mehr Schutz bei häuslicher Gewalt. Informationen zum neuen Gewaltschutzgesetz. 2002

Bundesministerium für Familien, Senioren, Frauen und Jugend: Gemeinsam gegen häusliche Gewalt. Kooperation, Intervention, Begleitforschung, Forschungsergebnisse der wissenschaftlichen Begleitung der Interventionsprojekte gegen häusliche Gewalt (WIBIG). Bonn. 2004. Abrufbar über: //http://www.bmfsfj.de/Kategorien/Publikationen/publikationsliste.did=20534.html (Zugriff März 09)

Bundesministerium für Gesundheit: Alkoholkonsum und alkoholbezogene Störungen in Deutschland. Schriftenreihe des BMG. Band 128, Nomos-Verlag 2000

Butollo, W./Rosner, R./Wentzel, A.: Integrative Psychotherapie bei Angststörungen. Klinische Praxis. Bern: Verlag Hans Huber 1999

Caplan, G./Grunebaum, H.: Perspektiven Primärer Prävention. In: Sommer, G./v. Kardoff, E.: Fortschritte der Klinischen Psychologie 11 Gemeindepsychologie. München: Urban & Schwarzenberg 1977

Carver, C. S./Scheirer, M. F.: Fragebogen zur Selbstwirksamkeit, Optimismus und Pessimismus. In: Wieland-Eckelmann, R./Carver, C. S.: Dispositionelle Bewältigungsstile, Optimismus und Bewältigungsverhalten. Ein interkultureller Vergleich. Zeitschrift f. Differentielle und Diagnostische Psychologie, 1989, 11(3), 167-184

Cermak, T.L: Diagnosing and Treating Co-Dependence, Journal of Psychoactive Drugs. 1986 (Jan.-Mar) Vol. 18 (1), S. 15-20

Ciompi, L.: Wie können wir die Schizophrenen besser behandeln? Eine Synthese neuer Krankheits- und Therapiekonzepte. Der Nervenarzt, 52, 1981, S. 506-515

Ciompi, L. (Hrsg.): Sozialpsychiatrische Lernfälle. Bonn: Psychiatrie-Verlag 1985

Ciompi, L.: Krisentheorie heute – eine Übersicht. In: Schnyder, U./Sauvant, J.-D.: Krisenintervention in der Psychiatrie. Bern: Verlag Hans Huber 1993, S. 13-26

Ciompi, L.: Die Philosophie der Sozialpsychiatrie im Rahmen eines psychosoziobiologischen Verstehensmodell der Psyche. In: Bock, T./Buck, D./Groß, J./Maß, E./Sorel, E./Wolpert, E. (Hrsg.): Abschied von Babylon. Verständigung über Grenzen in der Psychiatrie. Bonn: Psychiatrie-Verlag 1995, S. 293-300

Corbin, J. C./Strauss, A. L: Weiterleben lernen. München: Piper 1993

Davidson, G./Neal, J.: Klinische Psychologie. Weinheim: Beltz PVU, 4. Aufl., 1996

Däubler-Gmelin, H.: Forderung eines Bündnisses gegen Gewalt und den sexuellen Missbrauch von Kindern. In: Däubler-Gmelin, H./Speck, D.: Sexueller Missbrauch. Die Einsamkeit der Opfer. Die Hilflosigkeit der Justiz. München: Knaur 1997, S. 91-121

Deegener, G.: Sexueller Missbrauch: Die Täter. Weinheim: Beltz,1995

Deegener, G.: Exploration sexuell missbrauchter Kinder. In: Körner, W./Lenz, A. (Hrsg.): Sexueller Missbrauch. Göttingen: Hogrefe, S. 121-128

Deutsche Hauptstelle gegen die Suchtgefahren DHS: www.dhs.de

Dilger, H.: Ade Familie. Das familiäre Gleichgewicht ist gestört, und es stellt sich die Frage: „Warum ist in einer Familie mit einem Suchtkranken alles so anders?" Suchtreport, 4, 1997, S. 42-45

Dross, M.: Krisenintervention. Göttingen: Hogrefe 2001

Dorrmann, W.: Suizid. Therapeutische Interventionen bei Selbsttötungsabsichten. München: Pfeiffer, 3.Aufl. 1998

Egger, M./Fröschl, E./Lercher, L./Logar, R./Sieder, H.: Gewalt gegen Frauen in der Familie. Wien: Verlag für Gesellschaftskritik 1995

Egidi, K./Boxbücher, M.: Von der Krisenintervention zur Krisenbegleitung – Eine systemisch-konstruktivistische Perspektive. In: Egidi, K./Boxbücher, M. (Hrsg.): Systemische Krisenintervention. Tübingen: dgvt 1996, S. 11-44

Erikson, E. H.: Jugend und Krise. Stuttgart: Klett 1970

Everstine, D./Everstine, L.: Krisentherapie. Stuttgart: Klett-Cotta 1992

Faller, H.: Krankheitsverarbeitung von Krebskranken. Göttingen: Hogrefe-Verlag 1998

Fiedler, P.: Existentielle Krisen und Krisenintervention. In: Hörmann, G./Nestmann, F. (Hrsg.): Handbuch der psychosozialen Intervention. Opladen: Westdeutscher Verlag 1988, S. 114-127

Fiedler, P.: Persönlichkeitsstörungen. Weinheim: Beltz PVU, 2. Aufl., 1995

Fiedler, P.: Persönlichkeitsstörungen. In: Perrez, M./Baumann, M. (Hrsg.) Lehrbuch Klinische Psychologie – Psychotherapie. Bern: Hogrefe 2005, S. 1012-1033

Filipp, H.-S.: Kritische Lebensereignisse. München: Urban & Schwarzenberg 1981/ 1995/1997

Finkelhor, D.: Zur internationalen Epidemiologie von sexuellem Missbrauch an Kindern. In: Amann, G./Wipplinger, R. (Hrsg.): Sexueller Missbrauch. Überblick zu Forschung, Beratung und Therapie. Ein Handbuch. Tübingen: dgvt 1997, S. 72-88

Finzen, A.: Schizophrenie. Die Krankheit verstehen. Bonn: Psychiatrie-Verlag 2000

Focus-Institut für Suchtprävention: Gemeinsam lernen. Focus Institut 2000

Frauenhauskoordinierung e.V.: Arbeitsmaterialien: Statistik Frauenhäuser und ihre Bewohnerinnen. Bewohnerinnenstatistik. Frankfurt am M. 2007

Frick, E.: Multiple Sklerose. Weinheim: Edition Medizin VCH 1987

Freitag, C. M.: Sozialstatus und Verhaltensstörungen. Ein Vergleich zwischen Jugendlichen aus deutschen und ausländischen Familien. Frankfurt a. M.: Verlag Dietmar Klotz 2000

Gelles, R. J./Straus, M. A.: Violence in the American family. Journal of Social issues, 1979, S. 15-39

Gerhardt, U.: Patientenkarrieren. Frankfurt a. M.: Suhrkamp 1986

Gerwert, U.: Sexueller Missbrauch an Mädchen aus der Sicht der Mütter. Frankfurt a. M.: Peter Lang 1996

Gesundheitsberichterstattung des Bundes. Heft 13: Arbeitslosigkeit und Gesundheit. Februar 2003.

Giernalczyk, Th.: Lebensmüde. Suizidalität und therapeutische Hilfsmöglichkeiten. Pro-familia magazin: Sexualpädagogik und Familienplanung 6/95

Giernalczyk, Th. (Hrsg.): Suizidgefahr – Verständnis und Hilfe. Tübingen: dgvt 1997

Giernalczyk, Th. (Hrsg.): Zur Therapie der Persönlichkeitsstörungen. Tübingen: dgvt 1998

Glatzer, W./Hübinger, W.: Haushaltstechnisierung und gesellschaftliche Arbeitsteilung. In: Biervert, B./Monse, K. (Hrsg.): Wandel und Technik. Opladen: Westdeutscher Verlag 1990, S. 23-41

Godenzi, A.: Gewalt im sozialen Nahraum. Basel: Helbing & Lichtenhahn Verlag 1993

Grande, T.: Suizidale Beziehungsmuster. Eine Untersuchung mit der strukturalen Analyse sozialen Verhaltens (SASB) Opladen: Westdeutscher Verlag 1997

Griesehop, H. R./Holtkotte, B.: Multiple Sklerose – Multiple Bewältigungsformen. Eine empirische Untersuchung zu Lebensbewältigungsschritten Betroffener aus biographischer Perspektive. Bremen: Werkstattberichte des IBL, Universität Bremen, Bd. 9, 1997

Gurris, N.: Wie ist es möglich, den sexuellen Missbrauch zu beenden? Wege der Konfrontation. In: Bruder, K.-J./Richter-Unger, S. (Hrsg.): Monster oder liebe Eltern? Sexueller Missbrauch in der Familie. Göttingen: Vandenhoeck & Ruprecht 1997, S. 148-172

Haarten, H.-Ch.: Sexualität, Missbrauch, Gewalt. Das Geschlechterverhältnis und die Sexualisierung von Aggressionen. Opladen: Westdeutscher Verlag 1995

Haarten, H.-Ch.: Zur Zementierung der Geschlechterrollen als mögliche Ursache für sexuellen Missbrauch – Sozialisationstheoretische Überlegungen zur Missbrauchsforschung. In: Amann, G./Wipplinger, R. (Hrsg.): Sexueller Missbrauch. Überblick zu Forschung, Beratung und Therapie. Ein Handbuch. Tübingen: dgvt 1997, S. 106-120

Haase, U.: Über das Kranksein hinausgehen – Krankheitsverarbeitung und persönliche Entwicklung: Beispiel Neurodermitis. In: Hermann, A./Schürmann, I./ Zaumseil, M. (Hrsg.): Chronische Krankheit als Aufgabe. Betroffene, Angehörige und Behandler zwischen Resignation und Aufbruch. Fortschritte der Gemeindepsychologie und Gesundheitsförderung. Tübingen: dgvt, Bd.7, 2000, S. 103-132

Häfner, H./Rössler, W.: Die Begriffe des psychiatrischen Notfalls und der Krise. In: Katschnig, H./Kuhlenkampff, C. (Hrsg.): Notfallpsychiatrie und Krisenintervention. Köln: Rheinland Verlag 1987

Hallmaier, R.: Alkohol im Betrieb. In: Singer, V./Teyssen, M. (Hrsg.): Alkohol und Alkoholfolgekrankheiten: Grundlagen – Diagnostik – Therapie. Berlin, Heidelberg: Springer Verlag 1999, S. 497-506

Hansen, K.: Diversity Management. Vielfalt leben. Social Management. Ztschr. f. Sozialwirtschaft. 1/2002 (12. Jg.) S. 10-15

Hautzinger, M.: Depression. Göttingen: Hogrefe 1998

Heim, E.: Der Bewältigungsprozess in Krise und Krisenintervention. In: Schnyder, U./Sauvant, J.-D.: Krisenintervention in der Psychiatrie. Bern: Verlag Hans Huber 1993, S. 27-44

Heinze, R. G./Bauerdick, J.: Arbeitslosigkeit. In: Albrecht, G./Groenemeyer, A./ Stallberg (Hrsg.): Handbuch Soziale Probleme. Opladen: Westdeutscher Verlag 1999, S. 255-269

Henseler, H.: Narzisstische Krisen. Zur Psychodynamik des Selbstmordes. Opladen: Westdeutscher Verlag 1974/1984

Hermann, J.: Die Narben der Gewalt. München: Kindler 1993

Hildenbrand, B./Welter-Enderlin, R.: Gefühle und Systeme. Die emotionale Rahmung beraterischer und therapeutischer Prozesse. Heidelberg: Carl-Auer-Verlag 1998

Horlacher, K. D.: Kritische Lebensereignisse. In: Amelang, M. (Hrsg.): Determinanten individueller Unterschiede. Göttingen: Hogrefe 2000, S. 455-486

Hurrelmann, K./Albert, M./TNS Infratest: 15. Shell Jugendstudie. Jugend 2006. Frankfurt a.M.: Fischer Taschenbuch 2006

Jackson, P. R.: Individuelle und familiäre Bewältigung von Arbeitslosigkeit. In: Schindler, H./Wacker, A./Wetzels, P. (Hrsg.): Familienleben in der Arbeitslosigkeit. Ergebnisse neuer europäischer Studien. Heidelberg: Asanger 1990

Jong-Meyer de, R.: Depressive Störungen. In: Perrez, P./Baumann, U. (Hrsg.): Lehrbuch Klinische Psychologie – Psychotherapie. Bern: Huber 2005, S. 851-892

Kahlenberg, E.: Die Zeit allein heilt keine Wunden. Der Einfluss sozialer Unterstützung auf den Prozess der Trennungsbewältigung bei Frauen. Pfaffenweiler: Centaurus 1993

Käsler-Heide, H.: Bitte hört, was ich nicht sage: Signale von suizidgefährdeten Kindern und Jugendlichen. München: Kösel 2001

Kästele, G.: Und plötzlich wieder Single. Eine Trennung bewältigen und neue Perspektiven gewinnen. München: Kösel 1999

Keller, H. (Hrsg.): Lehrbuch Entwicklungspsychologie. Bern: Verlag Hans Huber 1998

Kempen, K.: Betroffenenbeteiligung. Am Beispiel der Krisenpension. Unveröffentlichte Diplomarbeit. Freie Universität Berlin 2008

Kendall-Tackett, K.-A./Meyer-Williams, L./Finkelhor, D.: Die Folgen von sexuellem Missbrauch an Kindern. In: Amann, G./Wipplinger, R. (Hrsg.): Sexueller Missbrauch. Überblick zu Forschung, Beratung und Therapie. Ein Handbuch. Tübingen: dgvt 1997, S. 151-186

Kernberg, O. F.: Borderline-Störungen und pathologischer Narzissmus. Frankfurt a. M.: Suhrkamp 1993

Keupp, H.: Identitätskonstruktionen. Das Patchwork der Identitäten in der Spätmoderne. Reinbek bei Hamburg: Rowohlt Taschenbuch Verlag 1999

Kind, J.: Psychodynamische Aspekte von Suizidalität bei narzisstischen und bei Borderline Persönlichkeitsstörungen. In: Giernalczyk, Th. (Hrsg.): Suizidgefahr: Verständnis und Hilfe. Tübingen: dgvt-Verlag 1997, S. 73-84

Kirchler, E.: Arbeitslosigkeit. Psychologische Skizze über ein anhaltendes Problem. Göttingen: Hogrefe 1993

Klein, M./Zobel, M.: Kinder in suchtbelasteten Familien. Psychologische Suchtforschung unter transgenerationaler und ätiologischer Perspektive. In: Klein, M./ Zobel, M.: Suchtbehandlung. Entscheidungen und Notwendigkeiten. Neuland, Geesthacht: Schriftenreihe des Fachverbandes Sucht, Bd. 22, 1999, S. 244-257

Koch-Knöbel, P.: Sexueller Missbrauch von Kindern innerhalb des Familiensystems. Beiträge zur gesellschaftswissenschaftlichen Forschung. Pfaffenweiler: Centaurus-Verlagsgesellschaft, Bd. 16, 1995

Korczak, D.: Überschuldung in Deutschland zwischen 1988 und 1999. Gutachten im Auftrag des Bundesministerium für Familie, Senioren, Frauen und Jugend. Stuttgart: Kohlhammer 2001

Kroeger, F./Drinkmann, A./Wälte, D./Lask, J./Petzold, E.: Verraten und verkauft? Zur Isolation alkoholkranker Väter in ihrer Familie. Sucht, 41, (1), 1995, S. 10-17

Landesarbeitsämter Nordrhein-Westfahlen und Baden Württemberg: Zur Überschuldung von Arbeitslosen. Ursachen, Befunde, Strategien. Düsseldorf: Landesarbeitsämter NRW und Baden-Württemberg 1996

Lauterbach, M.: Systemische Aspekte selbsttötenden Verhaltens. In: Egidi, K./ Boxbücher, M. (Hrsg.): Systemische Krisenintervention. Tübingen: dgvt 1996, S. 45-70

Lämmler, G.: Leben mit dem Schlaganfall. Belastungserleben und Bewältigungsverhalten der Frauen älterer Schlaganfallpatienten. Berlin: Verlag Dr. Köster 1998

Lazarus, R. S./Folkman, S.: Stress, appraisal and coping. New York: Springer 1984

Lenz, A.: Netzwerkorientierte Trennungs- und Scheidungsberatung. In: Koerner, W./Hoermann, G. (Hrsg.): Handbuch der Erziehungsberatung. Bd 1. Anwendungsbereiche und Methoden der Erziehungsberatung. Göttingen: Hogrefe 1988, S. 197-217

Lenz, A.: Freunde in Not. Die Bedeutung sozialer Netzwerke bei Krisenvorbeugung und Krisenbewältigung. Blätter der Wohlfahrtspflege, 2007, (4), S. 130-132

Lieb, R./Wittchen, H.-U.: Angststörungen. In: Perrez, M./Baumann, U. (Hrsg.): Lehrbuch Klinische Psychologie – Psychotherapie. Bern: Huber 2005, S. 893-938

Lineham, M.: Dialektisch-behaviorale Therapie der Borderline Persönlichkeitsstörung. München: CIP Medien 1996

Lindemann, E. (Hrsg. Kutter, P.): Jenseits von Trauer. Beiträge zur Krisenbewältigung und Krankheitsvorbeugung. Göttingen: Verlag f. Medizinische Psychologie im Verlag Vandenhoeck & Ruprecht 1985

Mandl, H.: Handbuch der Emotionspsychologie. Weinheim: Beltz Verlag 2000, S. 75-84

Mann, K.: Konzepte der Alkoholismustherapie. In : Singer, V./Teyssen, M. (Hrsg.): Alkohol und Alkoholfolgekrankheiten: Grundlagen – Diagnostik – Therapie. Berlin Heidelberg: Springer Verlag 1999, S. 487-494

Marquadt, C./Lossen, J.: Sexuell missbrauchte Kinder in Gerichtsverfahren. Münster: Votum 1999

Mees-Soschynski, M.: Frauen von Alkoholikern – Eine qualitative Interviewstudie von Genesis, Geltung und Genesung der Beziehung von Partnerinnen zu alkoholabhängigen Männern. Unv. Diplomarbeit Freie Universität Berlin 1999

Moggi, F.: Sexuelle Kindesmisshandlung: Traumatisierungsmerkmale, typische Folgen und Ätiologie. In: Amann, G./Wipplinger, R. (Hrsg.): Sexueller Missbrauch. Überblick zu Forschung, Beratung und Therapie. Ein Handbuch. Tübingen: dgvt 1997, S. 187-200

Müller, W.: „Du siehst was, was ich nicht seh ...und das bin ich“ – Krisenintervention im Familiensystem. In: Müller, W./Scheuermann, U. (Hrsg.) Praxis Krisenintervention. Stuttgart: Kohlhammer 2004, S. 102-118

Münchmeier, R.: Jugend im Blick der Jugendforschung. Übersicht über Ansatz und Hauptergebnisse der 13. Shell Jugendstudie. In: Zeitschrift f. Erziehungswissenschaften (ZfE) 2/2001, S. 250-266

Nestmann, F.: Beratung – Bausteine für eine interdisziplinäre Wissenschaft und Praxis. Tübingen: dgvt 1997

Nestmann, F./Engel, F.: Zukunft der Beratung. Tübingen: dgvt 2002

Neuenfeldt, D.: Schuldnerberatung. Ein Lehr- und Praxisbuch. Weinheim: Beltz Edition Sozial 1998

Nouvertné, K.: Die Helfer: Was müssen MitarbeiterInnen mitbringen und welche Hilfe brauchen Sie? In: Wienberg, G. (Hrsg.): Bevor es zu spät ist. Bonn: Psychiatrie-Verlag 1993

Omer, H./Elizur, A.: „Wie spricht man mit einem Menschen auf dem Dach?“ Krisenintervention angesichts akuter Suizidgefahr, PiD, 2003, He 4, S. 354-359

Otto, J./Euler, H./Mandl, H.: Handbuch der Emotionspsychologie. Weinheim: Beltz Verlag 2000

Papp, P./Seibel, J./Klein, G./Feinberg, M.: Depression Projekt of the Ackerman Family Institute. Gender Differences in Depression. A Marital Approach. Video: New York 1995

Pauli, P./Birbaumer, N.: Psychophysiologische Ansätze In: Otto, J./Euler, H./ Mandl, H.: Handbuch der Emotionspsychologie. Weinheim: Beltz Verlag 2000, S. 75-84

Petry, J.: Behandlungsmotivation: Grundlagen und Anwendungen in der Suchttherapie. Weinheim, Basel: Beltz PVU 1993

Peuckert, R.: Familienformen im sozialen Wandel. Wiesbaden: Verlag für Sozialwissenschaften

Pöldinger, W.: Erkennen und Beurteilen der Suizidalität. In: Reimer, C. (Hrsg.): Ergebnisse und Therapie. Berlin: Springer 1982, S. 13-23

Puls, W. (1992): Stress am Arbeitsplatz und die Motivation zum Alkoholkonsum: Ein eindeutiger Zusammenhang? Sucht, 1992, 38 (6), S. 371-385

Reimer, C.: Tiefenpsychologische Einzeltherapie bei Suizidpatienten. In: Wedler, H.-L. (Hrsg.): Therapie bei Suizidgefährdung: Ein Handbuch. Regensburg: Roderer 1992, S. 85-98

Renneberg, B./Fiedler, P.: Ressourcenorientierte Therapie der Borderline-Persönlichkeitsstörung. In: Dammann, G./Janssen, P. L. (Hrsg.): Psychotherapie der Borderline-Störungen. Krankheitsmodelle und Therapiepraxis – störungsspezifisch und schulenübergreifend. Stuttgart: Thieme 2001, S. 123-134

Röhrle, B.: Soziale Netzwerke und Soziale Unterstützung. Weinheim: Beltz 1994

Rollnick, S.: Motivierende Gesprächsführung. Ein Konzept der Beratung von Menschen mit Suchtproblemen. Freiburg: Lambertus 1999

Roth, B./Möhrlein, H./Röhrle, B.: Einsamkeit bewältigen. Manual zur Anleitung von Gruppen. Tübingen: dgvt 1999

Rotter, J.: Generalized expectancies for internal versus external control of reinforcement. Some problems and misconceptions related to the construct of internal versus external control of reinforcement. In: Psychological Monographs 1966, 80, S. 1-28

Rotter, J.: Some problems and misconceptions related to the construct of internal and external control of reinforcement. In: Journal of Consulting and Clinical Psychology, 1975, 43, S. 56-67

Rudolf, G.: Rechtsfragen in der Psychiatrie. Wiesbaden: Deutscher Universitätsverlag 1997

Rumpf, H.-J./Meyer, C./Hapke, U./Bischoff, G./John, U.: Inanspruchnahme suchtspezifischer Hilfen von Alkoholabhängigen und Missbrauchern: Ergebnisse der TACOS-Bevölkerungsstudie. Sucht, 2000, 46 (1), S. 1-17

Rupp, M.: Allgemeine Richtlinien im Umgang mit Suizidgefährdeten. Unv. Paper. Basel 1995

Rupp, M.: Notfall Seele. Methodik und Praxis der ambulanten psychiatrisch-psychotherapeutischen Notfall- und Krisenintervention. Stuttgart: Thieme 1996

Satir, V.: Selbstwert und Kommunikation. München: Pfeiffer 1975

Scheuermann, U./Kunz, S./Schürmann, I.: Kompetenzen für Krisenintervention. Konzeptionelle Überlegungen für eine „Weiterbildung nach Maß". In: Giernalczyk, T. (Hrsg.): Suizidgefahr – Verständnis und Hilfe. Tübingen: dgvt Verlag 2003, S. 193-204.

Schnell, M.: Krisenintervention bei Suizidgefährdung von Kindern und Jugendlichen. In: Egidi, K./Boxbücher, M. (Hrsg.): Systemische Krisenintervention. Tübingen: dgvt. 1996, S. 87-122

Schindler, H./Wetzels, P.: Familiensysteme in der Arbeitslosigkeit. In: Schindler, H./Wacker, A./Wetzels, P. (Hrsg.): Familienleben in der Arbeitslosigkeit. Ergebnisse neuer europäischer Studien. Heidelberg: Asanger 1990

Schmidtke, A./Schaller, S.: Verhaltenstheoretisch orientierte Therapiestrategien bei selbstschädigendem und suizidalem Verhalten. In: Wedler, H.-L. (Hrsg.): Therapie bei Suizidgefährdung: Ein Handbuch. Regensburg: Roderer 1992, S. 99-121

Schnyder, U.: Ambulante Krisenintervention. In: Schnyder, U./Sauvant, J.-D.: Krisenintervention in der Psychiatrie. Bern: Verlag Hans Huber 1993, S. 55-74

Schnyder, U.: Familiengestützte Krisenintervention nach Suizidversuch. Nervenarzt 1995, 66: S. 554-560

Schürmann, I.: Psychosoziale Hilfe in Notfällen und bei Alltagssorgen. Handlungskonzepte in der ambulanten Krisenintervention. Wiesbaden: DeutscherUniversitätsVerlag, Westdeutscher Verlag 1992

Schürmann, I.: Krisenintervention in der psychologischen Diskussion – Ein allgemeiner Überblick. In: Wüllenweber; E./Theunissen, G. (Hrsg.): Handbuch der Krisenintervention. Hilfen für Menschen mit geistiger Behinderung. Theorie, Praxis, Vernetzung. Stuttgart: Kohlhammer 2001, S. 76-94

Schürmann, I.: Beratung in der Krisenintervention. In: Nestmann, F./Engel, F./Sickendiek, U. (Hrsg.): Das Handbuch der Beratung, Bd. I: Ansätze, Methoden und Felder. Tübingen: dgvt-verlag, 2004, S. 523-534

Schürmann, I: Forschung im Feld Psychosozialer Beratung mit dem Schwerpunkt Ressourcenorientierung. Verhaltenstherapie & psychosoziale Praxis, 2006, (4) S. 847-862

Schürmann, I.: Konzepte gegen Krisen. Anregungen für Beratung und Intervention. Blätter der Wohlfahrtspflege, 2007, 4, S. 127-129

Schütz, A.: Psychologie des Selbstwertgefühls. Von Selbstakzeptanz bis Arroganz. Stuttgart: Kohlhammer 2000

Schweizer, E.: „Vielleicht habe ich noch ganz gute Karten“ Einzelfallstudie über die biografische Bearbeitung einer rezidivierenden Erkrankung. In: Hermann, A./ Schürmann, I./Zaumseil, M. (Hrsg.): Chronische Krankheit als Aufgabe. Betroffene, Angehörige und Behandler zwischen Resignation und Aufbruch. Fortschritte der Gemeindepsychologie und Gesundheitsförderung. Tübingen: dgvt, Bd. 7, 2000, S. 157-182

Schweizer, J./von Schlippe, A.: Lehrbuch der systemischen Therapie und Beratung II. Göttingen: Vandenhoeck & Rupprecht, 2007

Seikkula, J./Olson, M. E.: Der Ansatz des offenen Dialogs bei akuter Psychose. Seine „Poetik“ und „Mikropolitik“. Ztsch. f. systemische Therapie und Beratung, 2006, 24 (3), S. 183-196

Seikkula, J./Arnkil, T.E.: Dialoge im Netzwerk. Neue Beratungskonzepte für die psychosoziale Praxis. Neumünster: Paranus Verlag 2007

Sellschopp. A.: Wege und Ziele psychosozialer Krebsnachsorge. Unver. Habilitationsschrift an der TU München: Fakultät für Medizin 1990

Simon, F./Stierlin, H.: Die Sprache der Familientherapie. Stuttgart: Klett-Cotta 1993

Simon, R./Tauscher, M./Gessler, M.: Suchtbericht Deutschland 1997. Hohengehren: Schneider Verlag 1997

Sonneck, G.: Krisenintervention und Suizidverhütung. Wien: Facultas 2000

Steinhage, R.: Sexueller Missbrauch von Kindern. In: Albrecht, G./Groenemeyer, A./Stallberg, F. W. (Hrsg.): Handbuch Soziale Probleme. Wiesbaden: Opladen. Westdeutscher Verlag 1999, S. 650-666

Stern Magazin: Generation „Arbeitslos“ v. 17.12.2002

Struck, M.: Schizophrenie – was ist das? Ein Leitfaden für den psychiatrisch interessierten Hausarzt. Wiesbaden: Deutscher Universitätsverlag 1998

Swatz, M./Blazer, D./George, L./Winfield, I.: Estimating the prevalence of borderline personality in the community. Journal of Personality Disorder, 1990, S. 257-272

Teegen, F.: Behandlung dissoziativer Störungen – Ein kognitiv-behavioraler Ansatz. In: Amann, G./Wipplinger, R. (Hrsg.): Sexueller Missbrauch. Überblick zu Forschung, Beratung und Therapie. Ein Handbuch. Tübingen: dgvt 1997, S. 537-557

Thoits, P. A.: Social support and psychological well-being. In: Sarason, L. G./Sarason, B. R. (Eds.): Social support. Theory, research and applications. Dordrecht: Nifhoff 1985, S. 51-72

Ulich, D.: Psychologie der Krisenbewältigung. Weinheim: Basel 1985

Van Santen, F./Seckinger, M.: Kooperation psychosozialer Dienste – am Beispiel der Jugendhilfe. München: Verlag Deutsches Jugendinstitut 2002

Verres, R./Bader, U.: Krankheit, Gesundheit und Emotion. In: Otto, J./Euler, H./ Mandl, H.: Handbuch der Emotionspsychologie. Weinheim, Basel: Beltz Verlag 2000, S. 532-544

Wacker. A.: Einleitung. In: Schindler, H./Wacker, A./Wetzels, P. (Hrsg.): Familienleben in der Arbeitslosigkeit. Ergebnisse neuer europäischer Studien. Heidelberg: Asanger 1990

Walker. L. E.: The Battered Woman Syndrome. New York: Harper Row 1979
Wegscheider, S: Es gibt doch eine Chance. Hoffnung und Heilung für die Alkoholiker – Familie. Palo Alto: Science and Behavior Books 1988
Wetzels, P./Pfeiffer, C.: Sexuelle Gewalt gegen Frauen im öffentlichen und privatem Raum. Ergebnisse der KFN-Opferbefragung 1992. In: Kriminologisches Forschungsinstitut Niedersachsen. Forschungsberichte Nr. 37, Hannover: KFN 1995
Wienberg, G.: Qualitätsmerkmale außerstationärer Krisenarbeit. Grundlagen und Standards. In: Wienberg, G. (Hrsg.): Bevor es zu spät ist. Bonn: Psychiatrie Verlag 1993
Willutzki, U./Neumann, B./Bertelmann, A.: Aufdeckungsarbeit und Prozesskompetenz der TherapeutIn: Was hilft Kindern, über den sexuellen Missbrauch zu sprechen? In Amann, G./Wipplinger, R. (Hrsg.): Sexueller Missbrauch. Überblick zu Forschung, Beratung und Therapie. Ein Handbuch. Tübingen: dgvt 1997, S. 603-622
Wipplinger, R./Amann, G. Zur Bedeutung der Bezeichnungen und Definitionen von sexuellem Missbrauch. In: Amann, G./Wipplinger, R. (Hrsg.): Sexueller Missbrauch. Überblick zu Forschung, Beratung und Therapie. Ein Handbuch. Tübingen: dgvt 1997, S. 13-38
Wolfersdorf, M.: Krankheit Depression erkennen, verstehen, behandeln. Bonn: Psychiatrie-Verlag 2000
Wüllenweber, E.: Krise, Intervention, Krisenintervention: Schlüsselbegriffe der psychosozialen Versorgung. In: Wüllenweber; E./Theunissen, G. (Hrsg.): Handbuch der Krisenintervention. Hilfen für Menschen mit geistiger Behinderung. Theorie, Praxis, Vernetzung. Stuttgart: Kohlhammer 2001, S. 11-27
Wuest, J./Merritt-Gray, M.: Not going back: Sustaining the separation in the process of leaving abusive relationships. Violence against women 1999, Feb. Vol 5 (2): S. 110-133
Zaumseil, M./Leferink, K.: Schizophrenie in der Moderne. Modernisierung der Schizophrenie. Edition Das Narrenschiff. Bonn: Psychiatrie-Verlag 1997
Zaumseil, M.: Ein neues Verständnis von chronischer Krankheit? Einleitung. In: Hermann, A./Schürmann, I./Zaumseil, M. (Hrsg.): Chronische Krankheit als Aufgabe. Betroffene, Angehörige und Behandler zwischen Resignation und Aufbruch. Fortschritte der Gemeindepsychologie und Gesundheitsförderung. Tübingen: dgvt, Bd. 7, 2000, S. 7-20
Zempel, J./Frese M.: Arbeitslose: Selbstverantwortung überwindet die Lethargie. In: Psychologie Heute, 24/6/1997, S. 36-41
Zubin, J.: Ursprünge der Vulnerabilitätstheorie. In: Olbrich, R. (Hrsg.): Therapie der Schizophrenie. Stuttgart: Kohlhammer 1990, S. 42-52